ER·ICU
100のスタンダード

●編著
志馬伸朗
広島大学大学院医歯薬保健学研究科
救急集中治療医学教授

中外医学社

● 執筆者（執筆順）

舩越　　拓	東京ベイ・浦安市川医療センター救急集中治療科・IVR 科
柳井真知	聖マリアンナ医科大学病院救急医学講師
内藤貴基	東京ベイ・浦安市川医療センター救急集中治療科
齋藤伸行	日本医科大学千葉北総病院救命救急センター
多賀谷貴史	国立成育医療研究センター病院総合診療部救急診療科
佐々木隆司	国立成育医療研究センター病院総合診療部救急診療科
植松悟子	国立成育医療研究センター病院総合診療部救急診療科医長
吉田拓生	東京慈恵会医科大学附属病院集中治療部
内野滋彦	東京慈恵会医科大学附属病院集中治療部診療医長 / 准教授
瀧浪將典	東京慈恵会医科大学附属病院集中治療部診療部長 / 准教授
松尾耕一	新東京病院集中治療科部長
讃井將満	自治医科大学附属さいたま医療センター麻酔科・集中治療部教授
太田浩平	広島大学大学院医歯薬保健学研究科救急集中治療医学
志馬伸朗	広島大学大学院医歯薬保健学研究科救急集中治療医学教授
増井美苗	兵庫県立こども病院小児集中治療科
黒澤寛史	兵庫県立こども病院小児集中治療科科長
青木一憲	兵庫県立こども病院小児集中治療科医長
久城正紀	日本医科大学千葉北総病院救命救急センター
島谷竜俊	広島大学大学院医歯薬保健学研究科救急集中治療医学
中野　　諭	国立成育医療研究センター病院手術・集中治療部集中治療科
京　　道人	広島大学大学院医歯薬保健学研究科救急集中治療医学
大下慎一郎	広島大学大学院医歯薬保健学研究科救急集中治療医学准教授
林　健一郎	国立成育医療研究センター病院手術・集中治療部集中治療科
池田潤平	東京慈恵会医科大学附属病院臨床工学部

井 上　　愛	東京慈恵会医科大学附属病院臨床工学部
亀 田 慎 也	東京慈恵会医科大学附属病院集中治療部
青 木 智 史	国立成育医療研究センター病院手術・集中治療部集中治療科
髙 橋　　充	武蔵野赤十字病院救命救急センター
安 田 英 人	亀田総合病院集中治療科
森 川 大 樹	東京ベイ・浦安市川医療センター総合内科
平 岡 栄 治	東京ベイ・浦安市川医療センター総合内科
山 本 良 平	亀田総合病院集中治療科
笹 野 幹 雄	中頭病院集中治療科医長
林　　淑 朗	亀田総合病院集中治療科部長
祖父江俊樹	兵庫県立こども病院小児集中治療科
山本浩大郎	武蔵野赤十字病院救命救急センター
神 納 幸 治	兵庫県立こども病院小児集中治療科
矢 野 佳 子	広島大学大学院医歯薬保健学研究科救急集中治療医学
関 根 広 介	亀田総合病院医療技術部 ME 室副主任
渡 邊 拓 也	東京慈恵会医科大学附属病院臨床工学部
増 渕 高 照	亀田総合病院集中治療科
軽 米 寿 之	亀田総合病院集中治療科医長
福 島 東 浩	東京慈恵会医科大学葛飾医療センター麻酔部
小 林 秀 嗣	東京慈恵会医科大学附属病院集中治療部
渡 邉 太 郎	国立成育医療研究センター病院手術・集中治療部集中治療科
金 子 貴 久	東京慈恵会医科大学附属病院集中治療部
江 木 盛 時	神戸大学医学部附属病院麻酔科

標準があり，臨床がある

　救急・集中治療の診療領域は，特殊な複雑系である．診療対象となる患者は"緊急度"と，"重症度"が高い．すなわち，適切な診断治療介入を，適切な時間軸の中で提供しなければ，患者を失うことにつながる．

　もう一つ，この領域は，医師のみならず多職種が関与する"チーム医療"の意義が大きい．チーム医療の利点は数多く指摘されてはいるが，ケア提供者側の複雑性を増すという負の問題もまた抱えている．

　この複雑系の中で，患者に適切なケアを直ちに提供するためには，シンプルな"標準"が必要である．この標準は，科学的エビデンスに立脚しており，簡便で使いやすく，その適用により患者転帰改善に貢献できるものでなければならない．マニュアルやプロトコルなどと呼ばれる．

　標準のない診療，例えば，個々人や同僚，上司の経験則のみに頼る診療，あるいは，機会ごとに成書に頼る診療では，この複雑系を上手く御することはできない．

　一方，標準は唯一無二ではない．各施設，各現場に応じた，標準があって良い．そのためには，基本となる標準をまずは知る必要がある．本書は，日本の様々な現場で用いられている基本的な標準を寄せ集め，別の現場での参考にして頂くために作られた．

　標準があり，臨床があるのである．

　最後に何よりも大事なことであるが，すべての診療は，かならずしも標準通り行われないことがあり得る．標準は，比較的"まし"な診療戦略を提供しようとするが，最良の選択は，標準に思考が加わったときに生まれる．一つの標準があり，個々の患者背景，状況，および時系列毎に，その標準を如何に適用するか，あるいは改変するかを考えることこそが，臨床医の責務であり，医師の矜持といえよう．

　　2017 年 6 月

　　　　　ひろしま郊外の温泉町で，森の香りと清流の音に包まれて

　　　　　　　　　　　　　　　　　志 馬 伸 朗

目　次

1　ER 診断

1. トリアージ……………………………………〈舩越 拓〉　1
2. 意識障害の鑑別………………………………〈柳井真知〉　3
3. 喀血……………………………………〈内藤貴基　舩越 拓〉　7

2　ER 治療

1. アナフィラキシー診療計画…………………〈齋藤伸行〉　9
2. アナフィラキシー（小児）…………………〈多賀谷貴史〉　13
3. 小児急性胃腸炎での初期輸液プロトコル
   （バイタルサイン安定例）…………………〈佐々木隆司〉　17
4. クループ………………………………………〈植松悟子〉　19

3　ICU 基本的管理

1. ICU/HCU ラウンドマニュアル……………〈齋藤伸行〉　22
2. ICU エコー………………〈吉田拓生　内野滋彦　瀧浪將典〉　29
3. 患者移乗チェックリスト………………〈松尾耕一　讃井將満〉　33
4. ICU での早期リハビリテーションプロトコル
   ………………………………………〈太田浩平　志馬伸朗〉　35
5. ICU における褥瘡予防…………………〈松尾耕一　讃井將満〉　37
6. ドレーン管理……………………………〈松尾耕一　讃井將満〉　39
7. 発熱時の対応フローチャート………………〈志馬伸朗〉　42
8. 目標体温管理……………………………〈松尾耕一　讃井將満〉　46
9. 小児の MET コール基準…………………〈増井美苗　黒澤寛史〉　49
10. ICU 術前訪問……………………………〈松尾耕一　讃井將満〉　52
11. 麻酔申し送り（小児病院での例）………〈青木一憲　黒澤寛史〉　55

4 外傷／熱傷／中毒

1. IVR コンセンサス：動脈性出血が疑われる外傷例への対応
   ……………………………………〈久城正紀　齋藤伸行〉 59
2. 大量輸血プロトコル（1）………………〈島谷竜俊　志馬伸朗〉 61
3. 大量輸血プロトコル（2）…………………………〈齋藤伸行〉 63
4. 横紋筋融解症プロトコル……………………〈松尾耕一　讃井將満〉 64
5. 胃洗浄・消化管除染プロトコル…………〈島谷竜俊　志馬伸朗〉 66
6. 小児外傷性てんかん予防マニュアル ………………〈中野　諭〉 68

5 気道

1. 気管挿管……………………………………………〈舩越 拓〉 70
2. 気管挿管チェックリスト……………………………〈志馬伸朗〉 73
3. 小児における気管チューブの選択………………〈中野　諭〉 74
4. ミニトラック挿入……………………〈松尾耕一　讃井將満〉 75
5. 気管切開…………………………………〈松尾耕一　讃井將満〉 77
6. 気道熱傷プロトコル………………………〈京　道人　志馬伸朗〉 80

6 呼吸

1. 結核疑い患者の感染評価プロトコル…〈大下慎一郎　志馬伸朗〉 82
2. 重症肺炎診療プロトコル………………〈大下慎一郎　志馬伸朗〉 85
3. 気管支肺胞洗浄プロトコル……………〈大下慎一郎　志馬伸朗〉 89
4. 小児の喘息治療…………………………………〈林 健一郎〉 92
5. 人工呼吸器初期設定…………〈池田潤平　内野滋彦　瀧浪將典〉 94
6. 人工呼吸患者の院内搬送………〈井上 愛　内野滋彦　瀧浪將典〉 96
7. VAP バンドル…………………………〈松尾耕一　讃井將満〉 98
8. 人工呼吸器離脱プロトコル（1）…………〈島谷竜俊　志馬伸朗〉101
9. 人工呼吸器離脱プロトコル（2）……………………〈齋藤伸行〉103
10. 人工呼吸器離脱プロトコル（3）…………〈松尾耕一　讃井將満〉113
11. 抜管………………………〈亀田慎也　内野滋彦　瀧浪將典〉117
12. 抜管前ステロイド投与プロトコル…………〈京　道人　志馬伸朗〉119
13. 抜管後 NPPV/HFNC 適用プロトコル………〈志馬伸朗　京　道人〉121

14. HFNC の適応と調整……………………………………〈林 健一郎〉123

15. 小児 ECMO 導入マニュアル………………………………〈青木智史〉125

7 循環

1. 心臓血管外科感染予防マニュアル…………〈松尾耕一　讃井将満〉127

2. 持続血管作動薬指示………………………………〈松尾耕一　讃井将満〉132

3. 発作性頻脈性心房細動急性期治療アルゴリズム……〈志馬伸朗〉135

4. 心臓血管外科 NOMI 予防バンドル…………〈松尾耕一　讃井将満〉136

5. 心臓血管外科 NOMI 管理バンドル…………〈松尾耕一　讃井将満〉138

6. 深部静脈血栓症予防プロトコル（1）
　　…………………………………………………………〈髙橋 充　安田英人〉140

7. 深部静脈血栓症予防プロトコル（2）……………………〈齋藤伸行〉143

8. 心臓血管外科術後患者の急変対応
　　………………………………〈森川大樹　平岡栄治　舩越 拓〉146

9. 体外循環を用いた心肺蘇生（E-CPR）……………………〈舩越 拓〉149

10. 体外循環を用いた心肺蘇生（E-CPR）および
　　目標体温管理（TTM）プロトコル…………〈京 道人　志馬伸朗〉152

8 神経・鎮静

1. 鎮痛・鎮静プロトコル（1）………………〈太田浩平　志馬伸朗〉154

2. 鎮痛・鎮静プロトコル（2）……〈山本良平　笹野幹雄　林 淑朗〉156

3. 小児気管挿管患者の鎮痛・鎮静アルゴリズム
　　………………………………………………〈祖父江俊樹　黒澤寛史〉160

4. 鎮痛鎮静せん妄プロトコル………………〈山本浩大郎　安田英人〉163

5. せん妄予防……………………………………〈松尾耕一　讃井将満〉169

6. 小児の麻薬とベンゾジアゼピンのウィーニング
　　………………………………………………〈神納幸治　黒澤寛史〉172

7. 脳卒中初期診療……………………………〈矢野佳子　志馬伸朗〉176

8. 脊髄虚血予防マニュアル…………………〈松尾耕一　讃井将満〉180

9. 脊髄虚血治療マニュアル…………………〈松尾耕一　讃井将満〉183

10. 小児の外来処置時の鎮痛・鎮静……………………………〈舩越 拓〉184

目　次　iii

9 感染・敗血症

1. 敗血症性ショック初期治療プロトコル〈大下慎一郎　志馬伸朗〉187
2. 敗血症における初期輸液管理……………〈山本浩大郎　安田英人〉191
3. 敗血症の蘇生プロトコル…………………〈笹野幹雄　林 淑朗〉195
4. 定期手術時，外傷時，熱傷時の予防的抗菌薬投与…〈柳井真知〉200
5. 抗菌薬プロトコル…………………………〈京 道人　志馬伸朗〉204
6. *Clostridium difficile* infection（CDI）への対応………〈柳井真知〉207
7. 重症患者における薬物動態の変化を意識した
   抗菌薬投与計画……………………………〈笹野幹雄　林 淑朗〉211
8. 血液培養採取チェックリスト…………………………〈志馬伸朗〉215

10 体液・電解質

1. KCl マニュアル……………………………〈松尾耕一　讃井將満〉216
2. 電解質補正プロトコル……………………〈髙橋 充　安田英人〉217

11 腎・血液浄化

1. 腎代替療法プロトコル（1）………………〈髙橋 充　安田英人〉219
2. 腎代替療法プロトコル（2）……〈笹野幹雄　関根広介　林 淑朗〉222
3. 抗凝固薬クエン酸による持続的腎代替療法
   …………………………………〈渡邊拓也　内野滋彦　瀧浪將典〉227
4. PMX-DHP 適応チェックリスト……………〈矢野佳子　志馬伸朗〉229

12 栄養・消化器

1. ストレス潰瘍予防プロトコル（1）…………………〈志馬伸朗〉231
2. ストレス潰瘍予防プロトコル（2）………〈山本浩大郎　安田英人〉233
3. 栄養プロトコル（1）………………………〈島谷竜俊　志馬伸朗〉235
4. 栄養プロトコル（2）・・〈増渕高照　軽米寿之　笹野幹雄　林 淑朗〉238
5. 経腸栄養プロトコル（1）…………………〈山本浩大郎　安田英人〉241
6. 経腸栄養プロトコル（2）………〈福島東浩　内野滋彦　瀧浪將典〉245
7. 経腸栄養プロトコル（3）…………………〈松尾耕一　讃井將満〉248
8. 経腸栄養中断プロトコル…………………〈松尾耕一　讃井將満〉249

9. 経口摂取開始プロトコル・・・・・・・・・・・・・・・・・・〈太田浩平　志馬伸朗〉251

10. 血糖管理プロトコル（1）（インスリン持続投与，皮下注）
　　　・・・・・・・・・・・・・・・・・・・・・・・・・・・・・・・・・〈松尾耕一　讃井將満〉253

11. 血糖管理プロトコル（2）・・・・・・・・〈小林秀嗣　内野滋彦　瀧浪將典〉255

12. 血糖管理プロトコル（3）・・・・・・・・・・・・・・・・・・〈髙橋 充　安田英人〉258

13. 急性膵炎初期治療プロトコル・・・・・・・・・・・・・・・〈髙橋 充　安田英人〉261

14. 先天性代謝疾患急性発作時初期治療・・・・・・・・・・・・・・・・〈渡邉太郎〉263

15. 小児の急性肝不全に対する人工肝補助療法・・・・・・・・・・・〈渡邉太郎〉265

13　血液・凝固

1. ICU における輸血管理・・・・・・・・・・・・・・・・・・・・・〈松尾耕一　讃井將満〉267

2. 輸血製剤投与プロトコル・・・・・・・・・・・・・・・・・・・〈山本浩大郎　安田英人〉270

3. 大量輸血プロトコル（成人）・・・・・・・・・・・・・・・・・・・・・・〈齋藤伸行〉273

4. 静脈血栓塞栓症予防・・・・・・・・・・・・〈金子貴久　内野滋彦　瀧浪將典〉276

14　薬剤

1. 持続投与する薬剤の希釈法・・・・・・・・・・・・・・・・・〈太田浩平　志馬伸朗〉278

2. 循環作動薬・鎮痛鎮静薬希釈法・・・・・・・・・・・・・・・・・・・〈江木盛時〉280

3. 循環作動薬・鎮痛鎮静薬希釈方法（小児）
　　　・・・・・・・・・・・・・・・・・・・・・・・・・・・・・・・・・〈青木一憲　黒澤寛史〉282

索　引・・ 285

コメント記載：志馬伸朗　江木盛時

1. ER 診断

1. トリアージ

表1　トリアージ表

トリアージレベル	蘇生	緊急	準緊急	低緊急	非緊急
意識	GCS 9 点以下	GCS 10〜13 点	GCS 14 点	意識障害なし	8週間以上続く安定したすべての愁訴
呼吸	SpO₂ < 90% 単語のみの会話 上気道閉塞 傾眠または不穏	SpO₂ < 92% とぎれとぎれの会話 努力呼吸	SpO₂ < 94% 頻呼吸	SpO₂ > 95% かつ 安定した呼吸	
循環	ショック 蒼白な皮膚 微弱な脈 重度頻脈または徐脈	発汗 原因不明の頻脈 起立性低血圧 失神感	正常上限または下限患者の通常の値と明らかに異なる血圧	通常の血圧	
体温 (> 38.5℃)		SIRS 診断基準の3項目 循環動態不安定 好中球減少症 ステロイド投与中 免疫抑制薬投与中	SIRS 診断基準2項目 不安・不穏・傾眠	SIRS のうち発熱のみでおちついている	
疼痛		心筋梗塞を疑う胸痛 突然発症の片麻痺	急性で8点以上	急性4点以上 慢性4点以上	
出血		頭部および頸部 体幹 多量の性器出血 骨折および脱臼を伴う深い裂創・挫創 穿通性外傷	鼻出血 口腔内出血 間接血腫 月経過多	安定したもしくは止血の得られている出血	
受傷機転		車外放出 同乗者死亡 40km/h 以上での事故．バイクからの投出し．車と接触した歩行者 6m 以上からの墜落 穿通性外傷	左記に該当せず，自動車もしくはバイクの関与した事故	歩行者同士，もしくは自転車の関与した事故	

SIRS: 全身性炎症反応症候群

JCOPY　498-06692

解説 救急外来の混雑は患者の死亡率と相関するとされ，混雑する救急外来において信頼性の高いトリアージシステムを構築することは患者の安全にとって非常に重要な課題である[1].

　これまで妥当性が高いとされるトリアージシステムは数多く報告されている一方で単一の優れたシステムが決まっていない.

　1999 年に発表された The Canadian Triage and Acuity Scale（CTAS）はカナダで提唱され，妥当性の証明されたトリアージシステムの 1 つである．CTAS では患者の主訴ごとに設定されたモディファイアに沿ってトリアージレベルを設定する手順を採用している．2012 年に CTAS の日本語版である The Japanese Triage and Acuity Scale（JTAS）が発表され国内で広く普及することとなった.

背景 当院では JATS におけるモディファイアを抜粋した簡便かつ迅速な独自のトリアージ表を用いている.

　JTAS では患者の主訴に基づいてトリアージを設定するが，当院のトリアージシステムは主訴によらずバイタルサインなど客観的な指標でトリアージレベルを決定できる.

　このトリアージ表の利点：

- 多愁訴の患者などでは主訴の特定が困難となることがあるが，それを必要とせず客観的なパラメータのみからトリアージレベルの設定が可能なため看護師の習熟が早い
- CTAS の運用はトリアージ基準が主訴ごとに異なるためデータベースへのアクセスが必須であるのに対し，画一的な指標を用いているため簡便な運用が可能である

胸痛や片麻痺は主訴バイタルサインによらず緊急性を要することが多いため無条件に緊急度の高いレベルが与えられる工夫も施した.

本法は妥当性検証も済んでいる[2].

文献

1) Christ M, Grossmann F, Winter D,et al. Modern triage in the emergency department. Dtsch Arztebl Int. 2010; 107: 892-8.
2) Funakoshi H, Shiga T, Homma Y, et al. Validation of the modified Japanese Triage and Acuity Scale-based triage system emphasizing the physiologic variables or mechanism of injuries. Int J Emerg Med. 2016; 9: 1.

〈舩越 拓〉

1. ER 診断

2. 意識障害の鑑別

図1 意識障害の初期マネジメント ≫

■ 初療室, ベッドサイドでの初期対応: 人を集め, 評価と初期治療を並行して行う

| バイタルサインの測定, 身体診察
GCS(表1)を評価
迅速血糖測定
静脈路確保
スクリーニング採血(血算, 血糖, 電解質, BUN, Cr, 肝機能, アンモニア, 凝固系, 動脈血液ガス, アルコール)
尿中薬物迅速検査(トライエージ®など)
心電図
エコー(ショックや心電図異常を伴う場合)
家族, 介護者への聴取(発見・発症状況, 既往歴, 生活状況, 内服薬, 嗜好歴など) | 同時進行 | 気道確保, 呼吸管理: GCS8点以下, SpO$_2$≦90%, 嘔吐あり, 咽頭反射低下➡挿管, 人工呼吸管理開始[*1]
循環管理: 低血圧(mAP<70mmHg など)➡輸液, 昇圧薬考慮
高血圧(mAP>130〜180mmHg など)➡挿管前に降圧考慮
低血糖(≦50mg/dL)あるいは疑い➡50%ブドウ糖 40〜50mL 静注[*2]
痙攣(低血糖除外後): ジアゼパム、フェニトイン, |

■ 初期対応が終了したら

頭部 CT, 必要に応じ躯幹造影 CT 血液培養, 髄液検査(CT後. 発熱, 白血球上昇, 髄膜刺激症状などがある場合) 追加の血液検査: 甲状腺機能, 副腎機能, さらに詳細な凝固機能, 薬物血中濃度, COHb など 脳波

■ 緊急度の高い疾患への対処

脳卒中, SAH, 硬膜下血腫など頭蓋内病変: 血圧管理, ヘルニア所見あればマニトール, 神経専門医コンサルト, t-PA や血管内治療, 手術に向けた準備
ショック(循環の異常): 輸液, 鑑別が最も大事, 原因に合わせた治療, コンサルテーション
呼吸器系の異常(低酸素, 高二酸化炭素血症など): 適切な呼吸器管理, 原疾患に応じた治療
血糖・電解質異常, 代謝性アシドーシス: 発症増悪因子の把握・管理・除去, インスリン・糖液・輸液・電解質液による補正, 血液浄化
重症感染症: 培養検体を採取し抗菌薬をただちに開始(成人髄膜炎ではセフトリアキソン, バンコマイシン, アシクロビルで開始), 感染巣マネージメント
血栓性微小血管障害症: ステロイド, 血漿交換, 血液透析, 専門医コンサルト
薬物中毒: 適応があれば気道確保して胃洗浄, 活性炭投与. 摂取薬物に応じた特殊治療
CO 中毒: 高濃度高流量酸素吸入, 重症度と施設状況に応じ高圧酸素療法を考慮
低体温, 高体温: 迅速な体温回復による臓器障害の回避が目標. 重症例では体外循環を考慮
外傷: 頸椎, 躯幹造影 CT による全身評価を行い損傷部位に合わせた治療, 輸血, コンサルテーション, 手術や血管内治療の準備

SAH: 急性くも膜下出血, CO: 一酸化炭素, COHb: 一酸化炭素ヘモグロビン,
GCS: Glasgow Coma Scale

[*1] 外傷が否定できない状況では CT など画像検査で否定できるまで頸椎保護を継続する.

[*2] 栄養状態不良, アルコール常飲が疑われる状況ではビタミン B$_1$ 100 mg の静注を先に行う. 50%ブドウ糖液を末梢静脈に静注する場合はメイン点滴製剤(生理食塩水)などで薄めながら投与する.

表 1　Glasgow Coma Scale

開眼機能（Eye opening）: E
  4 点: 自発的に，またはふつうの呼びかけで開眼
  3 点: 強く呼びかけると開眼
  2 点: 痛み刺激で開眼
  1 点: 痛み刺激でも開眼しない
言語機能（Verbal response）: V
  5 点: 見当識が保たれている
  4 点: 会話は成立するが見当識が混乱
  3 点: 発語はみられるが会話は成立しない
  2 点: 意味のない発声
  1 点: 発語みられず
なお，挿管などで発声ができない場合は「T」と表記，1 点に相当する．
運動機能（Motor response）: M
  6 点: 命令に従って四肢を動かす
  5 点: 痛み刺激に対して手で払いのける
  4 点: 指への痛み刺激に対して四肢を引っ込める
  3 点: 痛み刺激に対して緩徐な屈曲運動（除皮質肢位）
  2 点: 痛み刺激に対して緩徐な伸展運動（除脳肢位）
  1 点: 動きなし

目的》》　適切な意識障害の鑑別と緊急度判断，治療ができる．

対象》》　すべての意識障害の患者

このプロトコルのポイント》》　意識障害の鑑別は多岐にわたる．そのため緊急度，重症度の高い疾患から鑑別し，迅速な対応を行うことが重要であり，そのためのプロトコルである．まずはバイタルサインの安定化を図る．低血糖を見逃さない．意識障害は頭蓋内疾患だけが原因ではないことを認識する．

表2 意識障害の鑑別

	病態	疑うべき随伴症状，身体所見	疾患
一次的脳障害（脳の異常による意識障害）		頭痛，嘔吐，片麻痺，失語，瞳孔不同，共同偏視，巣症状，項部硬直，姿勢異常，呼吸パターンの異常	脳血管障害（虚血性脳卒中，脳出血，くも膜下出血），頭部外傷（硬膜下血腫，硬膜外血腫，外傷性くも膜下出血，びまん性軸索損傷など），脳腫瘍，脳炎，髄膜炎，てんかん
二次的脳障害（脳以外の異常により脳血流や代謝の異常をきたした結果の意識障害）	循環の異常	胸痛，呼吸苦，冷汗，脈拍不整，徐脈，頻脈，血圧の上昇・低下，心雑音，湿性ラ音	不整脈，循環血液量減少性ショック（出血・脱水），心原性ショック（虚血性心疾患・心筋疾患・弁膜疾患），血液分布異常性ショック（敗血症性・神経原性・アナフィラキシー），閉塞性ショック（心タンポナーデ・肺塞栓・緊張性気胸），高血圧性脳症，大動脈解離
	呼吸の異常	呼吸苦，頻呼吸，チアノーゼ，陥没呼吸，肺野ラ音	低酸素性脳症，CO_2 ナルコーシス
	血糖・電解質・代謝異常	冷汗，ケトン口臭，呼吸パターンの異常	低血糖，ケトアシドーシス性昏睡，高浸透圧性非ケトン性昏睡，副腎不全，甲状腺機能異常，アルコール性ケトアシドーシス，Wernicke 脳症，低 Na・高 Na・高 Ca・高 Mg・低 P 血症
	腎臓の異常	乏尿，無尿，浮腫，呼気アンモニア臭	尿毒症
	肝臓の異常	黄疸，浮腫，腹水貯留，皮下出血，羽ばたき振戦，肝性口臭	肝性脳症
	感染症	高熱，低体温，網状チアノーゼ，ほか感染部位に応じた症状	脳炎，髄膜炎，肺炎，感染性心内膜炎，心筋炎，腹膜炎，尿路感染症，壊死性筋膜炎などあらゆる重症感染症
	血液凝固の異常	貧血，紫斑，発熱	血栓性微小血管障害症（血栓性血小板減少性紫斑病，溶血性尿毒症症候群）
	中毒	瞳孔異常，痙攣，口臭，皮膚色など，摂取物に応じた症状	薬物中毒[1]，一酸化炭素中毒，急性アルコール中毒，アルコール離脱てんかん，悪性症候群
	体温の異常	高体温，低体温	熱中症，偶発性低体温
	その他		精神疾患

[1] 特に三環系・四環系抗うつ薬，リチウム，バルビツレート，アセトアミノフェン，Ca ブロッカー，β ブロッカー，有機リン，メタノール，シアン，麻薬は重篤となりやすく特殊治療や拮抗薬が存在する中毒であるため治療方法を把握しておく必要がある

参考文献

1)　野口善令. 意識障害・失神. カンファレンスで学ぶ臨床推論の技術. 東京: 日経 BP 社; 2015. p17.
2)　堤　晴彦, 輿水健治, 中田一之. まずい！から始める意識障害の初期診療. 救急・ER ノート. 東京: 羊土社; 2012.
3)　Brawnward E. Acute confusional states and coma. Harrison's Principle of Internal Medicine. 15th ed. U.S.A. McGraw-Hill. 2001. p.132-40.

〈柳井真知〉

1. ER 診断

3. 喀血

吐血患者の入院
- 大量喀血やリスクが高い患者は ICU での管理を検討する
- 血痰程度であれば一般床で管理をしてもよい

入院時にやるべきこと
- 日中であれば呼吸器内科医師に連絡
- 夜間であれば ICU 管理医師へ連絡
- 入院担当ナースに急変のリスクを伝え，コール基準を確認しておく
- カルテにどちらの肺からの出血が疑われるか明記しておく（状態悪化前にアセスメントしておく）
- 入院時に可能であれば造影 CT を撮像しておく

呼吸状態悪化時の対応
- 呼吸状態が悪化したときは人を集める．外科的気道確保のできる医師を含め最低 3 人の医師を確保する
- 対応する医師は手袋，マスク，ゴーグルを着用する
- 手技を待つ間は患側を下にした側臥位をとらせる
- 挿管の適応については必ず各科指導医ないし ICU 管理医師の意見を仰ぐ
- 挿管が必要な場合は必ず ER 医師か ICU 管理医師に連絡をする

挿管
- 挿管はチームで最も熟練した医師が行う
- 肺分離の方法は
  - ・通常のチューブ
  - ・気管支ブロッカー
  - ・ダブルルーメンチューブ

から選択する

止血
凝固の補正などの
内科的コントロールに加え，
1. 気管支鏡
2. IVR
3. 外科的切除

の順で考慮する

IVR: インターベンショナルラジオロジー

解説 ▶▶ 喀血による死亡に関連したリスクを検討した研究ではアルコール中毒や担がん患者，アスペルギローシスなどが死亡と関連していた[1]．喀血が少量でもこれらの患者は高リスクとしてケア密度の高い病室への入室を検討する．

喀血増量や呼吸状態悪化時に最も重要なことは適切な気道・呼吸の管理である．気道管理では出血している患側の肺を下にした側臥位をとって酸素化を保ちつつ，肺分離をしたうえで呼吸管理を目指す．多量喀血時は血液の垂れ込みなどからどちらの肺から出血しているのか判断するのが難しく，出血による視野の悪化で気管挿管の手技が困難となる．喀血患者の挿管においては，必ず気

道管理に習熟した救急医や集中治療医の応援を求められるようにしておく.

気道・呼吸状態が保たれれば，次に止血を考慮する．気管支鏡での止血は再出血率が30％と高いが，90％で出血部位の同定ができるため第1選択とする[2]．第2選択として血管内治療を選択する．出血源の多くは肺動脈系でなく，気管支動脈である．喀血は適切な管理がされれば死亡率はそれほど高くなく早期の呼吸状態悪化の覚知が鍵となる[3]．

背景 喀血患者は入院時に安定していても入院後に大量喀血することがある．求められる処置は適切な気道確保と酸素化の補助であるが，大量喀血時は出血の部位の同定が困難で，気道確保に難渋することが多い．大量喀血のときは気道管理に習熟した医師が対応にあたること．危険性について病棟での周知も必要である．

本マニュアルは大量喀血時に問題となる，①情報共有，②気道管理，③出血コントロール，に重点をおいた構成としている．

文献

1) Fartoukh M, Khoshnood B, Parrot A, et al. Early prediction of in-hospital mortality of patients with hemoptysis: an approach to defining severe hemoptysis. Respiration. 2012; 83: 106-14.
2) Ong TH, Eng P. Massive hemoptysis requiring intensive care. Intensive Care Med. 2003; 29: 317-20.
3) Fartoukh M, Khalil A, Louis L, et al. An integrated approach to diagnosis and management of severe haemoptysis in patients admitted to the intensive care unit: a case series from a referral centre. Respir Res. 2007; 8: 11.

〈内藤貴基　舩越 拓〉

喀血は，気道確保や集中治療室入室のタイミングの判断が難しい症状である．診断早期に出血部位と出血の原因を把握しておくことが重要である．

2. ER治療

1. アナフィラキシー診療計画

図1 アナフィラキシープロトコル

アナフィラキシー反応か？

> Airway（気道）
> Breathing（呼吸）
> Circulation（循環）
> Disability（意識障害）
> Exposure（体表所見）

診断—以下の項目を観察

> 1. 急性発症
> 2. 生命を脅かす気道・呼吸・循環の問題
>   ・気道：腫脹, 嗄声, 喘鳴の聴取　→　気管挿管を躊躇しないこと
>   ・呼吸：呼吸促迫, 吸気性喘鳴（stridor）呼吸疲労, チアノーゼ, $SpO_2 < 92\%$, 錯乱状態
>   ・循環：顔面蒼白, 末梢冷感, 低血圧, 脱力, 意識障害, 昏睡
> 3. 通常, 皮膚の変化を伴う

> 助けを呼ぶ
> 患者を仰臥位にする
> 下肢を挙上する

> アドレナリン：0.3mg　筋注
> 5〜10分して効果がなければ, 再度0.3mg筋注

必要に応じて治療とモニタリングを施行する.

> □気道確保・高濃度酸素投与（$SpO_2 < 92\%$）
> □急速輸液：20G以上の末梢静脈路確保後（可能なら2本）ヴィーンF®1000mL
>   ボーラス. ショックから離脱しなければ, さらに1000mLボーラス.
> □ポララミン®：成人5〜10mg　im/slow iv, 12歳以上5mg, 小児例は要相談
>   ヒスタミン2受容体拮抗薬（ガスター®）は必須ではないが, 投与してもよい
> □ソルコーテフ®：成人200mg　im/slow iv, 12歳以上100mg, 小児例は要相談,
>   ただし速効性はない
> □モニタリング：ECG, パルスオキシメータ, 非観血的血圧測定（5分毎）

目的
- アナフィラキシーを早期に認知し初期治療を開始できること
- アナフィラキシーショックの基本治療を理解すること
- 二相性反応のリスクを考慮した経過観察を計画すること
- 原因物質の特定と患者教育の必要性を理解すること

疫学 有病率：30 ～ 950/100,000 人，50 ～ 2,000 エピソード /100,000 人，0.05 ～ 2.0%

診断 アナフィラキシーを疑った場合の診断は，次の 4 項目で決定できる．
- アレルゲンへの曝露
- 皮膚症状
- 呼吸器症状
- ショック症状

早期診断のための臨床診断基準[1]

①皮膚・粘膜のいずれかまたは両方に所見を認め，急性に発症する
（全身性の蕁麻疹，瘙痒症，紅潮，口唇・舌・口蓋垂の腫脹など）
加えて，少なくとも次の 1 項目を満たす

呼吸器症状	呼吸困難，喘鳴，気管支攣縮，低酸素血症
ショック症状	虚脱，失神，失禁

②アレルゲンと想定されるものに曝露後，急速（数分から数時間）に次の 2 つ以上の項目を満たす

皮膚・粘膜所見	全身性の蕁麻疹，瘙痒症，紅潮，口唇・舌・口蓋垂の腫脹
呼吸器症状	呼吸困難，喘鳴，気管支攣縮，低酸素血症
ショック症状	虚脱，失神，失禁
消化器症状	持続する腹痛，嘔吐

③既知のアレルゲンへの曝露後の血圧低下（数分から数時間）

乳児・小児	年齢相応の正常値未満，または 30％以上の収縮期血圧の低下
成人	90mmHg 未満，または 30％以上の収縮期血圧の低下

【初回検査の取り扱い】 最初が肝心 !!!
　すでにアレルゲンが特定されている患者以外は，全員アレルギー基本セット

をオーダーし，初回採血で提出する．さらに，疑われるアレルゲンを聴取し，個別に RAST 検査も行う．特に，食物アレルギー（運動誘発性含む）では，最初が肝心である．ステロイド薬投与前に聴取して，必ず採血を行う．なお，意識障害などの会話困難例は，基本セットのみオーダーする．

アレルギー基本セット

通常の血算・生化学・凝固検査に加えて次のアレルギー検査を追加する
非特異的 IgE
アレルゲン 16 種セット（吸入系）
アレルゲン：　食物・穀物セット 　　　　　　　食物（特異的なもの） 　　　　　　　ハチ刺傷（ミツバチ・スズメバチ・アシナガバチ）
ω5 グリアジン，血清補体価（CH50），C3，C4
C1 インアクチベータ活性

経過観察とフォローアップ

（1）入院

　アナフィラキシ―ショックを呈していたすべての患者は経過観察のため入院とする．いったん，状態が安定しても再度同じような二相性反応を起こすことがある．二相性反応は，アナフィラキシ―全体の約 20％の患者に起こるとされ，特に初期症状が重篤な患者に多い．また初期症状の 72 時間以内（多くは6 時間以内）に起こるとされる．なお，ヒドロコルチゾンの反復投与はエビデンスが少なく，有効性が確立されていない．

　以下のような患者では ICU 入院を推奨する．

①アドレナリン投与による反応が弱かった．または，追加投与を要した．

②初期症状が重篤であった．特に気道・呼吸に問題を認めた場合．

③心・肺・腎疾患などの合併症がある．

④高齢者．

（2）フォローアッププラン

　数日の経過観察で症状軽快し，二相性反応がなければ自宅退院とする．退院時に，居住地域に応じて外来フォローアップ先を決定する．

　退院時に以下の事項については，しっかりと説明し理解したことを確認（カルテ記載）する．

①再発作時の医療機関受診および救急要請：患者に対してアナフィラキシ―は致死的疾患であり，再びアレルゲン曝露された場合は，再発する可能性が高

いことを認識してもらう．その場合は，同様の症状では必ず救急車を要請するよう指導する．また，軽い場合でも医療機関を受診するように指導する．

②退院後のフォローアップの必要性：アレルゲンが判明している場合は，曝露を避けるよう指導する．判明できていない場合は，外来で検査を進めるため，必ず受診するように指導する．

③再受診は，入院から約2週間程度を空けること（外注検査に要するため）．

（3）救急外来フォローアップ

外来フォローは，次のようなステップで行う．

【退院後，初受診】

①アレルゲンの特定および説明：救急搬送時に採血したRAST検査により，アレルゲンを判定する．ただし，RAST検査は偽陽性も多いことも知っておく．採血で陰性の場合は，皮膚科にコンサルトし，疑われる原因物質の皮膚テストを依頼する．

②エピペン®の処方：原因となるアレルゲンが特定された場合には必ず，エピペン®を処方する．アレルゲンが判明していない場合は，発作時の所見や患者因子により処方するか決定する．

文献

1) Sampson HA, et al. Emergency treatment of anaphylactic reaction - Guidelines for healthcare providers. Ann Emerg Med. 2006; 47: 373-80.

〈齋藤伸行〉

コメント

　アナフィラキシー診療は，アナフィラキシーを疑うことから始まる．重篤化すれば致死的な状態なので，生命を脅かす気道・呼吸・循環の問題を有する患者を診たら，必ず鑑別の1つにあげる．

2. ER治療

2. アナフィラキシー（小児）

図1 小児アナフィラキシーのプロトコル

＊以下のいずれかの場合は，アレルギーの関与を疑う．
・既知のアレルゲンへの曝露
・一般的にアレルゲンとなりうるものへの曝露
・皮疹粘膜症状（全身の発疹，瘙痒，紅潮，浮腫）の存在

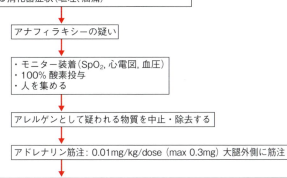
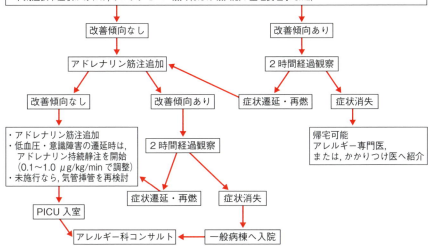

解説 アナフィラキシーの診断は，National Institute of Allergy and Infectious Disease/Food Allergy and Anaphylaxis Network（NIAID/FAAN）の診断基準（図2）を参考に行う．緊急時の初期治療にあたっては，アレルギーを疑う病歴，または皮疹とともに，急速に進行する呼吸障害，循環障害，遷延する消化器障害を1つでも認めた場合は診断基準を満たさなくとも，アナフィラキシーとして対応する．

初期治療としては，アドレナリン筋注，酸素投与，細胞外液負荷が治療の「3本の矢」である．アドレナリンは，0.01 mg/kg（最大量 0.3 mg）を大腿外側に筋注する．反応が悪い場合は，5分間隔で再投与を行い，持続静注を検討する．複数回のアドレナリン筋注にもかかわらず，症状が持続する場合，アドレナリン持続静注や気管挿管が必要となるため，PICU入室の適応とする．

アナフィラキシーに対する抗ヒスタミン薬やステロイドの使用を支持するエビデンスはないが[1-3]，病態生理や作用機序から効果を期待し，付加的に使用する．ステロイドに関しては，成人領域と同様に，二相性反応を予防するエビデンスはないものの[3]，小児症例で入院期間を短縮させたとの報告がある[4]．

初期治療の経過に関しては，今後の再発予防や治療計画の作成のため，アレルギー専門医へ紹介，情報提供を行う．

背景 救急外来でのアナフィラキシーの治療の問題点として，(1)診断の複雑さ，(2)アドレナリンの使用率の低さ，(3)不十分なフォローアップ（アレルギー専門医への紹介率の低さ，エピペンの処方の欠如）が問題視されている[5-7]．

(1) 診断の複雑さ

アナフィラキシーの診断基準としては，NIAID/FAANの診断基準[8,9]が広く知られており，日本版のガイドラインでも採用されている．この基準は，研究，教育，リスク評価を行うにあたっては，優れたものであるが，救急外来で初期治療を行う際の有用性は限られている．救急外来では，一般にアレルゲンとなりうるものへの曝露の後に急速（数分～数時間以内）に発症した呼吸障害，循環障害，持続する消化器症状（腹部疝痛，嘔吐）に対して，典型的な皮膚症状の出現がなくても，アナフィラキシーを疑う．単一臓器の軽微な症状であっても，今後，重篤な事態に進行するか否かを予測することは難しいためである．

▶以下の3項目のうちいずれかに該当すればアナフィラキシーと診断する．

1. 皮膚症状（全身の発疹,瘙痒または紅潮），または粘膜症状（口唇・舌・口蓋垂の腫脹など）のいずれかが存在し，急速に（数分〜数時間以内）発現する症状で，かつ下記a, bの少なくとも1つを伴う．

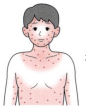

皮膚・粘膜症状

さらに，少なくとも右の1つを伴う

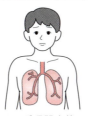

a. 呼吸器症状
（呼吸困難，気道狭窄，喘鳴，低酸素血症）

b. 循環器症状
（血圧低下，意識障害）

2. 一般的にアレルゲンとなりうるものへの曝露の後，急速に（数分〜数時間以内）発現する以下の症状のうち，2つ以上を伴う．

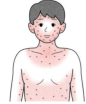

a. 皮膚・粘膜症状
（全身の発疹，瘙痒，紅潮，浮腫）

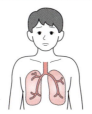

b. 呼吸器症状
（呼吸困難，気道狭窄，喘鳴，低酸素血症）

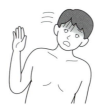

c. 循環器症状
（血圧低下，意識障害）

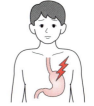

d. 持続する消化器症状
（腹部疝痛，嘔吐）

3. 当該患者におけるアレルゲンへの曝露後の急速な（数分〜数時間以内）血圧低下．

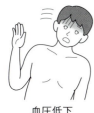

血圧低下

収縮期血圧低下の定義：平常時血圧の70％未満または下記

生後1〜11カ月 ＜70mmHg
1〜10歳　　　 ＜70mmHg＋（2×年齢）
11歳〜成人　　 ＜90mmHg

図2　アナフィラキシーの診断基準

(2) アドレナリンの使用率の低さ

アナフィラキシーに対するアドレナリンの不使用や遅滞は死亡率を高める．アドレナリン筋注の絶対的な禁忌はなく，たとえ疑診例（診断基準を満たさない例）や軽症例であってもアドレナリン筋注が推奨される．救急外来において，アドレナリンは，診断基準や重症度を満たさなくとも，病歴と臨床的判断から，「迷ったら，打つ」ことが転帰改善に重要である．

(3) 不十分なフォローアップ

救急外来でアナフィラキシーの初期治療を行った救急医は，今後の再発を防ぐため，また再発時の治療を検討するために，アレルギー専門医へ紹介を行う．紹介時には，初療時のバイタルサイン，誘因となったと疑われる物質，時間経過，症状を生じた臓器，重症度，投与された薬剤，薬剤への反応，救急外来での観察時間などに関して，詳細に記載を行うことが，確定診断やアレルゲン同定に寄与する．

文献

1) Sheikh A, Ten Broek V, Brown SG, et al. H1-antihistamines for the treatment of anaphylaxis: Cochrane systematic review. Allergy. 2007; 62: 830-7.
2) Nurmatov UB, Rhatigan E, Simons FE, et al. H2-antihistamines for the treatment of anaphylaxis with and without shock: a systematic review. Ann Allergy Asthma Immunol. 2014; 112: 126-31.
3) Choo KJ, Simons FE, Sheikh A. Glucocorticoids for the treatment of anaphylaxis. Cochrane Database Syst Rev. 2012; issue 4
4) Michelson KA, Monuteaux MC, Neuman MI. Glucocorticoids and hospital length of stay for children with anaphylaxis: A retrospective study. J Pediatr. 2015; 167: 719-24.
5) Fineman SM, Bowman SH, Campbell RL, et al. Addressing barriers to emergency anaphylaxis care: from emergency medical services to emergency department to outpatient follow-up. Ann Allergy Asthma Immunol. 2015; 115: 301-5.
6) Russell WS, Farrar JR, Nowak R, et al. Evaluating the management of anaphylaxis in US emergency departments: guidelines vs. practice. World J Emerg Med. 2013; 4: 98-106.
7) Russell S, Monroe K, Losek JD. Anaphylaxis management in the pediatric emergency department: opportunities for improvement. Pediatr Emerg Care. 2010; 26: 71-6.
8) Boyce JA, Assa'ad A, Burks AW, et al. Guidelines for the diagnosis and management of food allergy in the United States: report of the NIAID-sponsored expert panel. J Allergy Clin Immunol. 2010; 126 (6 suppl): S1eS58.
9) Manivannan V, Decker WW, Stead LG, et al. Visual representation of National Institute of Allergy and Infectious Disease and Food Allergy and Anaphylaxis Network criteria for anaphylaxis. Int J Emerg Med. 2009; 2: 2-3.

〈多賀谷貴史〉

2. ER治療

3. 小児急性胃腸炎での初期輸液プロトコル
（バイタルサイン安定例）

①嘔吐が続いている（低血糖[注1] なし）

嘔気が減少するまで，酢酸リンゲル液（糖質を含まないもの）10 mL/kg/h

②嘔吐が続いている（低血糖あり）

ブドウ糖 0.5 ～ 1.0 g/kg 静注後[注2]，酢酸リンゲル液（糖質を含まないもの）10 mL/kg/h で開始

〔低血糖の程度が強い，または血糖値再検後[注3] も低血糖が遷延する場合，酢酸リンゲル液（糖質を含むもの）10 mL/kg/h への変更を考慮する〕

③嘔吐は治まっているが，症候性低血糖がある / 低血糖の程度が強い

ブドウ糖 0.5 ～ 1.0 g/kg 静注後，酢酸リンゲル（糖あり）10 mL/kg/h で開始

〔低血糖の持続的な改善を確認し次第，速度調整，もしくは酢酸リンゲル液（糖質を含まないもの）への変更〕

注1）血糖値 70 mg/dL 未満
注2）末梢路からのブドウ糖の濃度は 20% 未満
注3）初回血糖値を参考に 30 分または 1 時間後に行い，以降適宜

解説 ≫

- 急性胃腸炎と考えられており状態の安定している患者への経静脈補液.
- 原則として脱水の補正は経口補液で行い，経静脈補液が必要な場合でも可能となり次第速やかに経口補液を行う．水分摂取が持続的にでき，血糖値の安定化を確認した上で帰宅可能か判断する.
- 嘔気が遷延する場合，輸液速度を調整し ER 滞在中の総輸液量は 30 ～ 40 mL/kg を超えないようにする.

背景 ≫ 混雑している救急外来でも，経静脈補液が量としてどの程度投与されたかを認識しやすい速度設定にしている．総投与量の細かな設定がないのは経静脈補液は経口水分摂取確立までのきっかけでしかないことが理由である．投与したいのが水分か糖か，それとも両方かを意識する.

参考文献

1) Freedman SB, Parkin PC, Willan AR, et al. Rapid versus standard intravenous rehydration in paediatric gastroenteritis: pragmatic blinded randomised clinical trial. BMJ. 2011; 343: d6976.
2) Rhamon O, Bennish ML, Alam AN, et al. Rapid intravenous rehydration by means of a single polyelectrolyte solution with or without dextrose. J Pediatr. 1988; 113: 654-60.

〈佐々木隆司〉

2. ER治療

4. クループ

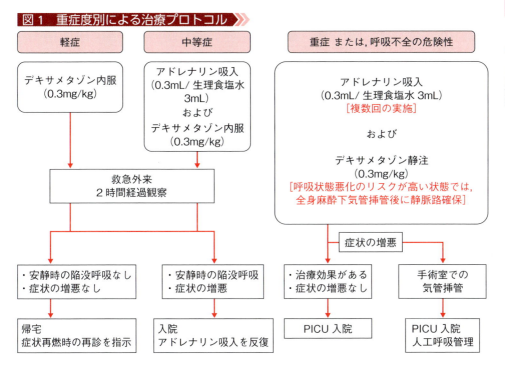

図1 重症度別による治療プロトコル

プロトコール クループは，声門下の病変を中心に，吸気性喘鳴，嗄声，犬吠様咳嗽などの上気道閉塞症状をきたす．病因は，パラインフルエンザウイルス，ライノウイルスが最も多い．軽症が大多数を占めるが，気管挿管処置などの緊急処置を要する可能性がある病態であり，重症度に応じた適切な診断および治療が求められる．当施設救急外来で行っている重症度別の治療のながれを図1に示す．

解説 初期アセスメントの重症度により治療の選択が異なる．最も重要な所見である吸気性喘鳴と陥没呼吸の程度に意識レベルとチアノーゼの程度を加えたWestley scoresが利用されてきたが，吸気性喘鳴と陥没呼吸所見により焦点をおいたThe Alberta Medical Associationによる重症度分類（表1）の引用が増えている．

診察，処置の間を通して「こどもを泣かせないこと」が最も重要な注意点で

表1 小児のクループ重症度分類

	The Alberta Medical Association [1]	Westley Scores [2]
軽症	犬吠様咳嗽（時々） 軽度の陥没呼吸	0〜2
中等症	犬吠様咳嗽（頻回） 軽度の陥没呼吸 安静時の吸気性喘鳴	3〜5
重症	犬吠様咳嗽（頻回） 顕著な陥没呼吸 吸気性喘鳴，ときに呼気性喘鳴 不安，または，興奮した状態	6〜11
呼吸不全の危険性	犬吠様咳嗽 安静時の吸気性喘鳴 陥没呼吸 ぐったりしている，意識レベル低下 チアノーゼ	12〜17

[1] 文献7から引用，[2] 文献6から引用

ある．咽頭所見などの診察は症状が改善した後でも問題となることはまずない．同様に検査が必須となる状況はごくまれであり，特に画像検査による啼泣などで上気道閉塞症状が悪化するリスクが高いことを認識して検査は必要最低限とする．吸入などを行っている間もこどもの全身および呼吸状態を継続して観察することが大切である．アドレナリン吸入を反復する際には不整脈の出現に注意が必要であり，心電図モニタリングを実施する．上気道閉塞による呼吸不全の危険性が高いと判断すれば，ただちに小児の気管挿管に熟練している麻酔科医などに連絡をして体制を整える．救急外来でも蘇生薬・物品の準備と人員配置を行う．

　重要な鑑別疾患を考慮に入れて診療する．6カ月未満の症例では，先天性喉頭軟化症や声門下狭窄の器質的異常の存在を考慮し，6カ月以降の症例では，細菌性気管炎，喉頭蓋炎，異物，血管腫・リンパ管腫，および，アレルギーなどを鑑別する．

　実際の外来診療では，軽症と中等症が大多数を占め，治療により症状の改善を認める．帰宅の際には再診するべき症状と再診のタイミングを説明する．予定外再診はごくまれであるが，乳児で中等症であれば，経過の確認のために近医へ紹介するか当院外来の予定再診を行う．

プロトコールの背景 ▶▶ ウイルス性クループに有効な治療は，アドレナリン吸入およびステロイド単回投与である．アドレナリン吸入は北米では1,000倍アドレナリン5 mL を使用するが，国内では，10,000倍アドレナリン3 mL が最大投与量である．ステロイド投与量はいくつかの臨床研究より長時間作用性デキサメサゾン1回投与量 0.15 ～ 0.6 mg/kg（最大投与量 10 mg）の間で差を認めない．投与方法による効果にも差を認めず，経口，静注，筋注のいずれかを選択する．メチルプレドニゾロンよりは，デキサメサゾンが長時間作用のためか再受診が少ない報告がある．治療効果では，ステロイド全身投与により，①30分後から効果が発現，24時間までの症状を軽減，②アドレナリン吸入の必要性が減少，③救急外来の滞在時間短縮，④入院，救急外来再受診の減少の効果がある．

文献

1) Petrocheilou A, Tanou K, Malakasioti G, et al. Viral croup: Diagnosis and a treatment algorithm. Pediatr Pulmonol. 2014; 49: 421-9.
2) Bjornson C, Russell K, Vandermeer B, et al. Nebulized epinephrine for croup in children. Chocrane Database of Syst Rev. 2013; 10.
3) Russells KF, Liang Y, Johnson DW, et al. Glucocorticoids for croup. Chocrane Database of Syst Rev. 2011; 1.
4) Cherry JD. Croup. N Engl J Med. 2008; 358: 384-91.
5) Bjornson CL, Johnson DW. Croup. Lancet. 2008; 371: 329-39.
6) Guideline for the diagnosis and management of croup. Alberta, ON, Canada: Alberta Medical Association, 2008. (Accessed August 1st, 2016, at http://www.topalbertadoctors.org/download/252/croup_guideline.pdf)
7) Westley CR, Cotton EK, Brooks JG. Nebulized racemic epinephrine by IPPB for the treatment of croup: a double-blind study. Am J Dis Child. 1987; 132: 484-7.

〈植松悟子〉

3. ICU 基本的管理

1. ICU/HCU ラウンドマニュアル

要約
- ICU ラウンドのルーチンワークを示す．
- ICU での治療を円滑に行うため，看護師や臨床工学技士と積極的にコミュニケーションを図り，情報共有を行う．
- ICU/HCU チームの最も重要な仕事の 1 つは，記録を残すことである．
- ICU で優先される判断は，「人工呼吸器からの離脱」と「HCU への移動」である．
- ICU/HCU 業務の多くは，コンサルテーションで費やされる．
- 治療方針の最終責任者は，上級医とする．スタッフ医師は，治療の決定権を有し，最大限尊重される．シニアレジデントはスタッフ医師とともに治療計画を実施する．

1) 1 日の診療の流れ

ICU における 1 日のワークフローを図 1 に示す．

2) 1 日のスケジュール

ICU/HCU チームにおける 1 日のスケジュールを以下に示す．

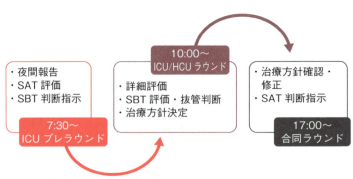

図 1 ラウンドの流れの例
SAT：spontaneous awaking trial, SBT：spontaneous breathing trial

3）ICU プレラウンド

ラウンドメンバー》》 ICU/HCU チーム，夜間担当看護師

　HCU ラウンド終了後，ICU へ移動し 30 〜 40 分程度で行う．

　原則，ベットサイドで行い，治療方針や緊急対処を決定する．また，前日の合同ラウンドで決定し，実施している SAT について評価する.

● プレゼンの順番

①研修医およびシニアレジデントが患者概要（年齢・性別・主な診断 3 つ以内，入院●日目，術後●日目）を述べる．

②昨日行った治療内容について簡単に述べる．

③夜間担当看護師から報告（ICU チェックシート）を受ける．

④プロブレムリストをあげ，当日の業務計画について述べる．

⑤プレラウンドシートに計画を書きこみ，上級医はサインをする．

　夜間担当看護師から夜間帯について，次のポイントの報告を受ける．

　報告における確認事項：

□　意識状態の急性変化

□　せん妄の有無

□　適切な鎮静・鎮痛の有無

□　呼吸状態の悪化の有無

□　循環動態の悪化の有無

□　輸血の数量と反応性

□　機械トラブルの有無，など

　以上の報告から，すぐに対処が必要なものについての指示のみ行う．そして，SBT が可能かどうか判断し，人工呼吸器の設定変更や T ピースへの変更を指示する．

　夜間担当看護師に加えて現在の診断と方針計画について簡便に ICU チームレジデント（もしくはスタッフ医師）が報告する．この際，最新の体液バランス情報も併せて報告する．

　また，ラウンドの段階で HCU への移動可能と判断できる場合は，ICU リーダー看護師と HCU リーダー看護師へ伝える．

4）ICU ラウンド

ラウンドメンバー ICU/HCU チーム，リーダー看護師，患者担当看護師，ICU 薬剤師を基本メンバーとする．使用機器に応じて臨床工学技士も加わる．

朝カンファランスの後，毎日 10 時前後からベットサイドで開始する．ラウンドでは，患者毎に担当医がシステマチックレビューを行う．システマチックレビューでは，ICU ラウンドシート（図 2）を参照するため，担当医は最新のシートをラウンドメンバー分用意する．また，プレラウンド後の患者状態変化について担当看護師から確認する．

ラウンドの時点で，ICU/HCU チームが検討する項目は次の通りである．

- □ SBT の実施有無
- □ HCU への移動の判断・決定（条件付きの場合もあり得る：例えば，頭部 CT で悪化がなければ，内視鏡確認後など）
- □ 手術の必要性と計画（適応とタイミング）
- □ 人工呼吸器離脱の方針（いつ・どのタイミングで離脱していくのか，気管切開の適応など）
- □ ARDS（急性呼吸促迫症候群）に対する人工呼吸療法の適応・決定
- □ 循環動態に関する方針（血管収縮薬を漸減するかどうか，追加薬剤の選択など）
- □ 鎮静・鎮痛状態の評価
- □ 感染症に関する評価と方針
- □ 栄養療法の方針（タイミング，栄養路，目標カロリー設定など）
- □ リハビリテーションの計画・方針（依頼の確認，実施状況など）
- □ 社会的問題・病状説明内容についての確認

これ以外にも患者の疾患に合わせて，検討すべき事柄を追加していく．

患者毎のシステマチックレビューには，1 人 10 分程度を目安にする．

レビューの最後に必ず次の ICU チェックリストを口頭で述べ，確認する．

ID		救命救急センター	

ICUチェックリスト

記載日　　　年　　　月　　　日　　　担当看護師　　　㊞

> 1. 担当医は簡潔に経過中のイベント報告する。
> 2. 担当看護師は、最新の観察データと評価を報告する
> 3. チームで次の24時間の治療計画を議論する

*プレラウンド報告

システム	項目	観察所見	計画
脳・神経	*意識レベル	JCS（　　　）　GCS（E　V　M　：　）	
	瞳孔所見	左　　mm（＋・±・−）右　　mm（＋・±・−）	
	*鎮静・鎮痛	使用薬剤	
	*せん妄	RASS（　　　）　　CAM-ICU（　　　）	
	四肢動作・麻痺	左右差（＋・±・−）麻痺（＋・±・−）	
	*日中の覚醒（SAT）	実施・非実施（理由：　　　　　　）	
呼吸	呼吸器設定	モード（　　）FiO2（　　）PEEP（　　　）	
		PIP（　　　）非同調（あり・なし）	
	*血液ガス分析	pH（　　）PaCO2（　　）PaO2（　　）	
	吸痰状況	間隔（　　）分毎 性状（　　）量（　　）	
	*SBT	実施（成功・失敗）非実施（理由：　　　）	
	口腔ケア	□6時間毎実施 口腔内性状（清潔・不潔）	
循環	*血行動態指標	血圧（　　）心拍数（　　　）SpO2（　　）	
	心拍出量モニター	CI・SVVの推移	
	輸液量	合計輸液量（　　　）ml ボーラス ありなし	
	静脈路	□末梢（　　）日目 □中心（　　）日目	
血液・凝固	*貧血の進行	Hbの推移	
	*輸血	PRBC（　　）U FFP（　　）U PC（　　）U	
	DVT予防	ES・IPC・抗凝固療法（ヘパリン・クレキサン）	
輸液・バランス	*尿量	（　　　）ml 利尿薬 あり・なし	
	水分出納	（　　　）ml ドレーン排液量（　　　）ml	
	血糖コントロール	インスリン（　　）U/hr 良好・不良	
消化管・栄養	経管栄養	開始、投与量、胃残渣量、下痢など	
	栄養状態	体重（　　　）kg	
感染	*体温	最高値（　　　）℃　SIRS？　VAP？	
	抗菌薬	使用状況（　　　　　　　　）	
皮膚・軟部組織	*創部	状況（良好・不良）ドレーン性状（　　　）	
	褥創チェック	□踵部 □仙骨 □頭頚部	
活動性	リハビリテーション	実施・非実施（理由：　　　　　　）	
	ベットアップ	□30〜45°達成 未達成（理由：　　　）	
*病棟間移動の可否		可能・困難（理由：　　　　　　）	

リーダー看護師　　　　　　　　㊞　　　　　　Ver 1.0　　　　　上級医サイン　　　　　　　　　　　㊞

図2　ICU ラウンドシート

「ICU チェックリスト」

☐ 入院第●病日，術後●日目
☐ 人工呼吸離脱状況：SAT　☐OK　☐待機　理由：コメント
　　　　　　　　　　SBT　☐OK　☐待機　理由：コメント
☐ 胃潰瘍予防：☐あり（使用薬剤名）　☐なし
☐ DVT 予防：☐抗凝固療法実施（使用薬剤名）　☐弾性ストッキングと IPC
　のみ
☐ 抗菌薬：☐あり（使用薬剤　●日目）　☐なし
☐ 医療デバイス：挿管有無，CV カテーテル有無，A ライン有無，など

　ポイントに絞って，プレゼンテーションを行う．また，ICU での業務量が多いと判断される場合は，チームメンバーを割り振り，業務が遅滞なく実行されるように配慮する．ICU 業務の多くは，コンサルテーションによる確認であり，時間通りに進まないこともあるため，おおらかな気持が重要である．また，ラウンド後には，必ず記録を行う．

注）ICU 患者移動時の取り決め

　人工呼吸を行っている患者の ICU 外への移動は，安全面への配慮から初期研修医のみで行ってはならない．必ずシニアレジデント以上のスタッフとともに移動する．

　想定される ICU 外への移動のシュチュエーション

- CT/MRI 撮影時
- HCU 移動時

5）合同ラウンド：当直申し送り

ラウンドメンバー≫≫ ICU/HCU チーム，当直医，その他の手の空いている医師全員，担当看護師

　毎日 17 時前後から ICU 患者の治療を振り返り，治療効果と方針を再確認する．主に，情報共有の場と考え，現在の問題点について行った治療内容とその反応をプレゼンする．また，翌朝の SAT の適応を判断し，鎮静薬漸減・中止に関する具体的な指示をする．

　いかなる問題も翌日には持ち越さずに，議論するようにする．

　合同ラウンドの確認事項

- □ SAT の実施有無
- □ 実施した治療内容
- □ 翌日の手術の有無
- □ 翌日の大まかな治療方針

6) チームメンバーの役割と業務内容

上級医：治療方針の最終責任者．医療記録の作成と確認．ラウンドの主導．初期研修医，シニアレジデント・中級医の指導・教育．

担当医：治療方針の決定．治療実施の主体．医療記録の作成．ラウンドのプレゼン．初期研修医，シニアレジデントの指導・教育．

シニアレジデント：治療実施の主体．医療記録の作成．すべてのラウンドのプレゼン．初期研修医の指導．

初期研修医：治療実施の主体．医療記録の作成．ラウンドのプレゼン．

7) HCU ラウンド

ラウンドメンバー ≫≫ ICU/HCU チーム，夜間担当看護師

　ICU プレラウンドの前に毎朝，病棟ナースステーションで夜勤申し送りを兼ねて HCU ラウンドを行う．HCU ラウンドでは，ICU ラウンド同様にシステマティックレヴューから病状把握を行い，治療計画を決定する．ただし，患者の重症度は相対的に ICU よりも低いためポイントを絞って行われることも許容される．

〈プレゼンの方法〉

　医師（D）：名前，年齢，主病名（1つ），第●病日

　リーダー看護師：●●さんの昨夜は，

1. 『異常バイタルありません』

　発熱，呼吸，血圧？　A-line モニタリング中です．

　人工呼吸器の報告は？　気管切開？　CV 挿入中（●日目）？

2. 『精神状態の変化，睡眠状況，せん妄有無』

　昨夜，精神状態の変化はありません．

　前提条件，睡眠薬や抗精神病薬の有無

3. 『痛み有無』

　前提条件，鎮痛薬，疼痛時使用

4. 『食事，排便状況』

　　3 日以上の便秘，3 回以上の水溶性下痢は報告必須

5. 『日常生活動作（ADL）の変化』

　　安静度と実際の乖離がないか？

　　ラウンドの最後に，検査一覧・検体一覧の確認

〈ラウンド除外患者〉

- 当日 0 時以降に HCU へ入院した患者
- クリニカルパス患者
- 他科患者（救命科併診で特別に話し合う必要がある患者はこの限りではない）
- 前日カンファレンス時にカンファレンス不要と判断された患者
- 感染隔離目的で個室入室している状態安定した患者
- 状態安定している自損患者で家族付き添いしている．

〈HCU ラウンドの意義〉

- 医師と看護師が知っておくべき情報を共有できること．
- 異常値の見逃しが少なくなり，急変の予兆を察知しやすい．
- 経験年数の少ない看護師でも一定のレベルの情報収集ができる．
- ラウンドシートに入力した内容は研究，現状分析，業務整理に役立つ．
- MSW の情報収集が容易になる．
- 回診記録やカンファレンス記録としてシートに残すことができる．
- X 線その他の検査の結果をドクターが滞りなくチェックすることができるうえ，検査・指示のオーダー忘れを予防できる．
- リハビリ，抗凝固，転院調整のオーダー忘れを予防できる．
- 創処置を分担化することで医師・看護師の業務を軽減できる．
- 経口摂取・ADL 拡大がスムーズに進む．

〈齋藤伸行〉

3. ICU 基本的管理

2. ICU エコー

1) 呼吸不全

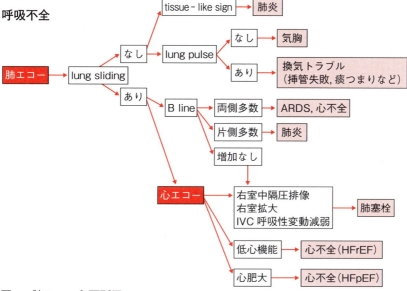

図1 肺エコー主要所見
lung sliding：呼吸で胸膜が大きくスライドする様子
lung pulse：心拍の影響で胸膜が小刻みにスライドする様子
tissue-like sign：含気を失った肺が充実性臓器のように描出される
B line：胸膜から深部に伸びる高輝度のアーチファクト．肺実質の水分含有量が増えるとその本数は増加．正常所見の目安は1肋間2本以内．
ARDS：acute respiratory distress syndrome
HFrEF：heart failure with reduced EF
HFpEF：heart failure with preserved EF
IVC：inferior vena cava

解説 まず，lung sliding の評価から気胸の検討を始める．lung sliding がみえないということは，臓側胸膜の動きがないかあるいは動きがみえないかを意味する．lung sliding 消失に加え，本来描出されない肺実質が充実臓器のように描出されたとき（tissue-like sign）は肺炎を想定する．lung sliding が消失し tissue-like sign もみられず lung pulse が観察できた際は，換気のトラブルを考える．具体的には，無気肺，食道挿管などである．lung sliding がみえた際は，肺実質含有水分量が増える疾患群を想定し B line の観察を行い，左右

差を評価する．その際に心エコーを併用し，肺水腫に関して非心原性か心原性かを診断する．低心機能がみられれば収縮不全による心不全を，収縮能が保持されつつ心筋肥大がみられるようであれば拡張障害による心不全を想定する．B line の増加がみられない際は，心エコーで右心負荷所見を確認し肺塞栓の可能性を検討する．

背景 ▶▶ エコーは非侵襲性，迅速性から重症患者において有用な診断ツールであり，緊急病態に対する迅速超音波診断を集中治療医は身に着けるべきとガイドラインなどでも謳われている[1,2]．呼吸不全に関するプロトコールとして，肺エコーを主体にした呼吸不全に関する BLUE protocol（Bedside Lung Ultrasound in Emergency）[3] が提唱されており，図 1 はこれらを参考にしている．ただし，BLUE protocol は主に肺エコーのみで診断するプロトコルであり，例えば肺塞栓に関しては心エコーではなく深部静脈血栓の有無を手掛かりとしている．肺エコーのみにこだわらず心エコーを併用した方が，情報量は増え的確な診療が可能となる．心エコーにせよ肺エコーにせよ，詳細な定量評価は不要で，大局を見誤らない定性評価が大事である．

2) 循環不全

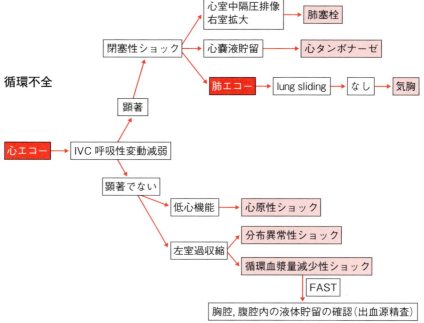

図2 循環不全の評価
FAST: focused assessment with sonography for trauma の略．正確には外傷のためのエコー手法であるが，その描出の有用性は内因性疾患でも発揮される．
IVC: inferior vena cava

解説 まず，IVC（inferior vena cava：下大静脈）の観察を行う．呼吸性変動が消失し著明に緊満していれば閉塞性ショックの可能性を考える．肺エコーも併用し，気胸の検討も忘れないようにする．全体的な心収縮能低下があれば心原性ショックの可能性を検討するが，新規に発生したかどうかは病歴など，他の情報を参考にする．左室過収縮は容量不足の所見として循環血漿量減少性ショックあるいは分布異常性ショックの可能性を考えるが，両病態のエコー像は基本的に同一である．出血性ショックの可能性がある場合は，胸腔内出血，腹腔内出血の検索も行う．その際は，外傷初期診療で用いるエコー走査（FAST）を利用するとよい．具体的には肝腎境界，脾腎境界，膀胱直腸窩におけるエコーフリースペースの有無をみる．

背景 循環不全に対する心エコーは，それ単独で確定的な診断を下せるわけ

ではないが，大筋を外さない診療は可能になる．経胸壁心エコーによる定性評価を中心とする緊急病態評価は，循環器内科医でなくとも身に着けるべきとガイドラインなどでいわれている[1,4]．プロトコルとしては，心エコーを主体にした循環不全の診断に関する RUSH protocol（Rapid Ultrasound in SHock）[5]および FALLS protocol（Fluid Administration Limited by Lung Sonography）[3] などが提唱されており，図2はそれらも参考にしている．

文献

1) Mayo PH, Beaulieu Y, Doelken P, et al. American College of Chest Physicians/La Societe de Reanimation de Langue Francaise statement on competence in critical care ultrasonography. Chest. 2009: 135: 1050-60.
2) Frankel HL, Kirkpatrick AW, Elbarbary M, et al. Guidelines for the appropriate use of bedside general and cardiac ultrasonography in the evaluation of critically ill patients-Part I: General ultrasonography. Crit Care Med. 2015; 43: 2479-502.
3) Lichtenstein DA. BLUE-protocol and FALLS-protocol: two applications of lung ultrasound in the critically ill. Chest. 2015; 147: 1659-70.
4) Levitov A, Frankel HL, Blaivas M, et al. Guidelines for the appropriate use of bedside general and cardiac ultrasonography in the evaluation of critically ill patients-Part II: Cardiac ultrasonography. Crit Care Med. 2016; 44: 1206-27.
5) Perera P, Mailhot T, Riley D, et al. The RUSH exam: Rapid Ultrasound in SHock in the evaluation of the critically Ill. Emerg Med Clin North Am. 2010; 28: 29-56.

〈吉田拓生　内野滋彦　瀧浪將典〉

コメント

　超音波装置の活用は，ICU における重要な呼吸循環管理指標となる．本稿に示された簡便なアルゴリズムを，1）入室時，および，2）定時の観察，に活用することで適切な介入に結びつけたい．プローベの取り扱いには注意し，標準予防策の適用をしっかりと！

　IVC の呼吸性変動は重要なエコー所見の1つであるが，自発呼吸の有無，努力様呼吸の有無によって，同条件でも異なったエコー所見となる．自発呼吸と人工呼吸の換気設定を考慮して所見を理解することが必要となることも留意する．

3. ICU 基本的管理

3. 患者移乗チェックリスト

ストレッチャー・車いすへの移乗 ≫≫

(1) 事前確認

①患者要因

- バイタルサイン
- 理解力の有無, 程度
- 神経学的欠損・筋力低下の有無, 程度の確認
- 中断可能な経管栄養・薬剤・輸液は中断する.
- 持続投与薬の残量を確認する.
- 人工呼吸器設定・酸素必要量の確認
- 各種チューブ, ライン, ドレーン, 尿カテーテルを体側・体上に
- 服装, 履物の確認

②環境要因

- 酸素ボンベ残量の確認〔搬送に一般に用いられる酸素ボンベは 3.4(L)で最高充填圧が 14.7 MPa, 500 L の酸素が使用できるが, 院内の条件ではその 70%程が使用できると考える〕
- 移乗先(ストレッチャー, 車いすなど)の整備
- 安全なスペースの確保
- モニターやポンプ類のバッテリー残量の確認
- 電気コード類の確認
- ベッド・ストレッチャー・車いすのロック, 高さ調節
- チューブ・ラインの過剰な牽引・事故抜去を避けるためにあらかじめシリンジポンプ・輸液ポンプは移乗側に移動

(2) 移乗中の確認

- 移乗について患者に説明し了解を得る. 可能なら患者自身にも協力をしてもらう.
- 十分な人員(最低でも 3 人)を確保する.
- 頭側に立つスタッフがチームリーダーになりライン類の確認を行い, 掛け声をかけて移乗タイミングを図る.
- 頭側に立つスタッフが頸椎保護に配慮する.
- 心電図, SpO_2, A ラインなどのモニターは中断しない.

- 点滴台，シリンジポンプの転倒に注意
- 四肢の関節および体幹の移動は愛護的に
- チューブ，ライン，ドレーン類に過剰なテンションや緩みが生じていないことを確認する．

(3) 移乗後の確認

- 自覚症状や表情，バイタルサインに変動がないか
- 周辺機器の作動状態，気管チューブや点滴ライン，ドレーン類の固定状態
- 四肢の過伸展や過剰な圧迫部位がないかの確認

移動 ≫

(1) 搬送スタッフ

①呼吸器患者では気道や呼吸器管理に慣れた医師が最低1名同行
②呼吸器を使用していなくても意識レベルや循環動態などが不安定であれば医師が1名同行
③意識レベルや呼吸・循環動態が安定している患者では看護師2名での搬送も可
④原則として蘇生カートを携行する．
⑤搬送経路の確認（必要に応じてエレベーターの確保）

(2) 搬送中および検査時

①バイタルサインの確認
②気管チューブやライン類，ドレーン類の確認
③必要に応じて鎮痛薬・鎮静薬の増減
④搬送経路の確認（必要に応じてエレベーターの確保）
⑤（CTやMRIなどの）検査室到着後，酸素壁配管への繋ぎ替え，ラインの長さの確保

(3) 帰室後

①意識レベルやバイタルサインの確認
②呼吸器や加湿器の再開，設定確認
③中断した経管栄養や点滴類の再開

〈松尾耕一　讃井將満〉

3. ICU 基本的管理

4. ICU での早期リハビリテーションプロトコル

図1 ICU での早期リハビリテーションプロトコル

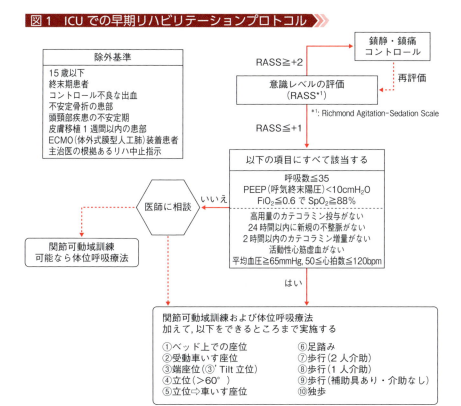

解説 ICU 入室患者の入室早期から開始するリハビリテーションのプロトコルである．可能な限り入室早期から離床を行うことを目的としている．

背景 ICU 入室患者の死亡率は近年大幅に改善してきたが，それに伴って退院後の身体および認知機能不全や生活の質の低下が問題となっている．この問題に有用とされている介入に早期リハビリテーションがあり，人工呼吸期間やせん妄日数の短縮，退院後の日常生活動作の改善が示されている．

早期リハビリテーションの有用性を示せなかった研究の問題点として開始時期の遅れが指摘されている．本プロトコルは，早期からの開始を多職種で柔軟に検討するものとなっている．当院では理学療法士が常駐していることもあり，リハビリテーションの強度に関しても可能な範囲で上位の離床レベルを目指している．

このプロトコルにより医師も離床に積極的に関わることで職種間の相互理解も深まる．また，リハビリテーション中のバイタルサインの観察基準が明確になり看護師による離床の促進も期待できる．

参考文献

1) Herridge MS, Tansey CM, Matté A, et al. Functional disability 5 years after acute respiratory distress syndrome. N Engl J Med. 2011; 364: 1293-304.
2) Schweickert WD, Pohlman MC, Pohlman AS, et al. Early physical and occupational therapy in mechanically ventilated, critically ill patients: a randomised controlled trial. Lancet. 2009; 373: 1874-82.
3) Morris PE, Good A, Thompson C, et al. Early intensive care unit mobility therapy in the treatment of acute respiratory failure. Crit Care Med. 2008; 36: 2238-43.
4) Hodgson C, Needham D, Haines K, et al. Feasibility and inter-rater reliability of the ICU Mobility Scale. Heart Lung. 2014; 43: 19-24.

〈太田浩平　志馬伸朗〉

コメント

リハビリテーションに関わる理学療法士が常駐している ICU は残念ながらまだ多くない．個々の施設における人的資源と，理学療法士のアベイラビリティに準じて，このプロトコルをうまく改変しながら使用していただきたい．

3. ICU 基本的管理

5. ICU における褥瘡予防

重症疾患と褥瘡 ICU に入室している重症患者は，長時間の臥床や低栄養，また浮腫などにより褥瘡発生のリスクが高い．さらに，一般的な仙骨部や踵，大腿骨転子部など解剖学的好発部位のほか，挿管チューブや NPPV 時のマスク，各種カテーテル留置，頚椎カラーの装着などによる医療機器関連圧迫創傷（medical device related pressure ulcer: MDRPU）についても十分な注意が必要である．

褥瘡発生の高リスク群 現在，褥瘡予防・管理が難しく重点的な褥瘡ケアが必要な患者に対して「褥瘡ハイリスク患者ケア加算」が算定できるが，このハイリスク群には以下のような患者が該当する．

①ショック状態のもの

②重度の末梢循環不全のもの

③麻薬などの鎮痛・鎮静薬の持続的な使用が必要であるもの

④6 時間以上の全身麻酔下による手術を受けたもの

⑤特殊体位による手術を受けたもの

⑥強度の下痢が続く状態であるもの

⑦極度の皮膚の脆弱〔低出生体重児，GVHD（移植片対宿主病），黄疸など〕であるもの

⑧褥瘡に関する危険因子[1] があってすでに褥瘡を有するもの

（1）褥瘡の危険因子

- ベッド上での自力体位変換ができない
- イス上での座位姿勢の保持・除圧ができない
- 病的骨突出
- 皮膚浸潤（多汗・尿失禁・便失禁）
- 関節拘縮
- 浮腫（局所以外の部位）
- 栄養状態低下

褥瘡の予防的ケア

①圧迫・ずれの予防

- 適切な体位変換：2 時間ごと（2 時間を超えない）に体位変換
- 病態が許せば，30° 側臥位，90° 側臥位ともに行ってよい．

- 適切なベッドマットレス，体圧分散用具，ポジショニングクッションの使用

②摩擦・ずれの予防
- 保湿クリームによる保護
- フィルムドレッシング材の使用

③適切なスキンケア
- ドライスキン予防：保湿クリームの使用．頻回な洗浄，強い拭き取り刺激を避ける．
- 浸軟（ふやけ）予防：不必要なおむつ使用，尿とりパッドの当てすぎを避ける．使用する場合は適切なサイズを用いる．
- 浮腫対策：浮腫の根本治療，軽減．体圧分散，摩擦・ずれ予防．スキンケア・保湿・保護．

MDRPU 予防 [3]

- 各患者に合った医療用具のサイズを選択する．
- 高リスク部位（鼻梁部）はドレッシング剤を使用して保護する．
- 可能であれば少なくとも1日1回は皮膚と医療用具の接触部を確認する．
- 褥瘡発生が予想される部位，すでに発生している部位への医療用具の接触を避ける．
- 医療用具の正しい使用，皮膚損傷予防についてスタッフに教育する．
- 医療用具接触部の浮腫，潜在的皮膚損傷に注意する．
- 寝たきり患者や動けない患者の下に直接医療用具を置かない．

文献
1) 日本褥瘡学会 教育委員会 ガイドライン改訂委員会．褥瘡予防・管理ガイドライン．第4版．褥瘡会誌．2015; 17: 487-557.
2) 日本皮膚科学会 創傷・熱傷ガイドライン委員会報告-2: 褥瘡診療ガイドライン．日皮会誌．2011; 121: 1791-839.
3) Best Practices for Prevention of Medical Device-Related Pressure Ulcers in Critical Care. http://www.npuap.org/wp-content/uploads/2013/04/BestPractices-CritcalCare.pdf

〈松尾耕一　讃井將満〉

3. ICU 基本的管理

6. ドレーン管理

ドレーンの基礎 ドレーン留置には，①情報的ドレーン（術後出血，消化液の漏出，縫合不全などの合併症の早期発見），②予防的ドレーン（血液や滲出液貯留に伴う感染症の予防など），③治療的ドレーン（膿瘍の排出，スパイナルドレナージなど）というように異なった目的がある．胸腔，腹腔，心嚢腔など，1つの腔に対して最低1本のドレーンを留置する．ドレーンが留置されている場所はどこで，また何を目的に留置されているのかを確認しておくことが大切である．

通常の術後ドレーン性状の変化 手術時に留置されたドレーンの場合，術直後のドレーン排液は血性から淡血性であり，数日の経過で淡々血性，淡黄色と変化していく．

診療科別ドレーン管理

（1）脳神経外科

- 脳室ドレーン，脳槽ドレーン，腰椎ドレーン：圧調整式ドレナージ
- 硬膜下ドレーン，硬膜外ドレーン，皮下ドレーン：自然流出式ドレナージ
  - ・圧調整式ドレナージ開始方法（図1）：外耳孔の高さ（Monro 孔の高さとほぼ同じ）を基準点（0 点）とする→圧の設定は円盤部か脳脊髄液滴下部かのどちらかで統一しておき，指示された圧に合わせる→チャンバー部のフィルターのクランプを開放→排液バッグのフィルタークランプを開放→排液バッグ側チューブクランプを開放→患者側チューブクランプを開放．拍動や排液状況を確認する．

（2）心臓血管外科

- ルーチンで留置されるドレーン
  - ・心嚢腔＋前縦隔（胸骨下）の Y 字ドレーン
  - ・心嚢腔のみの J ドレーン
- 心嚢ドレーン
  - ・目的：出血の早期発見．心嚢腔に貯留した血液および浸出液のドレナージによる心タンポナーデ発症の予防．
- 前縦隔（胸骨下）ドレーン
  - ・目的：出血の早期発見．出血，血腫による臓器圧排や感染の予防

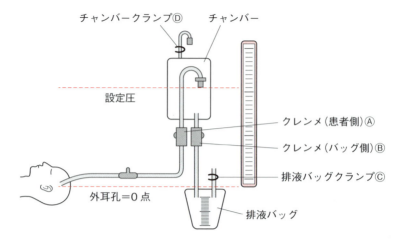

図1 圧調整式ドレナージ開始方法

- ほか，術中に開胸となった場合は胸腔ドレーンが留置される
- 管理：低圧吸引器を用いて－10～－15 cmH$_2$O の陰圧をかけ持続吸引する．凝血による閉塞を防ぐため適宜ミルキングを行う
- 術後出血として術者に報告する目安
    - ・1 時間で 300 mL 以上
    - ・200 mL/ 時間の出血が 2～3 時間継続
    - ・100 mL/ 時間の出血が 4 時間以上継続
- ドレーンからの出血が急激に増加したとき，性状が変化したときは，体位交換直後であれば貯留していたものが排液されただけかもしれないが，持続する場合やバイタル異常があれば術者に報告する．
- 急激な排液の減少があり，バイタルサインや酸素化異常があれば胸部X線やエコーにより確認を行う．

(3) 外科
- 胸腔ドレーン
    - ・目的：出血，乳び漏の早期発見．開胸手術後の肺膨張促進．
    - ・低圧持続吸引器を用いて－10～－15 cmH$_2$O の陰圧をかけ持続吸引を行う．

・水封部の呼吸性変動と，エアリーク：通常は呼吸に合わせて，水封部の水の高さが上下する．消失した場合はチューブの先あたりや閉塞を考慮する．肺に損傷があればエアリークが生じる．
・ドレナージが不十分な場合，皮下に空気が漏れ皮下気腫として認められることがある．
● 腹腔ドレーン
・留置される部位は術式による．
・目的：出血や縫合不全の早期発見を目的とした情報的ドレーン（横隔膜下ドレーン，Douglas窩ドレーン，膵-空腸吻合部ドレーンなど）と，消化液の体外流出を誘導したり減圧を行う予防的ドレーンがある（膵管ドレーン，胆管ドレーンなど）．
・排液の量が急激に変化する，性状が変化する（血性，膿性）場合は術者に報告する．

〈松尾耕一　讃井將満〉

コメント

　ドレーンは，その目的を明確にし，適応がなくなれば可及的すみやかに抜去する．早期抜去のためには，個々のドレーンについて，留置期間が明記されるような診療録あるいは経過表の記載が望ましい．

3. ICU 基本的管理

7. 発熱時の対応フローチャート

解説 体温上昇は集中治療患者の半数以上に生じるバイタルサイン異常である．その約半数は，感染症に伴う発熱であり，これを手がかりに感染症の診断治療に繋げ，患者予後を改善できる．残りの半数は非感染性発熱である．非感染性発熱に対する抗菌薬投与は，耐性菌誘導や関連腸炎などの副作用をもたらす．フローチャートを活用するなどして，体温上昇に対する適切な評価と対応に繋げる．

体温上昇に対して，解熱処置を行うべきか否かも重要である．解熱処置に伴う便益（中枢神経保護，呼吸循環動態の安定化）と，危険性（薬物解熱に伴う循環虚脱，腎障害，肝障害，血小板機能低下，消化性潰瘍，あるいは物理的解熱に伴う反応的寒冷反応惹起に伴う酸素消費量増大，血圧上昇，患者不快感，皮膚障害など），に加え，体温上昇の原因や患者背景を考慮したうえで，解熱処置の適応を慎重に判断する．

背景

（1）体温上昇ワークアップ

ICU 患者において急性に発生し一定時間以上持続する体温上昇に対する診断治療アルゴリズムを図1に示した．体温上昇の原因として，高熱症や非感染性発熱を除外する．感染性発熱と判断した場合，感染臓器と重症度を評価する．共通した診断介入項目として，血液培養の実施があり，体温上昇に悪寒戦慄やショック，急性意識障害を併発している場合には積極的に血液培養を実施する．感染巣不明の場合，血管留置カテーテル，副鼻腔炎，*Clostridium difficile* 関連腸炎も考慮する．

（2）解熱処置の適応

ICU 患者において発生し持続する発熱に対する解熱処置への対応を図2に示した．解熱処置の便益を考慮する．解熱処置の基本目的は，患者の安楽にある．解熱に伴う安楽が解熱処置に伴うリスクを上回るか否かを判断する．また，解熱処置特に物理的解熱は，その効果が得られる状況（暑熱反応を起こしている，深鎮静下であり寒冷反応が起きがたい，など）にあるか否かを評価したうえで適用する．物理的解熱に氷は用いない．

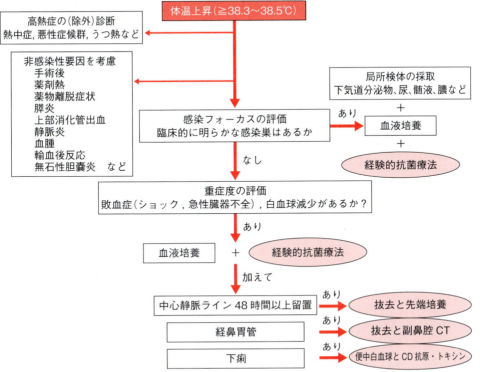

図1 体温上昇ワークアップ

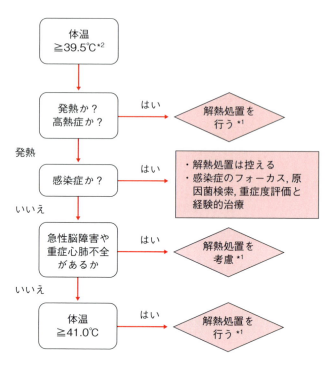

*¹ 物理的解熱を行うときのチェックリスト
以下のいずれかに当てはまることを確認

□ 暑熱反応が起きているか？
（寒冷反応＝シバリング，が起きていないか？）
□ 十分な鎮静状態か？
□ 患者は気持ちがよいか？

*² 体温の程度にかかわらず，意識下の患者で，"物理的解熱により気持ちがよい"という理由で要求があれば施行を考慮してもよい．

図2　解熱処置フローチャート

参考文献

1) Marik PE. Evidence-based critical care. 3rd ed. Springer; 2015.
2) Marik PE. Fever in the ICU. Chest. 2000; 117: 855-69.
3) Laupland KB, Shahpori R, Kirkpatrick AW, et al. Occurrence and outcome of fever in critically ill adults. Crit Care Med. 2008; 36: 1531-5.
4) Niven DJ, Stelfox HT, Laupland KB. Antipyretic therapy in febrile critically ill adults: A systematic review and meta-analysis. J Crit Care. 2013; 28: 303-10.
5) Kiekkas P, Aretha D, Bakalis N, et al. Fever effects and treatment in critical care: literature review. Aust Crit Care. 2013; 26: 130-5.
6) 江木盛時, 西村匡司. 森田 潔. 重症患者における発熱と解熱処置に関する systematic review. 日集中医誌. 2011; 18: 25-32.
7) 江木盛時, 森田 潔. 重症患者に対する解熱処置. 日集中医誌. 2012; 19: 17-25.

〈志馬伸朗〉

コメント

　感染症に伴う発熱であっても，体温上昇に伴って危険な不整脈あるいは高度な頻脈・頻呼吸が生じた場合には，解熱療法を施行したほうがよい状況も存在する．解説に記載されているように患者にとっての益・不利益を考慮して解熱療法を施行すべきか否かを判断することが重要である．例えば "38.5℃を超えたら解熱薬投与" などのルーチンの解熱療法は避けた方がよい．

3. ICU 基本的管理

8. 目標体温管理

目的 かつては低体温療法とよんでいたが，近年では，目標体温管理（targeted temperature management: TTM）とよばれる．
二次性脳障害の予防を目的として行われる．

心拍再開後 6 時間以内に 32 ～ 34℃の軽度低体温とし 24 時間持続させる[1,2] 方法が一般的であったが，2013 年に発表された TTM study[3] では，目標体温を 36℃とした群と比較し 33℃とした群での有益性が認められなかったと報告された．この報告をふまえ，2015 年の AHA ガイドラインでは蘇生後の目標体温を 32 ～ 36℃とすることが推奨されている．今後も目標とする体温が変わる可能性があるが，少なくとも高体温は避ける必要がある．

適応症例 2015 年 AHA ガイドライン[4] における適応
自己心拍再開後，指示に意味のある反応がない，すべての成人患者

除外症例[3]
1) 意識のある患者
2) 目撃者のいない心停止で，初回リズム心静止例
3) 妊婦，末期患者，頭蓋内出血，急性脳血管障害
4) 自己心拍再開時体温＜ 30℃
5) 輸液，昇圧薬に反応しない低血圧（＜ 80/mmHg）
6) 敗血症疑い
7) 2 週間以内の手術（感染と出血の危険のため）
8) 出血性素因

準備するもの
- 深部体温測定：食道温または膀胱温または血液温
- 冷却した輸液
- 冷却ブランケット（Arctic sun® または メディサーム®）
- 鎮痛薬，鎮静薬，筋弛緩薬

導入期
1) できるだけ早く ICU に入室させる （時間がかかりそうなら初療室で冷却生食の点滴，アイスパッキングを開始する）．
2) 冷却（4℃）した生理食塩液またはリンゲル液を末梢静脈から 30 mL/kg 急速投与．その後は冷却リンゲル液を 100 mL/h で投与．

3）同時に冷却ブランケットで体表面からも冷却.

4）シバリングで体温が上昇するので筋弛緩薬（マスキュラックス®）を持続投与する.

5）鎮静も必要. 通常はミダゾラムを使用.

6）難治性の不整脈が出現した場合，すぐに低体温を中止し，復温する.

- 心拍再開後，即座に TTM を開始. 適応患者がいたら ICU に連絡し TTM を開始することを早めに伝える.

- 冷却生食・リンゲル液は冷蔵庫（または冷凍庫）で冷やして作成.

- マスキュラックス® 5V（＝ 50 mg）＋生食（または蒸留水）50 mL（1 mg/mL）：5 〜 10 mg iv 後，2 〜 3 mg/h で持続.

- ミダゾラム 5 A（＝ 50 mg）＋生食 40 mL（1 mg/mL）：2 〜 5 mg/h で持続.

維持期 ▶▶

- 平均動脈圧 > 90 mmHg に保つ.

- 循環動態が安定していれば徐脈に介入する必要はない.

- SpO_2 94 〜 96%，$PaCO_2$ 40 〜 45 mmHg に保つ.

- 低体温では低カリウム血症に注意し，K ≧ 3.5 mEq/L を維持.

- 血糖値を 150 〜 180 mg/dL に維持.

- 冷却開始から 24 時間が経過したら復温を開始する.

  低体温中に注意すべき変化および合併症

  - 不整脈：頻脈，徐脈，心房細動，心室細動
  - 心拍出量は減少し，末梢血管抵抗は上昇する.
  - 出血傾向：血小板減少と機能異常，凝固因子減少
  - 電解質異常：高 Na 血症，低 K 血症，低 Mg 血症，低 P 血症，低 Ca 血症
  - 高血糖：インスリン分泌低下と，インスリンに対する感受性低下
  - 感染症

復温期 ▶▶

- 穏やかな自然復温を心掛け，0.5 〜 1℃ /h ずつ復温する.

- 36℃へ達した時点で，筋弛緩薬を終了する.

- 麻酔離脱期は呼吸器との不同調やルートトラブルに注意する.

- 体温上昇に伴い気道分泌物が増える.

- 復温に伴いカリウム値が上昇するため注意する.

- 高体温を避ける.

文献

1) Hypothermia after Cardiac Arrest Study Group. Mild therapeutic hypothermia to improve the neulogic outcome after cardiac arrest. N Engl J Med. 2002; 346: 549-56.

2) Bernard SA, Gray TW, Buist MD, et al. Treatment of comatose survivors of out-of-hospital cardiac arrest with induced hypothermia. N Engl J Med. 2002; 346: 557-63.

3) Nielsen N, Wetterslev J, Cronberg T, et al. Targeted temperature management at 33℃ versus 36℃ after cardiac arrest. N Engl J Med. 2013; 369: 2197-206.

4) Callaway CW, Donnino MW, Flink EL, et al. Part 8:Post-Cardiac Arrest Care: 2015 American Heart Association Guidelines Update for Cardiopulmonary Resuscitation and Emergency Cardiovascular Care. Circulation. 2015: 132: S465-82.

〈松尾耕一　讃井將満〉

コメント

　目標体温管理については，循環の項（7-10．体外循環を用いた心肺蘇生および目標体温管理プロトコル）にも記載があるので参照されたい．適応を厳密に選択し，精度の高い体温調節装置を用いて厳密な体温調節を行うこと，復温時の高体温にも留意すること，合併症（特に肺炎などの感染症）を回避することが重要である．

　冷却輸液 30 mL/kg 急速投与，冷却リンゲル 100 mL/h は，心腎機能の良好な成人男性の輸液量と考えられる．心機能や腎機能の悪い患者では，投与量を調整する必要がある．筋弛緩薬はベクロニウム（マスキュラックス®）だけではなくロクロニウムも使用可能である．低体温下では薬物代謝が低下するため，筋弛緩薬を使用する際には，筋弛緩モニターを使用して経時的に筋弛緩の深度を確認する必要がある．

3. ICU 基本的管理

9. 小児の MET コール基準

表1 MET コール基準（案）

1. 看護師あるいは医師の臨床的な懸念
2. 気道の問題
3. 低酸素血症： $SpO_2 <$ 90%（酸素投与量を問わず）
   $SpO_2 <$ 60%（チアノーゼ性心疾患）
4. 重度呼吸窮迫，無呼吸，チアノーゼ
5. 頻呼吸
6. 頻脈・徐脈
7. 低血圧
8. 神経学的な急激な変化，痙攣
9. 心停止，呼吸停止

		3カ月未満	3カ月〜12カ月	1〜2歳	3〜6歳	7〜11歳	12歳以上
酸素飽和度	下限	90	90	90	90	90	90
呼吸数	上限	70	65	50	40	35	30
	下限	25	20	18	15	14	10
脈拍数	上限	185	175	165	150	140	130
	下限	100	95	90	80	70	60
収縮期血圧	上限	110	120	125	130	140	160
	下限	60	65	70	75	80	95

背景 小児の Rapid response system（RRS）/Medical emergency team（MET）は病棟での予期せぬ死亡や院内死亡を減らす可能性が示唆され[1]，国内外の医療安全指針に採用されている．兵庫県立こども病院では院内の医療安全システム改善と病棟での患者急変への早期認識・早期介入を目的に，MET 導入準備を進めている．

MET コール基準の作成 メルボルン小児病院と静岡県立こども病院の基準[2]，入院中の小児のバイタルサインのパーセンタイル曲線の報告[3] を参考に MET コール基準を作成した（表1）．コール基準には主観的徴候と客観的な指標としてのバイタルサインの両要素を取り入れた．これらの項目を1つでも満たせば，すべての医師と看護師が MET を起動できる．

　バイタルサインの基準値は Bonafide らの報告を参考に作成した（図1）．Bonafide らは小児病院入院中の約14,000例のデータを用いて，呼吸数と脈拍

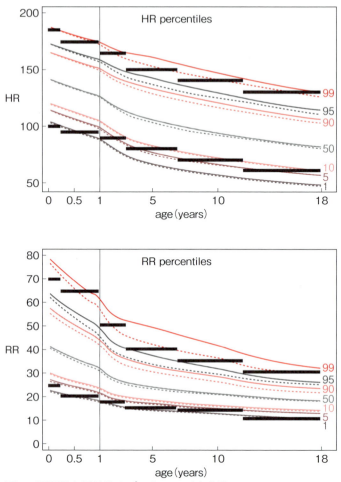

図1 呼吸数と脈拍数のパーセンタイル曲線
(Bonafide CP, et al. Pediatrics. 2013; 131: e1150)[3]

数のパーセンタイル曲線を作成し，さらにこの基準を既存のバイタルサインの基準値（Harriet Lane Handbook, Nelson Textbook of Pediatrics, PALS provider manual）や Early Warning Score と比較して，入院中の患児のバイタルサイン異常を認識する基準としての妥当性を示した[3]．

　バイタルサイン基準値と「看護師の懸念」のみを RRS/MET コール基準とした小児病院での後方視的検討で，RRS/MET コールなしに小児集中治療室へ

緊急入室した症例が検討された．バイタルサイン基準値ではコール基準に適合しなかった症例として，痙攣・上気道狭窄・意識障害が多かったため，これらをコール基準に含める必要があるとしている[4]．当院ではメルボルン小児病院や静岡県立こども病院に倣って，気道の問題，呼吸窮迫，無呼吸，急激な神経学的変化，痙攣などをコール基準に含めている．

　このコール基準は初版であり，導入後に施設毎に後方視的検討を行い，改訂すべきものである．病院全体で1例1例のフィードバックを行い，METをよぶ側とよばれる側双方のスタッフを教育する体制作りが必要である．

文献

1) Tibballs J, Kinney S. Reduction of hospital mortality and of preventable cardiac arrest and death on introduction of a pediatric medical emergency team. Pediatr Crit Care Med. 2009; 10: 306-12.
2) 川崎達也，関根祐司，塩崎麻那子，他．小児専門病院における rapid response system 導入の効果．日集中医誌．2013; 20: 601-7.
3) Bonafide CP, Brady PW, Keren R, et al. Development of heart and respiratory rate percentile curves for hospitalized children. Pediatrics. 2013; 131; e1150.
4) 芳賀大樹，篠原真史，六車　崇，他．小児 Rapid response system の効果と課題．日救急医会誌．2014; 25: 814-20.

〈増井美苗　黒澤寛史〉

コメント

　小児のバイタルサインの基準値（異常値）は，年齢毎に異なる．記憶することは難しいため，日常的に小児患者を診療しない ICU では，小児用救急カートやベッドサイドにコール基準値を掲示することも考慮される．

3. ICU 基本的管理

10. ICU 術前訪問

1）目的

　術前の患者情報を術後の治療・看護に活かすと同時に，患者および家族が一般病棟と集中治療室の環境の違いや術後の身体状態をイメージしやすいようにして，術後の治療・看護に主体的に参加できるようにする．可能なら家族が面会中に訪問する．また効率よく行い 30 分程度で終了できるよう心がける．

2）術前訪問の実際

①手術予定表にて，入室患者の名前・ID・病棟・部屋を調べ，カルテから所定の用紙に情報収集を行う．

②訪問病棟スタッフに，術前訪問に伺った旨を伝える．この際，患者に術前訪問のインフォームドコンセントが行われているか必ず確認する．患者が検査中あるいは外泊中のこともあるため，患者の所在も合わせて確認する．

③インフォームドコンセントが行われていない場合

　　・患者にインフォームドコンセントが行われていなくても，患者が手術を行うことを了解している場合，集中治療室に入室することを説明されている場合，病状理解度などを考慮し，担当医や病棟看護師と相談の上訪問する．

　　・患者の了解が得られない場合，カルテや病棟スタッフからの情報収集に留める．

④プライバシーの保護に努める．説明を行う場所は当該患者と相談のうえ決める．

⑤術後の ICU 入室・家族面会までの流れ，安静度，疼痛管理，在室日数，行動制限，ライン管理，面会方法，呼吸理学療法，医師の回診方法について説明し患者の理解の程度を観察する．また，カルテからの情報収集で不十分だった点など，必要な情報を会話のなかで収集する．

⑥ ICU の写真閲覧や ICU の見学は患者と相談し，希望があれば実施する．

⑦説明終了後，理解の程度の確認と質問や不安に思っていることなど，再度確認し，なければ終了する．

⑧終了後，カルテのテンプレートを使用し「集中治療部術前訪問記録」を記載する．

3）集中治療部術前訪問用紙

①手術予定日

②ID・氏名・生年月日・性別・病棟

③血液型・感染症

　　　・B・C型肝炎＝6週間以内，梅毒＝6週間以内

　　　・MRSA＝細菌検査で最新の結果（検査がない場合は未記入）

④病名・術式

⑤既往歴

⑥身体障害の有無：補聴器（難聴），失語，麻痺など

⑦特記事項があれば適宜記載

　　1）アレルギー（アルコール綿・テープ類・薬剤など）

　　2）宗教的配慮

　　3）女性の場合は月経

　　4）家族関係が複雑な場合や，生活保護などで面会者が家族以外の場合

　　5）外国人の場合

　　6）術式に応じて四肢の血圧

　　7）糖尿病患者では内服，注射の使用の有無

　　8）透析患者ではシャントの位置，BUN，Cr値

　　9）脳神経外科患者では意識レベル，麻痺の程度，瞳孔異常の有無，身体生活動作（ADL）の状況

　10）精神疾患患者では内服薬の有無，睡眠状況，異常行動について

　11）ペースメーカー患者の設定条件

　12）人工呼吸器を使用，気管切開患者では呼吸器・酸素の条件

　13）動作前にミオコールスプレー®などを使用しているときは記入

　14）出血傾向，凝固異常の有無

　15）心電図検査所見

　　　・心臓血管外科手術の場合，術前不整脈の有無について特記事項に記入

　　　・一般外科手術の場合は不整脈がある場合のみ記載

　16）心臓カテーテル検査，心臓エコー検査データ

　17）呼吸機能，腎機能データに異常がある場合は記入

　18）認知症，認知機能低下の有無・程度

⑧訪問時の印象，患者からの質問などの記載（例）

    1）訪問時の患者の表情

    2）術後の状態，他患者の様子についての質問

    3）痛みに対する不安

    4）その他，訴えがあったことを記入

⑨病棟看護師のコメント（例）

    1）問題点，家族背景など注意することはあるか

    2）不眠，他患者とのトラブル，病識の欠如など

⑩術前訪問日時・訪問者名の記載

〈松尾耕一　讃井將満〉

3. ICU 基本的管理

11. 麻酔申し送り（小児病院での例）

図1　麻酔申し送りマニュアル 》》

■■麻酔申し送り（　　　　内は心臓血管外科手術時に記載）　　　　患者名_____

【 麻酔/挿管情報】
* 導入/維持　　：　_____
* 換気　　　　：　容易／困難　（　　　　　　　　　　）
* 挿管　　　　：　容易／困難　、使用ブレード（ Mac／Miller: size　）
* 喉頭展開　　：　Cormack（ Ⅰ・Ⅱ・Ⅲ・Ⅳ ）度
* 特殊なデバイス使用：　有　／　無　（　　　　　　　　　　　　）
* チューブ　　：　ID____mm、cuff　+ ／ -、固定長____cm（ 調節後の長さ）
* リーク　　　：　有　／　無

【 Balance】
* total_____ml　　　ポンプ Balance _____ml
　　　<out> 尿_____ml　出血_____ml　その他(_____)_____ml

【 薬剤】
* 抗菌薬（ CEZ /その他_____）　____時____分 最終投与
* フェンタニル　　総投与量　　　μg、　時　　分 最終投与（ μg）
* ロクロニウム　　最終投与量　　　mg、　時　　分 最終投与
* その他鎮痛薬（アセトアミノフェン / フルルビプロフェン, 投与時刻　____時____分）

【 ライン情報】
* 末梢、A-line、CV____cm 固定
　　　右図に「 ゲージ数」と「 部位」を記載
* NG：　__Fr ___cm、ED__Fr ___cm（ 調節後 最終の長さを記載）

【 手術所見】
* 麻酔時間　：　___時間___分
* 手術時間　：　___時間___分
* 術式　　　：　_____
* 特記すべき所見:_____
　　_____
　　_____

* ポンプ時間　　　　　　：___時間___分
* 動脈クランプ時間　　　：___時間___分
* 立ち上がりとその対応　：
_____
* プロタミン　　　　　　：___ml(___:___) 投与
* 循環作動薬　　　　　　：_____
　　　　　　　　　　　　　_____

麻酔科医署名

1) 解説

麻酔 / 挿管情報▶▶ 小児では先天奇形などにより気道管理困難（DAM：difficult airway management）症例に遭遇しうる．事故抜管に備えた物品準備のためや予定抜管時の準備として，またその後の再挿管に備えて，換気挿管情報を収集しておく．DAM症例の場合には，麻酔中に用いた気管挿管デバイスをベッドサイドに用意しておく．麻酔導入は吸入麻酔か否か，筋弛緩は使用したか，換気方法は通常と異なるか（エアウェイ使用 /2人法など），デバイスをどのように使用したかなど，非麻酔科医がいつでも対応できるように，詳細な情報を聴取する．術中体位や術後のバランス管理によっては気道浮腫を生じ，抜管後の上気道狭窄をきたすため，気管チューブ挿入時の気道周囲のリークを確認し，抜管のタイミングの目安とする．

水分出納▶▶ 術後の輸液管理を行う上で必要な情報である．開腹手術など不感蒸泄が多い手術の場合，合計バランスだけでなく，術中の尿量が適正か，入室時のバイタルサインが適正か，術前の絶食に伴う輸液が適切かを含め，総合的に必要水分量の判断を行う．

ライン情報▶▶ 小児では体格に応じて輸液ライン / チューブ類が選択される．適切なサイズが適切な挿入長で挿入されていることを確認する．X線所見を参考にして位置調節を行う．

手術所見▶▶ 麻酔時間と手術時間は，適切な輸液量や尿量の判定に必要である．また予定時間よりも長時間を要した場合，その原因（手術時のトラブルなど）につき確認する．「特記すべき所見」で，術中の予期せぬ他臓器出血や麻酔記録に残らないが対応を要したバイタルサインの変化など，術後管理につながる麻酔中のイベントを共有する．

心臓血管外科手術▶▶ 心臓麻酔は人工心肺や術中心停止を必要とする症例があり，その他の麻酔とは術中経過が異なる．点線内項目を追加で情報収集する．

その他▶▶ 当科では外科医からも手術所見などに関する申し送りを受け，術後管理方針について共有している．これらをもとに，患者毎のバイタルサインや検査値の目標値，懸念事項の共有を行い，よりよい術後管理を目指している．

2) 背景（エビデンス，施設での工夫）

申し送りが不完全であると，術後の問題点の把握や，診断・治療の遅れにつながり，患者に有害な事象を起こす．申し送りに関しての研究では，すべての申し送りプロセスを形式化する「申し送りの標準化」の有効性を報告しているものが多い．ここに提示するチェックリストは，「申し送りの標準化」の一部である．

「申し送りの標準化」について，小児では心臓手術後患者（Cardiac ICU）での有用性の報告が多いが[1,2]，最近では非心臓術後の PICU でも申し送り時間を延長することなく，抗菌薬投与の遅れが減少し，患者疼痛を改善させるとの報告もある[3]．しかしこれらの研究は，ほとんどが介入前後での比較検討研究であり，種々のバイアスが関与している可能性がある．また，これらの研究のアウトカムは申し送りの時間短縮や伝達ミスの減少率などであり，直接の患者転帰（死亡率や術後合併症）ではない．

Catchpole[2] らはチェックリストとともに，F1 レースのピットインや航空業界の手法を取り入れ，申し送り時間の短縮と情報伝達ミスを減少させた．逆に手術室内チェックリスト（Surgical Safety Checklist：手術室でチェックを行い移送先に渡す）の研究では，患者死亡率や，外科的合併症の頻度は減少せず，優位性は示されなかった[5]．これらの結果から，麻酔中の情報を一方的に提供するだけでなく，送る側と送られる側で情報を共有するプロセスが重要と思われる．チェックリストを使うだけでなく，申し送りプロセスの標準化にチームで取り組む．外科医や麻酔科医など関係各科への周知と理解，訓練も重要となる[4]．各施設に合わせたチェックリストを作成し，改変を繰り返しながら，その施設に適応した最良の申し送り形式を作り上げていただきたい．

患者申し送りとは「情報伝達と責任の委譲」と定義される[6]．申し送る側も送られる側も，決して軽視することなく責任と誇りをもって申し送りに臨んで欲しい．

文献

1) Joy BF, Elliott E, Hardy C, et al. Standardized multidisciplinary protocol improves handover of cardiac surgery patients to the intensive care unit. Pediatr Crit Care Med. 2011; 12: 304-8.
2) Catchpole KR, de Leval MR, McEwan A, et al. Patient handover from surgery to intensive care: using Formula 1 pit-stop and aviation models to improve safety and quality. Paediatr Anaesth. 2007; 17: 470-8 .
3) Breuer RK, Taicher B, Turner DA, et al. Standardizing postoperative PICU handovers improves handover metrics and patient outcomes. Pediatr Crit Care Med. 2015; 16: 256-63.
4) Pucher PH, Johnston MJ, Aggarwal R, et al. Effectiveness of interventions to improve patient handover in surgery: A systematic review. Surgery. 2015; 158: 85-95.
5) Haynes AB, Weiser TG, Berry WR, et al. A surgical safety checklist to reduce morbidity and mortality in a global population. N Engl J Med. 2009; 360; 491-9.
6) Jeffcott SA, Evans SM, Cameron PA, et al. Improving measurement in clinical handover. Qual Saf Health Care. 2009; 18: 272-6.

〈青木一憲　黒澤寛史〉

4. 外傷／熱傷／中毒

1. IVR コンセンサス:
動脈性出血が疑われる外傷例への対応

interventional radiology（IVR）の定義 》》

　画像診断装置を用いながら行う治療目的手技すべて

基本原則 》》　IVR（interventional radiography）の適応に関しては経過・所見から協議の上決定する.

目標 》》　病着から IVR 開始まで 1 時間以内.

連絡 》》

- IVR が予測される患者が来院した場合，または病院前情報から来院が予測された場合は，ただちに IVR チームに連絡する.
- 召応された IVR チームが放射線科医師，IVR 室（看護師，技師）に連絡・調整を行う.
  なお，当直帯は IVR チームに連絡の上，IVR 施行医師を調整する.

救急外来処置 》》

- IVR を実施する（もしくは実施が予想される）患者では，5 Fr シースを大腿動脈より予め挿入する（ただし，患者移動を優先する）.
- IVR 施行決定時準備
  ①気管挿管の必要性を確認
  ②静脈路確認（末梢静脈路 2 本，待機時間・必要に応じ中心静脈カテーテルを挿入する）
  ③動脈圧ライン確保
  ④尿道カテーテル留置の必要性（尿道造影を行うか）を確認
  ⑤輸血準備
  ⑥薬剤準備（鎮痛薬，鎮静薬，筋弛緩薬，麻薬，昇圧薬）
  ⑦他部位外傷に関して他チームと方針を確認

IVR 室 》》

- 定期的（30 〜 60 分毎）およびバイタルサイン変化時に血液ガス分析検査を行う.
- 胸・腹腔内出血を合併する場合は，定期的（30 〜 60 分毎）またはバイタルサイン変化時に FAST による質的評価を行う.
- FAST で短時間に出血量増加を認めた場合は，治療方針を外科チームと再確認する.

IVR 終了後 》》

- IVR 後は大腿のシースは抜去せずに帰室し，シースを介して EV1000: Volume View カテーテル®の挿入を行うか，使用しない場合は再手術の必要性がないこと，凝固能が問題ないことを確認した後に抜去する．

〈久城正紀　齋藤伸行〉

4. 外傷／熱傷／中毒

2. 大量輸血プロトコル（1）

図1 大量輸血プロトコル

適応
- 外傷患者であれば ABC score*≧2
- その他，臨床医が大量輸液が必要と判断した症例

- 宗教の確認，同意の取得
- RBC：FFP：PC＝12U：12U：10U をオーダー
- 血液型が不明の場合，初期 RBC は O 型 Rh− を投与（Rh＋も許容）
- 血液型が判明し次第，血液型適合輸液に切り替える
- 加温装置使用を推奨
- 目標値
  ・PT, aPTT: 前値の 1.5 倍以下
  ・血小板: 50,000/μL 以上

*ABC（Assessment of Blood Consumption）score	大量輸血時の注意点
✓ 穿通性外傷 ✓ 来院時収縮期血圧≦90mmHg ✓ 来院時脈拍≧120bpm ✓ FAST 陽性	✓ 代謝性アルカローシス ✓ 遊離 Ca イオン低下 ✓ 低体温 ✓ 高 K 血症

RBC: red blood cell, FFP: fresh frozen plasma, PC: platelet concentrates,
PT: prothrombin time, aPTT: activated partial thromboplastin time

解説 ER, ICU では，大量出血患者，特に外傷患者に対して大量輸血が必要となる状況はしばしば遭遇する．このプロトコルは大量輸血の適応，実施方法，注意事項をまとめた．

背景 大量輸血は，コントロール困難な出血患者に対し，①酸素運搬の改善，②凝固因子の是正を行える．その一方で，代謝電解質異常や低体温などの有害事象もある．

　本プロトコルの特徴は，1) 適応患者の判別，2) 実臨床に応用しやすい簡便な表記を重視して作成したことである．各施設の輸血部と連携したプロトコルに調整する．

参考文献

1) Smith HM, Farrow SJ, Ackerman JD, et al. Cardiac arrests associated with hyperkalemia during red blood cell transfusion: a case series. Anesth Analg. 2008; 106: 1062-9.
2) Stanworth SJ, Walsh TS, Prescott RJ, et al. Intensive Care Study of Coagulopathy (ISOC) investigators. A national study of plasma use in critical care: clinical indications, dose and effect on prothrombin time. Crit Care. 2011; 15: R108.
3) Reed RL Jr, Ciavarella D, Heimbach DM. Prophylactic platelet administration during massive transfusion. A prospective, randomized, double-blind clinical study. Ann Surg. 1986; 203: 40-8.
4) Nunez TC, Voskresensky IV, Dossett LA, et al. Early prediction of massive transfusion in trauma: simple as ABC (Assessment of Blood Consumption)？ J Trauma. 2009; 66: 346-52.
5) Holcomb JB, Tilley BC, Baraniuk S, et al. Transfusion of plasma, platelets, and red blood cells in a 1：1：1 vs a 1：1：2 ratio and mortality in patients with severe trauma: the PROPPR randomized clinical trial. JAMA. 2015; 313: 471-82.

〈島谷竜俊　志馬伸朗〉

4. 外傷／熱傷／中毒

3. 大量輸血プロトコル（2）

適応 救急搬送の段階で出血性ショックが疑われる場合，もしくは来院後，明らかな出血性ショックを呈している場合．

オーダー	赤血球輸血	新鮮凍結血漿	血小板
1st（緊急度Ⅰ）	O型 10U	AB型 10U	
2nd（緊急度Ⅱ）	適合血型 10U	適合血型 10U	適合血型 20U
3rd	適合血型 10U	適合血型 10U	
4th	適合血型 10U	適合血型 10U	適合血型 20U

　大量輸血プロトコールは，採血データなどを待たずに定型的な輸血比率と量を止血術中に使用していくことである．輸血製剤破棄のリスクは許容する．止血が得られ，血行動態が安定すればプロトコールは終了となる．1stオーダーでは，赤血球輸血を優先せざるを得ないが，新鮮凍結血漿が溶け次第，使用し1：1を並行して達成するように企図する．

　大量輸血に際して，レベル1®急速輸液輸血システムを用いる場合，十分な使用経験のある医師が責任をもって管理する．

参考 外傷部位別の出血量の推定

表1　外傷部位による出血量の推定

部位	推定出血量
血胸	1,000〜3,000 mL
肋骨骨折（1本）	100〜200 mL
腹腔内出血	1,500〜3,000 mL
骨盤骨折	1,000〜4,000 mL
大腿骨骨折	1,000〜2,000 mL
下腿骨骨折	500〜1,000 mL
上腕骨骨折	300〜500 mL

＊開放骨折の場合は 1.5 倍以上となりうる．

〈齋藤伸行〉

4. 外傷／熱傷／中毒

4. 横紋筋融解症プロトコル

表 1　横紋筋融解症の原因

- 外傷: クラッシュ症候群
- 労作: 過剰な運動, 痙攣, アルコール離脱
- 筋の酸素不足: 四肢の圧挫, 動脈閉塞
- 感染症: レンサ球菌, ブドウ球菌, クロストリジウム, レジオネラ, インフルエンザ, コクサッキー, EB ウイルス, HIV
- 体温異常: 熱中症, 悪性高熱症, 悪性症候群, 低体温症
- 代謝電解質異常: 低 K 血症, 低 P 血症, 低 Ca 血症, 糖尿病性ケトアシドーシス, 非ケトン性高浸透圧症候群
- 薬剤, 毒物: 脂質低下薬 (フィブラート系, スタチン系), アルコール, ヘロイン, コカイン
- 遺伝子異常: 糖尿病, 脂質代謝異常, ミトコンドリア病など
- 特発性

診断 横紋筋融解の原因 (表 1) となる病態に続き, 茶褐色尿や CK の上昇が認められた場合に横紋筋融解症と診断する. CK の明確なカットオフ値はないが, 通常は正常上限の 5 倍以上, 多くは 5,000 U/L 以上となる. 合併症として最も問題となるのは腎障害であり, 13 〜 50%ほどに合併するとされる.

検査

- CK [*1] を 6 時間おきに測定する. その他の筋酵素 (ミオグロビン, アルドラーゼなど) の診断や管理における有用性は不明である.
- CVP, 尿量を 1 〜 2 時間おきに測定する.
- Na, K, BUN, Cre (血清＋尿中), Ca, Mg, P, 尿酸, Alb, BGA, 血算, 凝固を 6 〜 24 時間おきに測定する.
- 尿定性と沈査を 6 〜 24 時間おきに測定. 必要に応じて尿電解質.

治療

- 横紋筋融解症をきたした原因を追究し, 可能なものは治療を行う.
- 初期輸液は生理食塩水または細胞外液を 400 mL/h で (重症度に応じて 200 〜 1,000 mL/h) 臨床症状や CVP をみながら投与する.
- 尿量の目標は 3 mL/kg/h (150 〜 200 mL/h)

[*1] 診断の閾値, 腎障害を発症する CK の閾値は明らかではない. しかし 15,000 〜 20,000 U/L 以下では AKI のリスクは少ない.

- 尿中 pH を測定し，6.5 以下のとき，生食から 5％糖液もしくは 0.45％生食 1 L ＋ 100 mmoL 重炭酸（メイロン）に変更する．経過中の高 Na 血症に注意する．横紋筋融解時には細胞内から K が放出されるため K と乳酸を含んでいるものは避ける．

- 尿量が十分確保できている時（20 mL/h 以上），各 1 L の輸液に 50 mL の 20％マンニトール（10 g）を追加する．乏尿（20 mL/h 以下）であれば中止する．1 日投与量は 200 g，総量は 800 g まで[*2]．

- 輸液負荷は尿潜血が陰性になるか，CK が正常（1,000 以下）になるまで継続する．

- CRRT の検討は以下のとき考慮：高 K 血症（6.5 mEq/L 以上のとき，ほか急速に上昇する場合），輸液過剰による溢水，抵抗性のアシドーシス（pH ＜ 7.1）．進行性の血清クレアチニンの上昇や尿量 0.5 mL/kg/h 未満が 12 時間つづくとき．

- 原則として Ca，P は補正しない．テタニーや痙攣などの症状があったときもしくは重度の高 K 血症があったときのみ低 Ca 血症を補正する．

- ループ利尿薬は使用しない．

参考文献

1) Bosch X, Poch E, Grau JM. Rhabdomyolysis and acute kidney injury. N Engl J Med. 2009; 361: 62-72.
2) Sauret JM, Marinides G, Wanq GK. Rhabdomyolysis. Am Fam Physician. 2002; 65: 907-12.

〈松尾耕一　讃井將満〉

コメント

　初期輸液量の目安 400 mL/h は，循環血液量不足の患者では適切かもしれないが，心不全合併患者やすでに腎機能障害が生じている患者では危険となるかもしれない．横紋筋融解症を生じる患者は重篤であることが多く，CVP だけでなく，心エコー，呼吸性変動などを利用して循環血液量の適正化に努める必要がある．心腎機能障害や出血を生じているような患者では，利尿薬を使用せずに，尿量を 3 mL/kg/h を維持することは困難であることも多い．

[*2] マンニトールは尿細管内へのヘム色素沈着や円柱形成を最小限にすることによって，急性尿細管壊死（ATN）に対して保護的に働くと考えられているが，実際はまだよくわかっていない．また後ろ向き研究では，ATN の改善について疑問が残る結果であった．

4. 外傷／熱傷／中毒

5. 胃洗浄・消化管除染プロトコル

図1　胃洗浄・消化管除染プロトコル

服用から1時間以内が明らか or 致死的中毒

いいえ
- ✓ 禁忌がなければ活性炭投与
- ✓ 適応があれば腸洗浄を考慮

はい
- ✓ 胃洗浄を考慮してもよい

胃洗浄
- ■ 以下の場合, 禁忌
  - ・気道が保護されていない
  - ・腐食性毒物（強酸, 強アルカリ）
  - ・石油製品
  - ・消化管出血や穿孔のリスクがある
- ■ 太い胃管を用いる（20〜30Fr 以上）
- ■ 微温湯で 200〜300mL 毎に洗浄
- ■ 左側臥位, 15°頭低位
- ■ 排液が透明になれば終了

活性炭単回投与
- ■ 禁忌
  - ・誤嚥のリスクが高い
  - ・服用してから長時間が経過
  - ・消化管内視鏡が必要
  - ・吸着されにくい物質（鉄やリチウムなどの金属類, アルカリ, 無機酸, アルコール）
  - ・腸閉塞
- ■ 活性炭（50g）をソルビトールと混合し投与

活性炭複数回投与
- ■ 以下の薬剤の場合は複数回投与を推奨
  - ・カルバマゼピン
  - ・ダプソン
  - ・フェノバルビタール
  - ・キニーネ
  - ・テオフィリン
- ■ 活性炭 50g を 4 時間毎
- ■ 下剤は単回投与のみとする

腸洗浄
- ■ 適応
  - ・徐放剤・腸溶錠
  - ・活性炭に吸着されにくい物質（金属類）
  - ・麻薬のボディパッカー
- ■ 禁忌
  - ・腸閉塞
  - ・消化管出血
  - ・循環不全
  - ・難治性嘔吐
- ■ 胃管からポリエチレングリコール電解質液を 2,000mL/h で投与
- ■ 排液が透明になれば終了

解説>> 薬物大量内服による中毒患者において，服用早期においては，胃洗浄・消化管除染が有効な場合がある．このプロトコルは胃洗浄・消化管除染を，適切な患者に安全に行うことを目的としている．

背景>> 胃洗浄・消化管除染は毒物の吸収量を減量することを目的として行われている．現在のところ死亡率や合併症を低下させるといった予後を改善した比較試験は存在しない．嘔吐，誤嚥などの合併症を伴う手技であるため，適応を見定め有害事象に十分に注意しで施行する．

参考文献

1) Chyka PA, Seger D, Krenzelok EP, et al. Position paper: Single-dose activated charcoal. Clin Toxicol (Phila). 2005; 43: 61-87.

2) Position statement and practice guidelines on the use of multi-dose activated charcoal in the treatment of acute poisoning. American Academy of Clinical Toxicology; European Association of Poisons Centres and Clinical Toxicologists. J Toxicol Clin Toxicol. 1999; 37: 731-51.

3) Thanacoody R, Caravati EM, Troutman B, et al. Position paper update: whole bowel irrigation for gastrointestinal decontamination of overdose patients. Clin Toxicol (Phila). 2015; 53: 5-12.

4) Vale JA, Kulig K, American Academy of Clinical Toxicology, European Association of Poisons Centres and Clinical Toxicologists. Position paper: gastric lavage. J Toxicol Clin Toxicol. 2004; 42: 933-43.

〈島谷竜俊　志馬伸朗〉

4. 外傷／熱傷／中毒

6. 小児外傷性てんかん予防マニュアル

図1 小児外傷性てんかん予防マニュアル

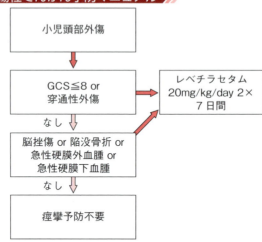

目的 頭部外傷後の痙攣発作は神経予後を悪化させる．一部の抗痙攣薬は受傷早期（受傷後7日以内）の痙攣発作を予防しうる．受傷7日以降の服薬継続に関しては効果を示す論拠はみられないが，画像・脳波などを評価して小児神経科医と相談とする．

適応 重症頭部外傷（GCS ≦ 8），頭蓋穿通性外傷，脳挫傷，頭蓋骨陥没骨折，急性硬膜外血腫，急性硬膜下血腫を認める場合．

使用薬剤 レベチラセタム（イーケプラ®点滴静注 500 mg）10 mg/kg 1日2回，7日間投与．

1 V（5 mL）を生食 45 mL で希釈（10 mg/mL），内 1 mL/kg を15分で投与．

* 経腸栄養が確立した症例では同量の内服（20 mg/kg/day，分2投与）に変更する（静注と合わせて7日間投与）．
* 血中濃度の測定は不要
* 経過中に痙攣があれば，使用期間を神経科と相談する．

慎重投与 重度肝障害，腎障害

腎障害時: Ccr 30 〜 50: 10mg/kg/day，　Ccr<30: 5mg/kg/day を目安とするが，必要時は小児神経科医に相談，血中濃度を測定する．

参考文献

1) Post-traumatic seizures and epilepsy. Up to date 2016.
2) Bansal S, Blalock D, Kebede T, et al Levetiracetam versus (fos) phenytoin for sei-zure prophylaxis in pediatric patients with intracranial hemorrhage. J Neurosurg Pediatr. 2014; 13: 209-15.
3) Inaba K, Menaker J, Branco BC, et al. A prospective multicenter comparison of le-vetiracetam versus phenytoin for early posttraumatic seizure prophylaxis. J Trauma Acute Care Surg. 2013; 74: 766-71.
4) Arndt DH, Goodkin HP, Giza CC. Early posttraumatic seizures in the pediatric pop-ulation. J Child Neurol. 2016; 31: 46-56.
5) Xu JC, Shen J, Shao WZ, et al. The safety and efficacy of levetiracetam versus phe-nytoin for seizure prophylaxis after traumatic brain injury: A systematic review and meta-analysis. Brain Inj. 2016; 30: 1054-61.

〈中野 諭〉

5. 気道

1. 気管挿管

図1 挿管時用チェックリスト ≫

➤ 挿管決定

☐ 家族への説明
 ✓ 家族の同意, DNAR の有無確認
 ✓ 体重や入れ歯の有無などを確認

➤ 準備

SOAP MD

☐ Suction
☐ Oxygen

☐ Airway Equipment
☐ Pharmaceutical/
　 Posture
☐ Monitor
☐ Denture

 ✓ 吸引器具 (ヤンカー) の準備
 ✓ BVM (+ フィルター) 準備
 ✓ 酸素との接続確認
 ✓ 男: 8.0mm/ 女: 7.0mm, カフチェック
 ✓ 薬剤および用量確認 !!
 ✓ 患者のポジショニング
 ✓ 正しくモニターされているか. 記録 !!
 ✓ 可能であれば, 家族に確認 !
 ✓ 2人以上で, 目視・触診・画像で確認

➤ 患者評価　**ABC プランニング**

Assessment

MOANS (換気困難予測)

☐ Mask seal (ヒゲ, 下顎骨折, 出血)
☐ Obesity/Obstruction (肥満, 閉塞)
☐ Aged (高齢者)
☐ No teeth (入れ歯)
☐ Stiff/Snoring (頸部硬直, いびき)

LEMON (挿管困難予測)

☐ Look Externally (外観)
☐ Evaluate "3-3-2 rule"
☐ Mallampati
☐ Obstruction/Obesity
☐ Neck mobility (可動性)

Back Up Plan

☐ GEB, AWS, King LT, ファイバー, 輪状甲状状靭帯切開
☐ DAM カートの準備
　　　　　　　　　　　　　　　Call for Help!

➤ 挿管後

確認

☐ 聴診
☐ ETCO₂ チェッカー
☐ 胸部 X 線

 ✓ 5点聴診
 ✓ 色が黄色に変われば OK
 ✓ 必要に応じて位置調整

その他

☐ 人工呼吸器接続
☐ 持続鎮静・鎮痛
☐ 手技の記録

BVM: バッグバルブマスク
GEB: ガムエラスティックブジー
AWS: エアウェイスコープ
King LT: キングラリンゲアル
　　　　　チューブ
DAM: 気道確保困難症
DNAR: 心肺蘇生を行わない方針

70　　　　　　　　　　　　　　　JCOPY 498-06692

図2 薬剤使用量

薬剤使用量　　　　　　患者体重＝　　　kg

薬剤	単回投与量	備考
リドカイン	1~1.5 mg/kg	
フェンタニル	0.5~2 μg/kg	
ミダゾラム	0.1~0.2 mg/kg	
プロポフォール	1.5~2 mg/kg	
ケタミン	1~2 mg/kg（静注用）	静注と筋注の薬剤があり濃度が異なるため注意!!
サクシニルコリン	1~1.5 mg/kg	
ロクロニウム	0.6~1 mg/kg	エスラックス®

解説 気管挿管は低酸素，換気不全，意識障害，ショックなどに対し，気道の確立や酸素化・換気の改善を目的として行われる ER や ICU における重要手技の 1 つである．麻酔科医が予定手術などで手がける挿管と異なり，ER や ICU での挿管は理想とは異なる状態で施行せざるをえない．挿管の半数以上が何らかの合併症を生じるとした報告もあり，挿管の手技が非常に高リスクであることを認識する．最も重要なのは手技前の周到な準備と入念な評価である[1]．

当院では気管挿管の準備におけるチェックリストを作成し，気管挿管の準備と計画が漏れなくできるようにしている．語呂あわせにより覚えやすく，共通言語をもって取り組むことで介助する看護師にも理解しやすい．

背景 筋弛緩薬を使用するのが当院の基本的な方針となっている．筋弛緩薬を用いた方が挿管の成功率が上がることが数多くの論文で示されている[2]．

筋弛緩を用いる前に CVCI（cannot ventilate, cannot intubate; 挿管も換気もできない）のリスクを必ず評価する．そのために MOANS，LEMON を用いる．LEMON は挿管困難に対する感度・特異度がともに高く MOANS も LEMON ほどではないがマスク換気困難に対するそれなりの診断精度を有する[3]．Mallanpati は手技前の評価は難しく，それを除いた LEON でも十分妥当性のある評価が可能である[4]．

鎮静薬は患者の病態やバイタルサインなどの状態に応じて適切に選択する．

HOP の病態は挿管時に重篤な合併症をもたらす危険性があり，注意する[5-7].

初回の気管挿管が困難であった場合のプランを事前に準備しておくことにより合併症を最小限に抑えうる.

文献

1) Reid C, Chan L, Tweeddale M. The who, where, and what of rapid sequence intubation: prospective observational study of emergency RSI outside the operating theatre. Emerg Med J. 2004; 21: 296-301.

2) Li J, Murphy-Lavoie H, Bugas C, et al. Complications of emergency intubation with and without paralysis. Am J Emerg Med. 1999; 17: 141-3.

3) Langeron O, Masso E, Huraux C, et al. Prediction of difficult mask ventilation. Anesthesiology. 2000; 92: 1229-36.

4) Hagiwara Y, Watase H, Okamoto H, et al. Japanese Emergency Medicine Network Investigators. Prospective validation of the modified LEMON criteria to predict difficult intubation in the ED. Am J Emerg Med. 2015; 33: 1492-6.

5) Green RS, Edwards J, Sabri E, et al. Evaluation of the incidence, risk factors, and impact on patient outcomes of postintubation hemodynamic instability. CJEM. 2012; 14: 74-82.

6) Cook TM, Woodall N, Frerk C; Fourth National Audit Project. Major complications of airway management in the UK: results of the Fourth National Audit Project of the Royal College of Anaesthetists and the Difficult Airway Society. Part 1: anaesthesia. Br J Anaesth. 2011; 106: 617-31.

7) Manthous CA. Avoiding circulatory complications during endotracheal intubation and initiation of positive pressure ventilation. J Emerg Med. 2010; 38: 622-31.

〈舩越 拓〉

コメント

　挿管困難時に用いうるデバイス（ビデオ喉頭鏡，補助具）には様々なものがある．声門上デバイスも多彩である．施設の状況に応じて，最低でも1つのビデオ喉頭鏡と声門上デバイス，外科的気道確保器具を含めた気道確保困難（DAM）カートを整備する.

5. 気道

2. 気管挿管チェックリスト

気管挿管に伴う合併症，とりわけ致死的な低酸素症や血圧変動を回避するためのチェックリストである．

項目	内容
挿管前	☐ 2名の施術者
	☐ 気道確保困難カートの準備
	☐ 胃管の吸引（留置中であれば）
	☐ 糖を含まない等張晶質液 500 mL 急速投与[*1]
	☐ 拡張期圧 <35 mmHg なら，ネオシネジン前投与[*2]
	☐ 人工呼吸器をもちいて前酸素化：S/T（PS）モード，$FiO_2 = 1.0$，PEEP = 5 cmH$_2$O/PS = 5 cmH$_2$O で 3 分間を目標に換気[*3]
	☐ 目標 $SpO_2 = 100\%$
挿管中	☐ ケタミン（1.5 ～ 3 mg/kg）[*4] ＋サクシニルコリン 1 ～ 1.5 mg/kg あるいはロクロニウム 1 mg/kg[*5] ＋必要に応じミダゾラム 1 ～ 10 mg 併用
	☐ セリック法（輪状軟骨圧迫）
挿管後	☐ カプノグラフィにより確認
	☐ ノルアドレナリン 3A/ 生食 47 mL 持続投与（必要に応じ）
	☐ 持続鎮痛鎮静薬の開始

[*1] うっ血性心不全のおそれがないことを確認
[*2] 1A を生食で 10 mL に溶解し，1 mL ずつ投与
[*3] 酸素化が極端に不良でなければ，流量膨張式バッグ（ジャクソンリース）も使用可能（アンビュバッグは使わない）．嘔吐逆流の危険性がある場合には，陽圧換気を回避〔ジャクソンリースのフィッティングのみ，あるいは経鼻高流量酸素（HFNC）〕．
[*4] 他の鎮痛薬での代用は可能．ケタミンは血圧低下をきたしにくい．
[*5] サクシニルコリン投与時は硫酸アトロピン 0.5 mL 前投与も考慮．ロクロニウム使用の際は拮抗薬スガマデックス 800 mg（4A）をすぐ投与できるよう準備．

参考文献
1) Jaber S, Jung B, Corne P, et al. An intervention to decrease complications related to endotracheal intubation in the intensive care unit: a prospective, multiple-center study. Intensive Care Med. 2010; 36: 248-55.

〈志馬伸朗〉

5. 気道

3. 小児における気管チューブの選択

サイズ選択 ≫

カフなしチューブ 4 + 年齢/4（mm）

カフ付きチューブ 3.5 + 年齢/4（mm）

*上記を目安とするが，チューブ周囲のリークにより適宜調整

カフ付きチューブ選択 ≫

〜5.0mm マイクロカフ®チューブ

5.5mm〜 ポーテックス®カフ付きチューブ

チューブ固定長 ≫

経口挿管：年齢相当の挿管チューブサイズ（mm）× 3 cm

経鼻挿管：経口挿管の固定長× 1.2 cm[1]

*X 線で先端位置を確認し，第 2 〜 3 胸椎の高さとなるように固定

カフ付きチューブの固定時の注意点 ≫

マイクロカフチューブ：チューブのブラックラインが声帯を越える深さ

ポーテックスカフ付きチューブ：カフが声帯を越える深さ＋ 1 cm

上記をチューブ引き上げの上限とし，それよりは浅くしない（カフによる声帯損傷を防ぐため）.

文献

1) 竹内 護, 多賀直行, 岡田 修, 他. 小児心臓麻酔の基礎. 日本臨床麻酔学会誌. 2008; 28: 578-82.

〈中野 諭〉

コメント

小児においてもカフ付きチューブ（特にマイクロカフチューブ）の使用が今後一般的になると思われる.

5. 気道

4. ミニトラック挿入

　ミニトラキオトミーは，吸痰および緊急気道確保を目的に，輪状甲状間膜から細い気管カニューレを挿入する方法である．Portex 社製のミニトラックII®，VBM 社製のクイックトラック®などがある．ミニトラックII®にはセルジンガー法を用いて留置するセルジンガーキットと直接留置するスタンダードキットがある．

適応*1 ≫
- 気管分泌物の吸引
- 緊急の気道確保

禁忌 ≫
- 輪状甲状間膜の確認が困難な場合
- 12 歳以下の小児：声門下狭窄のリスクがある

実施前評価，準備 ≫
- 出血傾向や抗凝固薬使用の有無の確認
- CT などの画像検査が行われていれば，血管走行や甲状腺腫大の有無などを確認
- 経腸栄養の中断

必要物品 ≫
- ミニトラックII®セルジンガーキット
- 局所麻酔，覆布，吸引

方法 ≫
- 肩から後頸部にかけて枕やバスタオルを入れ，前頸部を十分に伸展させる．
- 甲状軟骨と輪状軟骨の間を同定し（輪状甲状間膜部），局所麻酔を行う．
- メスで 1 cm 程度の皮膚切開を行う．
- 付属の Tuohy 針（a）にシリンジ（b）を付け，輪状甲状間膜の穿刺を行う．
- 陰圧をかけながら Tuohy 針を進め，空気が引けてくるところが気管である．シリンジを外し，ガイドワイヤー（c）を挿入する．
- ダイレーター（d）で刺入部を拡張し，ミニトラック本体（e）を留置する．

---

*1 輪状甲状間膜部は触診などで比較的同定しやすく，皮膚から気管への距離が最短であり，また皮下に神経や血管が少ない．緊急時における輪状甲状間膜穿刺の利点として，気管への到達が容易なことと血管損傷のリスクが少ないことがあげられる．

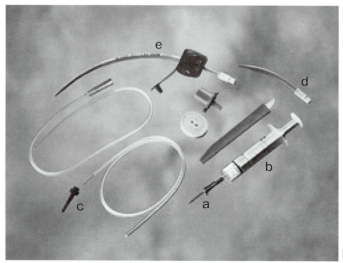

図1

- ミニトラックから喀痰や血液を吸引する．
- 必要に応じてフランジと皮膚を縫合固定[*2]する．
- X線でミニトラック先端が気管内にあることを確認する．

合併症

- 出血
- 誤挿入
- 低酸素血症
- 気管損傷
- 創感染

〈松尾耕一　讃井將満〉

[*2] 瘻孔ができるまでは事故抜去となると再留置が困難なため．

5. 気道

5. 気管切開

通常の外科的気管切開法（直視下気管切開法）と，専用キットを使用した経皮的気管切開法がある．経皮的気管切開法でも外科的気管切開法同様に気管前面付近まで切開，剥離を行う場合がある（ハイブリッド法）．

気管切開の適応

- 10 ～ 14 日間以上にわたり気管挿管が必要な場合
- 気道確保が必要だが気管挿管ができない場合
- 咽頭・喉頭・上部気管の異物・浮腫・腫瘍などにより呼吸困難を呈する場合

気管切開前の評価，準備

- 出血傾向や抗凝固薬使用の有無の確認
- CT などの画像で血管走行や甲状腺腫大の有無などを確認
- 経腸栄養の中断

準備

- 気管切開チューブ（予定留置サイズの前後 1 サイズずつも）
- 気管切開セット
- 電気メス
- 無影灯（ベットサイドで行う場合）
- 吸引
- 経皮的気管切開の場合：気管支鏡

方法

①原則，気管挿管チューブが留置された状態で実施する．

②肩から後頸部にかけて枕やバスタオルを入れ，患者の頸部をできるだけ伸展させる．

③局所麻酔を行い，輪状軟骨から約 2 cm 程度下側（尾側）を縦または横切開する．

④出血に注意しながら皮下を剥離し，気管前面を露出する．

- ・直視下気管切開法：第 3・第 4 気管輪に逆 U 字の切開を加え，気管フラップに糸をかけて手前に展開しチューブを留置する．
- ・経皮的気管切開法：気管支鏡で確認しながら気管チューブを全体にゆっくりと途中まで引き抜き，穿刺部位の確認を行う（ペアンで気管軟骨間を押す，または気管支鏡の光を透見することで確認可能）．第 2/3 また

は第 1/2 気管軟骨間を穿刺し，ガイドワイヤーを挿入する．穿刺時やガイドワイヤー挿入時には，気管支鏡で挿入位置や出血の有無を確認する．ダイレーターで刺入孔を広げ気管切開チューブを留置する．

合併症

①留置時および短期的合併症
- 出血
- 低酸素血症
- 気道損傷
- 気胸，気縦隔（縦隔気腫）
- 創感染，縦隔炎

②長期留置に伴う合併症
- 気管狭窄，肉芽形成
- 気管食道瘻
- 気管腕頭動脈瘻

〈外科的気管切開法 vs 経皮的気管切開法〉

経皮的気管切開法は，外科的気管切開法と比較し手技時間が短く，コストがかからず，（外科的気管切開法が手術室で行われるとすれば）ベッドサイドで行えるため準備も容易である．1990 年代のメタ解析では経皮的気管切開法は合併症が多いとされたが[1]，近年では感染，出血などの合併症，また死亡率も経皮的気管切開法が少ないとする報告が多い[2,3]．

文献

1) Dulguerov P, Gysin C, Perneger TV, et al. Percutaneous or surgicall tracheostomy : meta-analysis. Crit Care Med. 1999; 27: 1617-25.
2) Delaney A, Bagshaw SM, Nalos M. Percutaneous dilatational tracheostomy versus surgical tracheostomy in critically ill patients: a systematic review and meta-analysis. Crit Care. 2006; 10: R55.
3) Brass P, Hellmich M, Ladra A, et al. Percutaneous techniques versus surgicall techniques for tracheostomy. Cochrane Database Syst Rev. 2016; 7: CD008045.

〈松尾耕一　讃井將満〉

本邦における気管切開の時期は平均で挿管後 14 日前後とされている．気管切開のメリットの 1 つに鎮静薬の減量あるいは中止があげられる．鎮静薬投与が循環失調の原因となっている，あるいは，重要なリハビリの妨げになるような患者では早期の気管切開にメリットがあるかもしれない．逆に，出血傾向や頸部の解剖学的異常など気管切開のリスクが高い患者で，次の 1 週間以内に抜管が可能となることが予想される患者では，気管切開を施行する決断する時期を遅らせてもよい．

5. 気道

6. 気道熱傷プロトコル

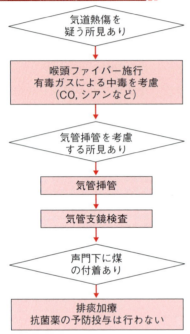

図1 気道熱傷プロトコル

- 顔面熱傷
- 鼻毛の焦げ, 咽頭の煤, 黒色の痰
- 嗄声, 吸気性喘鳴 (stridor)
- 室内など閉所での受傷, 意識消失

- 昏睡状態
- 顔面, 頸部重症熱傷
- 咽頭熱傷, 喉頭浮腫
- 嗄声, 吸気性喘鳴 (stridor)
- 呼吸補助筋の使用, 胸骨上の陥没

- 吸痰, 体位ドレナージ
- 上記でも残存すれば気管支鏡下に吸引

解説 気道熱傷が疑われる兆候を認める患者において, 上気道浮腫による窒息を防ぐこと, 下気道熱傷の評価と加療を定めることが目的である. 気道熱傷を疑うための所見や病歴, および喉頭ファイバーや気管挿管の適応を定めた.

背景 熱傷患者の予後は改善しているが, 気道熱傷を合併する場合は死亡率が30〜90%まで上昇する[1]. また, 臨床現場では受傷時の状況も重要なため, 詳細な問診が必要となり, 有毒ガスによる中毒に対する加療も必要となる. 気道熱傷の加療については, 日本熱傷学会, 日本皮膚科学会やAmerican Burn Associationからガイドラインが出版されている[2-4]. N-acetylcycteinやヘパリンの吸入は, 治療として確立はしていないので, 記載していない[5].

文献

1) Mlcak RP, Suman OE, Hemdon DN. Respiratory management of inhalation injury. Burns. 2007; 33: 2-13.
2) 日本熱傷学会 学術委員会, 編. 熱傷診療ガイドライン. 改訂第 2 版. 日本熱傷学会; 2015.
3) 熱傷診療ガイドライン. 日本皮膚科学会ガイドライン.
4) Advanced Burn Life Support Course: Provider Manual.
5) Yip LY, Lim YF, Chan HN. Safety and potential anticoagulant effects of nebulised heparin in burns patients with inhalational injury at Singapore General Hospital Burn Centre. Burns. 2011; 37: 1154-60.

〈京 道人　志馬伸朗〉

6. 呼吸

1. 結核疑い患者の感染評価プロトコル

図1 感染評価プロトコル

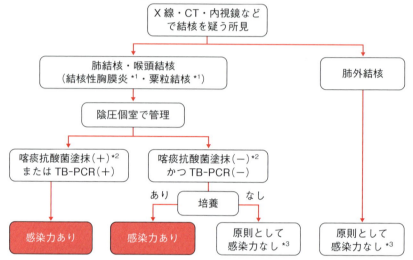

*1 肺実質病変を伴う場合
*2 検体は8時間毎に3回採取. 喀痰採取困難時は胃液を採取
*3 職員の基礎疾患・医療処置内容によって, 感染力が発生する可能性がある

A. 感染源になりうる結核	a) 肺結核（気管・気管支結核を含む） b) 喉頭結核 c) 結核性胸膜炎 d) 粟粒結核
B. 対象患者	・X線・CTで結核を疑う陰影（空洞影・粒状影・散布影） ・内視鏡検査（喉頭ファイバーなど）で結核を疑う所見
C. 感染性の評価	・喀痰検査（塗抹・培養*3・PCR） ・胸部X線・CT
D. 感染対策	・医療従事者 → 標準予防策＋N95マスク 　（必要に応じてアイガード, 帽子） ・患者 → サージカルマスク着用＋個室隔離（可能な限り陰圧室へ隔離） ・24時間以内に感染管理部へ報告
E. 感染対策解除	・以下の3項目すべてを満たしたうえで感染対策解除する 1. 喀痰塗抹陰性(8時間毎に3回連続採取) 2. TB-PCR陰性(1回) 3. センター長（または代理）と感染管理部職員の許可

TB-PCR: tuberculosis polymerase chain reaction, CT: computed tomography

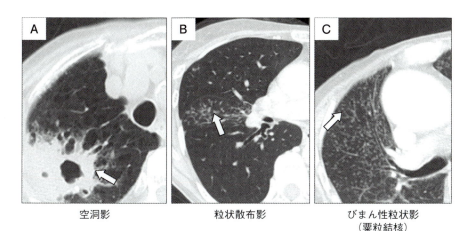

A	B	C
空洞影	粒状散布影	びまん性粒状影（粟粒結核）

図2　CT

解説：目的と対象　結核診断・治療開始の遅れは，患者のみならず医療従事者へ与える影響も大きく，不用意な感染拡大を招く危険性がある．プロトコルの適用により，より安全かつ迅速に結核感染症患者の感染対策を行い，職員の安全，患者の入院期間短縮・予後改善を目標とする．

　対象は，図1表中の「A. 感染源になりうる結核」に示す4疾患を有し，X線・CT・内視鏡検査所見から，「B. 対象患者」に該当する患者である．「C. 感染性の評価」に示す検査を迅速に行い，該当症例は，「D. 感染対策」を実施する．感染対策解除は，「E. 感染対策解除」に準じて実施する．

背景　結核性胸膜炎・粟粒結核は，肺実質病変を伴わない場合は基本的に感染性はない．ただし，結核性胸膜炎については，胸部X線上に明らかな肺病変を認めない場合でも，喀痰（特に誘発喀痰）培養で，結核菌が検出されることがある（55％）ため，注意する．

　医療処置内容（膿瘍洗浄などエアロゾル発生の可能性がある処置，気管挿管・喀痰吸引など喀痰に曝露する可能性の高い処置）によっては，感染力が高まる可能性があるため，適切な感染防御を追加する．

　塗抹・培養・PCRすべて陰性でない限り，真に感染力がないとはいえない．しかし，培養検査時間の長さ（6〜8週間）と職務に与える不利益性を鑑みて，本プロトコルでは培養検査を基準から除外している．このため，培養陽性が判明した時点で，要感染対策に変更になることがある．職員はこの点を留意

し，必要に応じて N95 マスクなどの感染対策を追加する．PCR は保険診療上，1 回 / 月しか算定されない．

参考文献
1) Rossi SE, Franquet T, Volpacchio M, et al. Tree-in-bud pattern at thin-section CT of the lungs: radiologic-pathologic overview. Radiographics. 2005; 25: 789-801.
2) Kim JY, Jeong YJ, Kim KI, et al. Miliary tuberculosis: a comparison of CT findings in HIV-seropositive and HIV-seronegative patients. Br J Radiol. 2010; 83: 206-11.
3) Conde MB, Loivos AC, Rezende VM, et al. Yield of sputum induction in the diagnosis of pleural tuberculosis. Am J Respir Crit Care Med. 2003; 167: 723-5.

〈大下慎一郎　志馬伸朗〉

　結核の院内感染は，医療従事者や他の患者への影響が大きい．感染制御部と協議のうえ，感染拡大を未然に防ぐプロトコルを作成する．疑診患者を適切に拾い上げ早期の隔離予防策をとることが安全である．

6. 呼吸

2. 重症肺炎診療プロトコル

図1 肺炎診療プロトコル ≫

肺炎の疑い

チェックリスト: 下記のすべてを満たす

□ 胸部X線上肺炎を疑う浸潤影がある
□ 発熱 or 低体温がある
　（38℃以上 or 36.5℃以下）
□ 膿性痰がある
□ プロカルシトニン（PCT）＞0.25ng/mL

→ □ 重症度評価

検査

□ 胸部X線・CT検査
□ 尿検査
　□ 市中肺炎（CAP）: 肺炎球菌抗原,
　　レジオネラ抗原
□ 血液検査
　□ KL-6
　□ クラミジア抗体（IgM, IgG）
　□ 血液培養検査
　□ NT-proBNP

＋

免疫正常患者のびまん性肺疾患では左記に加え
□ PR3-ANCA
□ MPO-ANCA
□ 抗基底膜抗体
□ 抗核抗体
□ リウマチ因子
□ RAS抗体（皮膚筋炎 / 多発性筋炎を疑うとき）

＋

免疫不全患者では上記に加え
□ β-D-グルカン
□ アスペルギルス抗原
□ クリプトコッカス抗原
□ CMV-C7HRP

微生物検査

□ 気管内採痰, 気管支肺胞洗浄（BAL）液を採取
□ 一般細菌・嫌気性菌培養
□ 抗酸菌塗沫・培養・PCR
□ 人工呼吸関連肺炎（VAP）:
　□ 気管内採痰, BAL液の定量培養
□ 細菌性肺炎と確定できない場合:
　□ マイコプラズマPCR
　□ レジオネラLAMP

＋

免疫正常患者のびまん性肺疾患では左記に加え
□ BAL細胞分画
□ 流行期はインフルエンザウイルスPCR

＋

免疫不全患者では上記に加え
□ ニューモシスチスPCR
□ 病理学的検査（病原体同定）

経験的治療へ

PCT: procalcitonin, CT: computed tomography, CAP: community-acquired pneumonia, IgM: immunoglobulin M, IgG: immunoglobulin G, NT-proBNP: N-terminal pro-brain natriuretic peptide, PR3-ANCA: proteinase 3 anti-neutrophil cytoplasmic antibody, MPO-ANCA: myeloperoxidase anti-neutrophil cytoplasmic antibody, CMV-C7HRP: cytomegalovirus-C7 horseradish peroxidase, PCR: polymerase chain reaction, VAP: ventilator-associated pneumonia, BAL: bronchoalveolar lavage, LAMP: loop-mediated isothermal amplification

図2 人工呼吸器関連肺炎（VAP）の診断プロトコル ≫

VAP の診断

- □ 人工呼吸器装着後 48 時間以上
- □ 気管内吸引痰：　　　菌量≧10^6 cfu/mL
- □ BAL：　　　　　　　菌量≧10^4 cfu/mL
- □ 肺浸潤影がない場合 VAT（ventilator-associated trachiobronchitis）とする

重症度評価

- □ 敗血症重症度　　　CAP…qSOFA→SOFA
  　　　　　　　　　　HAP…SOFA
- □ 肺炎重症度　　　　CAP…A-DROP
  　　　　　　　　　　HAP…I-ROAD

　　　　　　　　　　　　　　　　　　敗血症であれば経験的治療へ

経験的治療

- □ CAP: CTRX＋AZM
  - □ COPD, 広域抗菌薬使用歴, 免疫抑制状態, 最近の入院歴などが複数ある
    場合→CTRX の代わりに TAZ/PIPC を考慮
- □ HAP: TAZ/PIPC
- □ グラム陽性菌クラスター：　LZD 追加を考慮
- □ ステロイド
  - □ ショック状態の患者において, 免疫抑制薬の使用, コントロール不良の
    糖尿病, 消化管出血の既往がなければ投与を考慮
  - □ 使用例：プレドニゾロン 50mg×7 日間

PCT アルゴリズム

- □ 測定
  - □ 第 1, 2, 4, 6 日
- □ 抗菌薬中止考慮基準
  - □ 4, 6 日目の測定結果で＜0.25ng/mL
  - □ 1, 2 日目の PCT＞10μg/L の患者で初期値の 80％減少した場合

VAP: ventilator-associated pneumonia, BAL: bronchoalveolar lavage, VAT: ventilator-associated trachiobronchitis, CAP: communithy-acquired pneumonia, HAP: hospital-acquired pneumonia, qSOFA: quick sequential organ failure assessment, CTRX: ceftriaxone, AZM: azithromycin, COPD: chronic obstructive pulmonary disease, TAZ/PIPC: tazobactam/piperacillin, LZD: linezolid, PCT: procalcitonin

解説: 目的と対象　重症肺炎治療において，適切な診断・治療開始の遅れは，患者の予後悪化を招く．本プロトコルでは，より迅速かつ確実に適切な検体を採取し，適切な診断・鑑別を行い，速やかに治療開始・終了することにより，患者の入院期間短縮・予後改善を目標とする．

対象　人工呼吸を必要とする肺炎，あるいは敗血症性ショックを伴う重症肺炎である．

背景　重症肺炎の診療を行う上で重要なことは，診断は細菌感染症であると最初から決めて診療を行わないことである．細菌感染症のほか，ウイルス・真菌感染症，間質性肺炎，肺胞出血，自己免疫疾患などの非感染性疾患も鑑別に入れ，検査を行う．

　市中肺炎におけるステロイドの適応については，賛否両論あるが，Blumら[2]によると，785名の市中肺炎患者において，プレドニゾロン50 mg/日を7日間投与した群とプラセボ群を比較したところ，プレドニゾロン群のほうが臨床的に安定化するまでの期間が短かった（3.0日 vs 4.4日，ハザード比1.33，p<0.0001）．副作用としては，インスリンを必要とする高血糖のリスクが約2倍になった（19% vs 11%，オッズ比1.96，p = 0.0010）が，その他の副作用については明らかな差を認めなかった．これらの結果から，重症肺炎患者において，使用を考慮してよい治療法の1つとした．

　Schuetzら[5]は下気道感染症患者1,359名を対象に，プロカルシトニン（PCT）を経時的に測定し，PCTが初期値の80%減少した時点で抗菌薬を中止するプロトコルを用いた群のほうが，標準的治療群よりも，抗菌薬使用期間が短縮し，抗菌薬に関連した副作用頻度も低下した．Stolzら[6]は，人工呼吸関連肺炎（VAP）患者101名を対象に同様の検討を行い，PCTを指標にした群のほうが，抗菌薬使用期間が短縮した．以上より，PCTを抗菌治療中止の指標に組み入れた．

文献

1) Martin-Loeches I, Lisboa T, Rodriguez A, et al. Combination antibiotic therapy with macrolides improves survival in intubated patients with community-acquired pneumonia. Intensive Care Med. 2010; 36: 612-20.
2) Blum CA, Nigro N, Briel M, et al. Adjunct prednisone therapy for patients with community-acquired pneumonia: a multicentre, double-blind, randomised, placebo-controlled trial. Lancet. 2015; 385: 1511-8.
3) American Thoracic Society, Infectious Diseases Society of America. Guidelines for the management of adults with hospital-acquired, ventilator-associated, and

healthcare-associated pneumonia. Am J Respir Crit Care Med. 2005; 171: 388-416.

4) Nseir S, Di Pompeo C, Pronnier P, et al. Nosocomial tracheobronchitis in mechanically ventilated patients: incidence, aetiology and outcome. Eur Respir J. 2002; 20: 1483-9.

5) Schuetz P, Christ-Crain M, Thomann R, et al. Effect of procalcitonin-based guidelines vs standard guidelines on antibiotic use in lower respiratory tract infections: the ProHOSP randomized controlled trial. JAMA. 2009; 302: 1059-66.

6) Stolz D, Smymios N, Eggimann P, et al. Procalcitonin for reduced antibiotic exposure in ventilator-associated pneumonia: a randomised study. Eur Respir J. 2009; 34: 1364-75.

7) 日本呼吸器学会 呼吸器感染症に関するガイドライン作成委員会. 成人市中肺炎診療ガイドライン. 東京: 日本呼吸器学会; 2007.

8) 日本呼吸器学会 呼吸器感染症に関するガイドライン作成委員会. 成人院内肺炎診療ガイドライン. 東京: 日本呼吸器学会; 2008.

〈大下慎一郎　志馬伸朗〉

6. 呼吸

3. 気管支肺胞洗浄（BAL）プロトコル

図1 BAL プロトコル

- 人工呼吸器設定変更（FiO_2＝1.0）
- 必要に応じて鎮静・鎮痛追加

↓

- 必要なら気管～標的区域気管支を1％キシロカインで十分に局所麻酔
- 余分なキシロカインは十分に吸引除去 [*1]

↓

気管支鏡を区域気管支（CT上陰影が強い部分）に挿入し，採痰スピッツを用いて貯留痰を吸引・採取（気管内採痰） → 一般細菌・嫌気性菌培養

↓

区域気管支に楔入（つかえるところまで挿入）し，加温生理食塩水20mLをゆっくり注入 [*2]

↓

末梢気管支が虚脱しないようにゆっくり注射器から吸引（気管支鏡の吸引ボタンを使用しない）[*3]

↓

- 計5回（生食20mL×5回）反復し，注射器に採取順序を記しておく [*4]
- 採取した検体は速やかに氷冷 [*5]

→
- 一般細菌・嫌気性菌培養
- 抗酸菌塗抹・培養・PCR
- 細胞診・生化学検査・各種PCR（必要に応じて）[*6]

↓

回収率が5％以下の場合は検査中止，または別の区域気管支でやり直し（回収率30％以上が望ましい）[*7]

[*1] 気道粘膜からのキシロカイン吸収率は静脈注射に匹敵するため，キシロカイン中毒に要注意．採取検体へのキシロカイン混入は偽陰性の原因となる．

[*2] 冷蔵した生理食塩水は気道攣縮のリスクとなるため，室温に加温してから注入する．

[*3] 過度の吸引圧は気道粘膜を損傷し，血液混入の原因となる．

[*4] 肺胞出血などの鑑別において採取順序の記録は重要．

[*5] 室温で長時間保存すると細胞が壊れ，正確な判定が困難．

[*6] 細胞診は悪性細胞，ヘモジデリン貪食マクロファージ，ニューモシスチス，サイトメガロウイルスなどの検出に重要．生化学検査は必要に応じて腫瘍マーカーなどを測定．その他，インフルエンザウイルスPCR，レジオネラ遺伝子増幅法などを適宜実施．

[*7] 回収率がきわめて低い場合，気道内圧上昇に伴う損傷をきたす危険あり．

FiO_2: fraction of inspired oxygen, CT: computed tomography, PCR: polymerase chain reaction

表1 おもな呼吸不全の鑑別診断における典型的 BAL 所見

鑑別診断	BAL 所見	補足
急性呼吸窮迫症候群 (ARDS)・びまん性肺胞上皮障害 (DAD)	好中球著増 (> 50%)，赤血球	BAL 回収液中の赤血球が回収毎に漸増，感染・悪性疾患の除外が必要
肺感染症 (細菌性)	好中球著増 (> 50%)	BAL 回収液染色・培養などで病原体検出
肺感染症 (ウイルス性)	リンパ球著増	BAL 回収液染色・培養などで病原体検出
肺感染症 (真菌)	好酸球増加～著増，好中球増加	BAL 回収液染色・培養などで病原体検出
肺感染症 (寄生虫，ニューモシスチス)	好酸球増加～著増	BAL 回収液染色・培養などで病原体検出
急性間質性肺炎 (AIP)	好中球著増	感染・出血の除外が必要
特発性肺線維症 (UIP)	マクロファージ増加，好中球増加±好酸球増加	リンパ球増加がないのが特徴
非特異的間質性肺炎 (NSIP)	マクロファージ増加，リンパ球増加(> 50%)，好中球増加	感染・出血・悪性疾患の除外が必要
特発性器質化肺炎 (COP, BOOP)	マクロファージ増加，リンパ球増加，好中球増加±好酸球増加	感染・出血・悪性疾患の除外が必要
好酸球性肺炎 (EP)	好酸球増加 (> 25%)	
過敏性肺炎 (HP)	リンパ球著増(> 50%)，好中球増加，泡沫様マクロファージ±肥満細胞±形質細胞	感染・出血・悪性疾患の除外が必要
びまん性肺胞出血 (DAH)	ヘモジデリン貪食マクロファージ，赤血球	BAL 回収液中の赤血球が回収毎に漸増，感染・悪性疾患の除外が必要
薬剤性肺炎	様々な程度にリンパ球・好中球・好酸球増加±肥満細胞	感染・出血・悪性疾患の除外が必要
サルコイドーシス	リンパ球著増±好中球増加	CD4/CD8 比> 3.5
悪性疾患	悪性細胞の検出	

ARDS: acute respiratory distress syndrome, DAD: diffuse alveolar damage, AIP: acute interstitial pneumonia, UIP: usual interstitial pneumonia, NSIP: nonspecific interstitial pneumonia, COP: cryptogenic organizing pneumonia, BOOP: bronchiolitis obliterans organizing pneumonia, EP: eosinophilic pneumonia, HP: hypersensitivity pneumonitis, DAH: diffuse alveolar hemorrhage, BAL: bronchoalveolar lavage
(Meyer KC, et al. Am J Respir Crit Care Med. 2012; 185: 1004-14[1]) より改変)

解説: 目的と対象 気管支肺胞洗浄（BAL）は，気管支鏡を用いて肺の一部に生理食塩水を注入・回収することにより，末梢気道に存在する細胞・蛋白などを解析する検査手技である．急性呼吸不全をきたす様々な病態〔急性呼吸窮迫症

候群（ARDS），呼吸器感染症，肺胞出血，間質性肺炎，好酸球性肺炎，悪性疾患，心原性肺水腫など〕の鑑別に有用である．プロトコルの適用により，より安全かつ正確に BAL 検体を採取し，ER・ICU における急性呼吸不全の診断率向上，適切な治療選択，予後改善を目標とする．

対象は，胸部 X 線・CT で異常所見を有する急性呼吸不全患者である．高度の低酸素血症，循環動態が不安定な患者では施行に注意する．

背景 ER・ICU では，きわめて多彩な病因による急性呼吸不全を診療する．呼吸器感染症のみならず，肺胞出血，間質性肺炎，悪性疾患，心原性肺水腫などとの鑑別が重要となる．肺炎診断における気管吸引痰の感度・陰性的中率はそれぞれ 91%・94% と良好であるが，特異度・陽性的中率はそれぞれ 64%・55% と十分ではない．これは，口腔内常在菌混入などによる偽陽性が多い影響が考えられる．一方，報告によって差はあるものの，肺炎診断における BAL の感度・特異度はおおむね 70 〜 80% とされており，呼吸器感染症診療における BAL の重要性は高い．BAL の定量培養により，不必要な抗菌薬投与を減少できる可能性がある（死亡率・人工呼吸期間・抗菌薬変更率のいずれにおいても影響はなかったという報告もある）．

参考文献

1) Meyer KC, Raghu G, Baugman RP, et al. An official American Thoracic Society clinical practice guideline: the clinical utility of bronchoalveolar lavage cellular analysis in interstitial lung disease. Am J Respir Crit Care Med. 2012; 185: 1004-14.
2) Blot F, Raynard B, Chachaty E, et al. Value of gram stain examination of lower respiratory tract secretions for early diagnosis of nosocomial pneumonia. Am J Respir Crit Care Med. 2000; 162: 1731-7.
3) Torres A, El-Ebiary M. Bronchoscopic BAL in the diagnosis of ventilator-associated pneumonia. Chest. 2000; 117: 198S-202S.
4) Chastre J, Luyt CE, Combes A, et al. Use of quantitative cultures and reduced duration of antibiotic regimens for patients with ventilator-associated pneumonia to decrease resistance in the intensive care unit. Clin Infect Dis. 2006; 43 suppl 2: S75-81.
5) Berton DC, Kalil AC, Teixeira PJ. Quantitative versus qualitative cultures of respiratory secretions for clinical outcomes in patients with ventilator-associated pneumonia. Cochrane Database Syst Rev. 2014; CD006482

〈大下慎一郎　志馬伸朗〉

気管支鏡を用いずに BAL が行える器具 BAL-catn® も利用できる．

6. 呼吸

4. 小児の喘息治療

図1 小児の気管支喘息大発作治療プロトコル

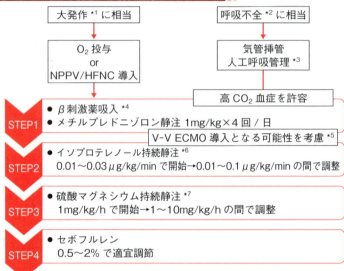

*1 著明な喘鳴・呼気延長・陥没呼吸・チアノーゼ
　 SpO$_2$≦91%, PaCO$_2$ 41〜60mmHg, 呼吸数・脈拍は普段の2倍程度
*2 呼吸音・喘鳴減弱・チアノーゼ強度
　 SpO$_2$<91%, PaCO$_2$>60mmHg, 呼吸数・脈拍は状態により変化
*3 鎮痛薬はケタミン(5〜20μg/kg/min)を使用
*4 間欠：ベネトリン® 0.3 mL＋生食 3mL, 3〜6時間毎
　 持続：アスプール® 2〜5mL＋生食 500mL
*5 導入基準
　 HFOV, iNO, 腹臥位でも OI>30〜40. 重炭酸投与下でも pH>7.10 が保てない. 高CO$_2$血症
*6 合併症：頻脈, 高血圧, 不整脈, 興奮, 振戦, 嘔気, 低K血症, 高血糖
*7 目標血中濃度：4〜4.5mg/dL→2〜6時間毎に血中濃度を測定
　 合併症：低血圧, 不整脈, 意識障害, 筋力低下, 皮膚紅潮

目的 小児の気管支喘息患者の重症例を認識し，適切な治療を遅滞なく開始する．

対象 小児，気管支喘息患者（大発作，呼吸不全）

このプロトコルのポイント ≫

- どの STEP においても繰り返し治療反応性を評価する．動脈ラインを含めたモニタリングが必須である．
- 呼吸窮迫を認める場合は NPPV/HFNC 導入を，呼吸不全を認める場合は気管挿管を遅らせない．
- 重症例では，各 STEP の治療反応性を確かめる前に治療強化を行ってもよい．
- 硫酸マグネシウム投与中は呼吸筋力低下による呼吸不全が生じうるため，気管挿管下での投与が安全であり，合併症を予防するためには血中濃度のモニタリングを行う．
- 気管挿管が必要となる症例では，早期から V-V ECMO になる可能性を考慮する．

文献

1) 濱崎雄平，他．病院での急性発作対応．In: 濱崎雄平，他編．小児気管支喘息治療・管理ハンドブック 2013．東京: 協和企画; 2013.
2) Michael TB, Richard JB, et al. Status asthmaticus. In: Donald HS, et al. editors. Rogers' textbook of pediatric intensive care. 5th ed. Wolters Kluwer; 2015. p.710-20.

〈林 健一郎〉

6. 呼吸

5. 人工呼吸器初期設定

図1 人工呼吸器設定プロトコル

初期設定（主として臨床工学技士が設定するもの）

・換気モード	： SIMV（VC＋）
・吸入酸素濃度（FiO_2）	： 1.0
・一回換気量（V_T）	： 8mL/kg× 予測体重（PBW）
・呼吸回数（RR）	： 12回 / 分
・吸気時間	： 1.2s
・PS	： 10cmH$_2$O
・PEEP	： 5cmH$_2$O

PBW＝（身長－100）×0.9

導入後の設定変更

FiO_2（%）変更プロトコル

PaO_2/FiO_2	FiO_2
≧400	0.4
250～399	0.6
250＞	医師へ相談

呼吸回数変更プロトコル

設定 RR
↓
$$RR＝PaCO_2÷40×12$$
↑
$PaCO_2$ 正常値

解説　導入から設定変更まで：一回換気量（V_T）は患者情報より予測体重（PBW）を計算し設定する．その他の初期設定値はすべての患者で同一設定とする．人工呼吸器を導入後に動脈血ガスの値を確認し，FiO_2，呼吸回数設定の変更を行う．まず PaO_2/FiO_2 比を確認し，FiO_2 変更プロトコルに当てはめて調整する．次に $PaCO_2$ を確認し，35 〜 45 mmHg の正常値より外れているようであれば，計算式に当てはめて呼吸数設定を変更する．

　注意事項：肺傷害のない症例に対してのプロトコルであり，患者の病態によっては導入時の初期設定値を変更する必要があるので注意する．また，"VC

＋"モードは Medtronic 社製の Puritan Bennett™ 980 におけるターゲットボリューム圧換気モードである.

背景 臨床工学技士（CE）は臨床工学技士法（定義）第二条により，「医師の指示の下に，生命維持管理装置の操作及び保守点検を行うことを業とする者」とされている[1]. 一般には，操作についての十分な教育は受けておらず，人工呼吸管理に積極的に介入しているごく一部の施設においても特定の CE のみの業務となり，すべての CE が行える業務にはなっていない[2]. そこで，CE が安全かつ適切に人工呼吸器の操作ができるようプロトコルを作成した. また，高 V_T は急性肺障害でない患者においても人工呼吸器関連肺損傷に関連するとされており，身長を考慮した V_T の設定が必要とされる[3]. そのため当院では V_T を 8 mL/kg（PBW）とし，人工呼吸器の初期設定を行っている.

文献

1) 臨床工学技士法. [cited 2010 May 2]. Available from: http://www.ron.gr.jp/law/law/rinsyo_k.htm
2) 奥田晃久, 岩谷理恵子, 内野滋彦, 他. ICU における臨床工学技士による人工呼吸器の操作: 初期設定 プロトコールを導入して. 日集中医誌. 2011; 18: 423-4.
3) Gajic O, Dara SI, Mendez JL, et al. Ventilator-associated lung injury in patients without acute lung injury at the onset of mechanical ventilation. Crit Care Med. 2004; 32: 1817-24.

〈池田潤平　内野滋彦　瀧浪將典〉

6. 呼吸

6. 人工呼吸患者の院内搬送

表 1　人工呼吸患者搬送時確認表 ≫

<table>
<tr><td rowspan="6" colspan="3">患者名</td><td>日付</td><td>年</td><td colspan="2">依頼を受けた時期</td><td colspan="3">：</td></tr>
<tr><td>時刻</td><td>/</td><td colspan="2">搬送先到着予定時刻</td><td colspan="3">：</td></tr>
<tr><td>場所</td><td colspan="5">CT / MRI / （　　　　）</td></tr>
<tr><td>目的</td><td colspan="5">診断 / 治療 / （　　　　）</td></tr>
<tr><td>メンバー</td><td>ICU 医師</td><td>主科医師</td><td>ICU NS</td><td>CE</td><td>その他</td></tr>
<tr><td>名前</td><td></td><td></td><td></td><td></td><td></td></tr>
</table>

搬送前

	Ns	サイン（Ns）		CE	サイン（CE）
物品	放射線科への連絡確認		物品	搬送用呼吸器の充電状態確認 ※ Oxylog 使用時のみ	
	緊急薬品 BOX			酸素配管の延長配管	
	バックバルブマスク			酸素流量計（恒圧式）	
	酸素ボンベ残量確認（Mpa） ※ 10MPa 以上			搬送用回路に人工鼻装着	
	患者 ID カード		機器	酸素ボンベ開栓状態	
	患者自身のネームバンドであることの確認			搬送用呼吸器設定確認	
	患者カルテ（予約票を含む）　※必要時		患者	搬送用呼吸器へ移行後の呼吸状態確認	
ライン	ドレーン処置（CSFD, 脳ドレーン, 胸腔 ドレーンなど）		【備考】		
薬	経腸栄養中断（インスリン中断）				
	必要最低限以外の薬剤中断				
モニタ	モニタの測定確認【ECG・SpO₂・ABP （NBP）】				

搬送後

	Ns	サイン（Ns）		CE	サイン（CE）
モニタ	モニタ接続状況確認		患者	人工呼吸器へ移行後の呼吸状態確認	
ライン	ドレーン・ルートの長さ / 固定確認		機器	人工鼻と加温加湿器を併用していないことを確認	
	ドレーン再開の有無			人工呼吸器の設定確認（使用中点検）	
薬	中断薬剤の再開			ベッドサイドの酸素流量計の装着確認	
	追加薬剤の継続 / 終了確認			PIMS へのデータ取り込みの確認	
	経腸栄養再開（インスリン再開）		【備考】		
機器	人工呼吸器の設定確認（使用中点検）				

<table>
<tr><td colspan="2">イベント事象（Dr）</td><td></td><td>前</td><td>中</td><td>後</td><td>自由記載欄（状況 / 対応 / 処置 etc）</td><td>サイン（Dr）</td></tr>
<tr><td rowspan="11">患者</td><td>CPR 試行</td><td rowspan="11"></td><td>☐</td><td>☐</td><td>☐</td><td rowspan="11"></td><td rowspan="11"></td></tr>
<tr><td>嘔吐</td><td>☐</td><td>☐</td><td>☐</td></tr>
<tr><td>痰関連事象</td><td>☐</td><td>☐</td><td>☐</td></tr>
<tr><td>瞳孔不動</td><td>☐</td><td>☐</td><td>☐</td></tr>
<tr><td>低血圧　　MAP（　mmHg）</td><td>☐</td><td>☐</td><td>☐</td></tr>
<tr><td>高血圧　SBP（　　mmHg）</td><td>☐</td><td>☐</td><td>☐</td></tr>
<tr><td>低血糖 or 高血糖　　Glu（　）</td><td>☐</td><td>☐</td><td>☐</td></tr>
<tr><td>不穏</td><td>☐</td><td>☐</td><td>☐</td></tr>
<tr><td>低酸素血症　　SpO₂（　　%）</td><td>☐</td><td>☐</td><td>☐</td></tr>
<tr><td>低換気</td><td>☐</td><td>☐</td><td>☐</td></tr>
<tr><td>その他（搬送用呼吸器への移行時 etc）</td><td>☐</td><td>☐</td><td>☐</td></tr>
<tr><td rowspan="4">ライン類</td><td>ライン　　（A・CV・末梢・　　）</td><td rowspan="2">事故抜去</td><td>☐</td><td>☐</td><td>☐</td><td></td><td></td></tr>
<tr><td>カテーテル（CV・SG・尿道・　　）</td><td>☐</td><td>☐</td><td>☐</td><td></td><td></td></tr>
<tr><td>チューブ　（気管・NG・ED・　　）</td><td rowspan="2">自己抜去</td><td>☐</td><td>☐</td><td>☐</td><td></td><td></td></tr>
<tr><td>ドレーン　（脳室・胸腔・腹腔・　）</td><td>☐</td><td>☐</td><td>☐</td><td></td><td></td></tr>
<tr><td rowspan="3">機器</td><td>機器故障（モニタ・ポンプ・人工呼吸器）</td><td rowspan="3"></td><td>☐</td><td>☐</td><td>☐</td><td></td><td></td></tr>
<tr><td>人工呼吸器関連事象（接続間違え / 接続外れ etc）</td><td>☐</td><td>☐</td><td>☐</td><td></td><td></td></tr>
<tr><td>酸素ボンベの残量不足</td><td>☐</td><td>☐</td><td>☐</td><td></td><td></td></tr>
<tr><td rowspan="3">その他</td><td>搬送前準備不足</td><td rowspan="3"></td><td>☐</td><td>☐</td><td>☐</td><td></td><td></td></tr>
<tr><td></td><td>☐</td><td>☐</td><td>☐</td><td></td><td></td></tr>
<tr><td></td><td>☐</td><td>☐</td><td>☐</td><td></td><td></td></tr>
</table>

解説 人工呼吸器使用中の ICU 患者を搬送用人工呼吸器を用いて院内搬送するときに，人工呼吸患者搬送時確認表（表1）をチェックリストとして使用している．搬送メンバーは医師（集中治療医±担当科医師），看護師，臨床工学技士の各1名以上とし，運用は以下の通りである．

医師：搬送前・中・後のイベント事象を把握し，イベント事象が起こった際はその内容を記載

看護師：搬送前後における物品・ライン・薬・モニタ・機器を確認し，チェック

臨床工学技士：確認表に倣った搬送前後における物品・機器・患者状況を確認し，チェック

背景 重症患者の院内搬送におけるイベント事象発生は約45％であり，酸素化悪化・事故抜管・中心静脈カテーテル抜去・血圧変動などが起こりうる[1,2]．そのうち患者へ深刻な影響を与えた重大事象は約17％を占める[1]．

人工呼吸患者搬送時確認表は，搬送前後の確認項目欄とイベント事象記載欄の2部構成となっている．確認項目欄としては，搬送前後の準備や動作を看護師と臨床工学技士が行うため，職種ごとのフレームワークにそった確認項目を搬送前と後で時系列順に設定した．イベント事象欄については，搬送前・中・後の3区分の選択欄を作ることで，いつイベント事象が発生したかわかるようになっている[2,3]．さらに自由記載欄を設けることによって，状況や対応など細かく記載できるよう工夫した．運用は，搬送前後で看護師と臨床工学技士が記入し，最後に医師がイベント事象を確認・記載することとし，相互確認により把握漏れを防止できるようにした．

文献
1) Parmentier-Decrucq E, Poissy J, Favory R, et al. Adverse events during intrahospital transport of critically ill patients: incidence and risk factors. Ann Intensive Care. 2013; 3: 10.
2) Brunsveld-Reinders AH, Arbous MS, Kuiper SG, et al. A comprehensive method to develop a checklist to increase safety of intra-hospital transport of critically ill patients. Crit Care. 2015; 19: 214.
3) Jarden RJ, Quirke S. Improving safety and documentation in intrahospital transport: development of an intrahospital transport tool for critically ill patients. Intensive Crit Care Nurs. 2010; 26: 101-7.

〈井上 愛　内野滋彦　瀧浪將典〉

6. 呼吸

7. VAP バンドル

表1　VAP バンドル 》》

a. 手指衛生を確実に実施する
b. 人工呼吸器回路を頻回に交換しない
c. 適切な鎮静・鎮痛をはかる．特に過鎮静を避ける
d. 人工呼吸器からの離脱ができるかどうか，毎日評価する
e. 人工呼吸中の患者を仰臥位で管理しない：禁忌でなければ最低 30°
f. 消化性潰瘍予防
g. 深部静脈血栓症予防
h. カフ上部吸引

a) 手指衛生を確実に実施する

　手洗い・手指衛生は，すべての院内感染から医療従事者および患者を守るための基本的な手段である．人の手を媒介した病原菌の水平伝播が，人工呼吸器関連肺炎（VAP）をはじめとする病院内感染の一要素となりえる．確実な手洗い・手指衛生の履行により，これを回避する．

(1) すべての医療従事者および患者家族は，以下の場合に手洗いを行う．
　　①患者診療区域に入る前
　　②患者に接触する前
　　③患者体液・分泌物に触れたあと
　　④患者から離れたあと
　　⑤患者診療区域から出たあと
(2) 医療従事者は呼吸回路の接触前後にも手洗いを行う．
(3) 目に見える汚れがなければ，流水と石けんの代わりに速乾式アルコール製剤を使用する．
(4) 目に見える汚れがある場合，流水と石けんを用いた手洗いを行う．
(5) 患者ベッドサイドの利用しやすい位置に，手洗い製剤を配備する．

b) 人工呼吸器回路を頻回に交換しない

　人工呼吸器回路を開放させると，回路内腔を通じた下気道汚染の危険性が高まる．定期的な回路交換は，VAP 発生率を高くする．

(1) 回路は，患者毎に交換する．
(2) 回路は，目に見える汚れや破損がある場合に交換する．
(3) 定期的な回路交換を禁止するものではないが，7日未満での交換は推奨し

ない.

(4) 回路内にたまった水滴は，発見したとき，あるいは体位交換前に無菌的な手技で除去する.

c) 適切な鎮静・鎮痛をはかる．特に過鎮静を避ける

人工呼吸中には鎮静・鎮痛薬を適切に用いる．過鎮静は人工呼吸期間延長の原因となり，VAP の発生頻度を増す.

〈実施方法〉

(1) 鎮静スケールとしては Richmond Agitation-Sedation Scale（RASS）の使用を推奨する.

(2) RASS のスコアは−2〜0 となるように投与量を調節する.

(3) カルテ（看護記録など）に，鎮静・鎮痛薬の使用状況と，鎮静評価の記載欄を設ける.

d) 人工呼吸器からの離脱ができるかどうか，毎日評価する

気管挿管は VAP のリスク因子である．気管挿管期間を短縮するために，

(1) 人工呼吸器からの離脱手順（プロトコル）を定めて定期的に評価を行う

(2) 自発呼吸トライアル（spontanenous breathing trial: SBT）を用いて 1 日 1 回離脱の可能性を検討する.

e) 人工呼吸中の患者を仰臥位で管理しない: 禁忌でなければ最低 30°

仰臥位で患者を管理すると，胃内容物が口腔咽頭に逆流し，VAP の発症率が増加する．ベッドの頭位を上げる体位は，仰臥位と比較して VAP 発生率を低下させる.

〈実施方法〉

禁忌でない限り，頭位を上げる．30°を 1 つの目安とする．医療スタッフがベッドの頭位を定期的に観察する.

(1) 担当看護師は決められた時間に頭位挙上状況をカルテ（看護記録など）に記録する.

(2) 定期的に頭位挙上実施状況を医療スタッフ全員で協議・評価し，共有する.

(3) 経管栄養剤の注入中は確実に実施する.

①経胃栄養の場合，胃の残渣量が増えないような栄養剤投与計画を考慮する.

②胃の残渣が多い場合や逆流の危険性が高い場合，胃蠕動亢進薬（メトク

ロプラミド 10 mg iv, 2 〜 4 回/日）の投与も行う．また，経十二指腸
あるいは経小腸栄養を考慮する．

f）消化性潰瘍予防

PPI, H_2 ブロッカー, スクラルファートいずれかを使用．

g）深部静脈血栓症予防

禁忌がなければヘパリン（カプロシン®0.1 〜 0.2 mL 皮下注× 2）投与．
早期離床．

h）カフ上部吸引

カフ上部吸引付き挿管チューブの使用を推奨．

参考文献

1) 日本集中治療医学会 ICU 機能評価委員会 . 人工呼吸関連肺炎予防バンドル．2010 改訂版.

〈松尾耕一　讃井將満〉

6. 呼吸

8. 人工呼吸器離脱プロトコル (1)

図1　人工呼吸器離脱プロトコル

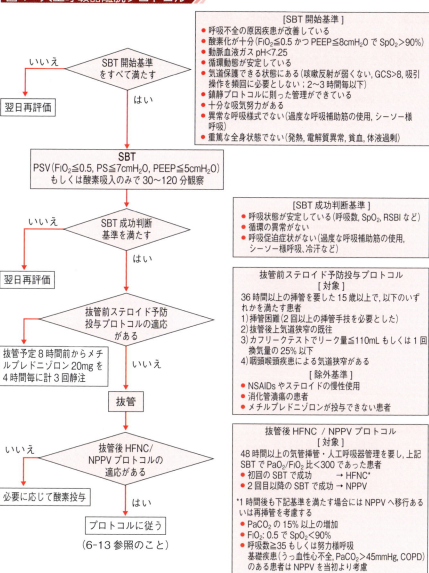

SBT: spontaneous breathing trial, PSV: pressure support ventilation, RSBI: rapid shallow breathing index, HFNC: high flow nasal cannula, NPPV: non-invasive positive pressure ventilation

解説 人工呼吸は肺炎，過鎮静，ICU-AW などのリスクとなるため早期に離脱することが望ましい．このプロトコルは適切な時期に人工呼吸を離脱することを目的としている．

背景 人工呼吸離脱が遅れると，患者の不快感，合併症，医療コスト，死亡率が上昇する．系統立てて人工呼吸器離脱可能について評価することは，人工呼吸期間を短縮するために重要である．

本プロトコルは，1）人工呼吸離脱を試みるべきか否かを客観的に判断するための自発呼吸トライアル（spontaneous breathing trial: SBT）開始基準，2）抜管後に起こり得る気道や呼吸の問題に対する予防策〔抜管前ステロイド，抜管後呼吸サポート：経鼻高流量酸素療法（HFNC）/ 非侵襲的陽圧換気法（NPPV）〕，を重視して作成した．

参考文献

1) MacIntyre NR, Cook DJ, Ely EW Jr, et al. Evidence-based guidelines for weaning and discontinuing ventilatory support: a collective task force facilitated by the American College of Chest Physicians; the American Association for Respiratory Care; and the American College of Critical Care Medicine. Chest. 2001; 120: 375S-95S.
2) Girard TD, Kress JP, Fuchs BD, et al. Efficacy and safety of a paired sedation and ventilator weaning protocol for mechanically ventilated patients in intensive care (Awakening and Breathing Controlled trial): a randomised controlled trial. Lancet. 2008; 371: 126-34.
3) Ely EW, Baker AM, Dunagan DP, et al. Effect on the duration of mechanical ventilation of identifying patients capable of breathing spontaneously. N Engl J Med. 1996; 335: 1864-9.

〈島谷竜俊　志馬伸朗〉

低い再挿管率を保ちながら可及的に人工呼吸期間を減らす（早期に抜管する）ことは，人工呼吸患者の合併症軽減 / 転帰改善に重要である．自発呼吸テスト（SBT）に，自発覚醒テスト（SAT）を組み合わせる手法が一般的である．抜管失敗を回避する予防手段と上手く組み合わせて適用したい．

6. 呼吸

9. 人工呼吸器離脱プロトコル（2）

1）ウィーニングの用語と概念

ウィーニング：患者が人工呼吸を開始後に，呼吸器から離脱をしていくプロセスである．

ウィーニングの方法

(1) SAT: spontaneous awaking trial
- 鎮静薬を中止または減量し，覚醒が得られるか評価する試験
- 麻薬などの鎮痛薬は中止せずに継続し，人工呼吸による苦痛を最小限にする．観察時間：30分から4時間程度
- 鎮静スケールを用いて覚醒の程度を評価する．

(2) SBT: spontaneous breathing trial
- 自発呼吸が適切に得られるかを評価する試験
- 自発呼吸による呼吸機能が十分であれば，抜管へ移行する．
- 人工呼吸器を装着したまま，CPAPモードへ変更し，$F_1O_2 < 0.5$，$PS \leqq 5$ cmH_2O，$PEEP \leqq 5\,cmH_2O$ の条件とするか，Tピースへ変更する．この設定のまま観察し，呼吸状態が適切かどうか評価する．
- 観察は2時間以内とし，最初の30分間では必ず評価を行う．

(3) その他のウィーニング法
- PS（pressure support）のサポートを徐々に下げていく．
- IMV（intermittent mechanical ventilation）の回数を減らしていく．

ウィーニングプロトコル （図1，2，表1，2）
- 鎮静の中止や自発呼吸トライアルをシステマチックに行うためのプロトコル
- 医師以外でも使用可能で，自発呼吸トライアルの成功条件や抜管の条件をチェックする．
- プロトコルの使用によって，人工呼吸期間の短縮が期待できる．

メモ）Rapid shallow breathing index（RSBI）

$$= 呼吸回数（rpm）÷一回換気量（L）$$

自発呼吸トライアル30分後に測定されたRSBIが105以上は高い感度，特異度でSBT失敗を予測できる[1]．

JCOPY 498-06692

103

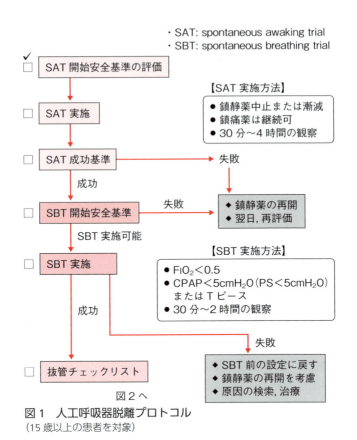

図1 人工呼吸器脱離プロトコル
(15歳以上の患者を対象)

表1 抜管直後のチェックリスト表

項目	抜管前	直後	15分後	30分後	45分後	60分後	120分後
呼吸数							
SpO_2							
心拍数							
血圧							
意識							
呼吸様式							
血液ガス							

低リスク群では異常を認めた際に,高リスク群,超高リスク群では抜管後30分の時点で動脈血液ガス分析による評価を行う.

✓ | □SAT 成功　　　　　　　□SBT 成功

評価: 抜管後気道狭窄の危険因子

以下の危険因子が 1 つでもある場合は, カフリークテストを行う
　□長期挿管＞3 日　□女性　□大口径の気管チューブ　□挿管操作に難渋した　□外傷
　　　　　　　　　　　（男性: ≧ID 8.0　女性: ≧ID 7.0）

カフリークテスト陽性: カフあり VT－カフなし VT＜110mL

評価: 再挿管の危険因子

抜管リスクの分類			

以下の危険因子が 1 つでもある
　□気道確保困難の既往
　□カフリークテスト陽性
　□気道アクセス制限
　□頸椎手術＞3 椎体
　□＋5 時間以上 or
　　出血量＞300mL
　　後頭蓋窩病変
　□BMI≧40kg/m^2

以下の危険因子が 2 つ以上ある
　□十分な咳漱反射なし
　□頻回な気管吸引(2 時間 1 回以上)
　□頻回な口腔内吸引
　□SBT 失敗＞3 回
　□意識障害(GCS＜10)
　□慢性閉塞性肺疾患
　□慢性心不全
　□慢性腎不全(維持透析)

危険因子なし

抜管前評価

超高リスク群
　□ステロイド投与
　抜管 12 時間前から 4 時間毎に
　メチルプレドニゾロン 20mg 投与
　□予防的 NPPV
　□抜管時 TE 使用
　□気道困難用カートの準備
　□緊急気道確保の周知
　□呼吸理学療法・排痰促進

高リスク群
　□予防的 NPPV
　□抜管時 TE 使用
　□気道困難用カートの準備
　□呼吸理学療法・排痰促進

低リスク群

抜管

　□医療従事者間の明確な情報伝達・綿密なモニタリング
　□抜管後 1 時間は 15 分毎に以下の項目を評価する
　　呼吸数・心拍数・血圧・SpO$_2$・意識状態・呼吸パターン
　□動脈血液ガス分析→高リスク・超高リスク群: 抜管後 30 分の時点

図 2　抜管チェックリスト

VT: 一回換気量
NPPV: 非侵襲的換気
TE: チューブエクスチェンジャー

表2 人工呼吸器離脱プロトコル 基準一覧

SAT 開始基準

☐ 痙攣，アルコール離脱症状のため鎮静薬を持続投与中
☐ 興奮状態が持続し，鎮静薬の投与量が増加している
☐ 筋弛緩薬を使用している
☐ 24 時間以内の心筋虚血
☐ 頭蓋内圧の上昇
☐ 医師の判断

SAT 成功基準

①②ともにクリアできた場合を「成功」
① RASS：− 1 〜 0
② 鎮静薬を中止して 30 分以上過ぎても次の状態とならない
　☐ 興奮状態
　☐ 持続的な不安状態
　☐ 鎮痛薬を投与しても痛みをコントロールできない
　☐ 頻呼吸（呼吸数≧ 35 回 / 分，5 分間以上）
　☐ SpO$_2$ ＜ 90％が持続し対応が必要
　☐ 新たな不整脈

SBT 開始安全基準

①〜④をすべてクリアした場合「SBT 実施可能」
① 酸素化が十分である
　☐ FiO$_2$ ≦ 0.5 かつ PEEP ≦ 8 cmH$_2$O のもとで，SpO$_2$ ＞ 90％
② 血行動態が安定している
　☐ 急性の心筋虚血がない
　☐ 心拍数≦ 140
　☐ 昇圧薬に依存している（DOA > 5 γ，DOB > 5 γ，NAD > 0.05 γ）
③ 十分な吸気努力がある
　☐ 一回換気量＞ 5mL/kg
　☐ 分時換気量＜ 15L/ 分
　☐ Rapid shallow breathing index（1 分間の換気回数 / 一回換気量 L）＜ 105/min/L
　☐ 呼吸性アシドーシスがない（pH ＞ 7.25）
④ 異常呼吸パターンを認めない
　☐ 呼吸補助筋の過剰な使用がない
　☐ シーソー呼吸（奇異性呼吸）がない
⑤ 全身状態が安定している
　☐ 発熱がない
　☐ 重篤な電解質異常を認めない
　☐ 重篤な貧血を認めない
　☐ 重篤な体液過剰を認めない

SBT 成功の基準

☐ 呼吸数＜ 30 回 / 分
☐ SpO$_2$ ≧ 94％，PaO$_2$ ≧ 70 mmHg
☐ 心拍数＜ 140 bpm，新たな不整脈や心筋虚血の徴候を認めない
☐ 過度の血圧上昇を認めない
☐ 以下の呼吸促迫の徴候を認めないかを確認する（SBT 前の状態と比較する）
　1. 高度な呼吸補助筋の使用
　2. シーソー呼吸（奇異性呼吸）
　3. 冷汗
　4. 重度の呼吸困難感，不安感，不穏状態

Richmond agitation-sedation-scale（RASS）

スコア	状態	臨床症状
＋ 4	闘争的，好戦的	明らかに好戦的，暴力的，医療スタッフに対する差し迫った危険がある
＋ 3	非常に興奮した過度の不穏状態	攻撃的，チューブ類またはカテーテル類を自己抜去する
＋ 2	興奮した不穏状態	頻繁に非意図的な体動があり，人工呼吸器に抵抗性を示しファイティングが起こる
＋ 1	落ち着きのない不安状態	不安で絶えずそわそわしている，しかし動きは攻撃的でも活発でもない
0	覚醒，静穏状態	意識清明で落ち着いている
− 1	傾眠状態	完全に清明ではないが，呼びかけに 10 秒以上の開眼およびアイコンタクトで応答する
− 2	軽い鎮静状態	呼びかけに開眼し 10 秒未満のアイコンタクトで応答する
− 3	中等度鎮静状態	呼びかけに体動または開眼で応答するが，アイコンタクトなし
− 4	深い鎮静状態	呼びかけに無反応，しかし身体刺激で体動または開眼する
− 5	昏睡	呼びかけにも身体刺激にも無反応

*抜管後喉頭浮腫（post extubation pharyngeal edema）

　抜管後，30分以内に発生し，気道閉塞へ陥る致死的な合併症．女性が危険因子となり，予測にはカフリークテストが有効とされる．予防策として，予定抜管12時間前からのステロイド投与がある．

2) 自発呼吸トライアル

a) SAT（spontaneous awaking trial）とSBTの手法

(1) SATの前提条件

以下の状態に<u>ない</u>ことを確認する．

- □ 痙攣，アルコール離脱症状のため鎮静薬を持続投与中
- □ 興奮状態が持続し，鎮静薬の投与量が増加している．
- □ 筋弛緩薬を使用している．
- □ 24時間以内の心血管イベント
- □ 頭蓋内圧の上昇
- □ 医師が適切でないと判断

(2) SAT成功基準

1項目でも該当する場合は「失敗」として翌日再評価とする．

- □ RASS：－1〜0
- □ 口頭指示で開眼や動作が容易に可能である．

鎮静薬を中止して30分以上過ぎても，以下の状態とならない．

- □ 興奮状態
- □ 持続的な不安状態
- □ 鎮痛薬を投与しても痛みをコントロールできない．
- □ 頻呼吸（呼吸数≧35回/分，5分間以上）
- □ $SpO_2 < 90\%$が持続し対応が必要
- □ 新たな不整脈

(3) SBT実施の条件

　原疾患の改善を認め，①〜⑤をすべて満たした場合，SBTを行う．それ以外はSBTを行う準備ができていないと判断し，その原因を同定し対策を講じたうえで，翌日再度の評価を行う．

- ● SBT実施の条件（チェックリスト）

①酸素化が十分である.
　□ $F_IO_2 \leqq 0.5$ かつ PEEP $\leqq 8\,cmH_2O$ のもとで $SpO_2 > 90\%$
②血行動態が安定している.
　□急性の心筋虚血，重篤な不整脈がない.
　□心拍数 $\leqq 140\,bpm$
　□昇圧薬に依存している（DOA $> 5\,\mu g/kg/min$，DOB $> 5\,\mu g/kg/min$，NAD $> 0.05\,\mu g/kg/min$）
③十分な吸気努力がある.
　□一回換気量 $> 5\,mL/kg$
　□分時換気量 $< 15\,L/min$
　□ Rapid shallow breathing index〔1 分間の換気回数 / 一回換気量（L）〕$< 105/min/L$
　□呼吸性アシドーシスがない（pH > 7.25）.
④異常呼吸パターンを認めない.
　□呼吸補助筋の過剰な使用がない.
　□シーソー呼吸（奇異性呼吸）がない.
⑤全身状態が安定している.
　□発熱がない.
　□重篤な電解質異常を認めない.
　□重篤な貧血を認めない.
　□重篤な体液過剰を認めない.

(4) SBT の方法と評価

① SBT の方法

　吸入酸素濃度 50％以下で，CPAP $\leqq 5\,cmH_2O$（PS $\leqq 5\,cmH_2O$）または T ピース 30 分間〜 120 分間継続

　以下の基準で評価する.

　耐えられなければ，SBT 前の条件設定に戻し，失敗の原因について検討し，対策を講じる.

② SBT 成功の基準（チェックリスト）

　□呼吸数 < 30 回 / 分
　□ $SpO_2 \geqq 94\%$，$PaO_2 \geqq 70\,mmHg$
　□心拍数 $< 140\,bpm$，新たな不整脈や心筋虚血の徴候を認めない.

□過度の血圧上昇を認めない.

□以下の呼吸促迫の徴候を認めない（SBT 前の状態と比較する）.

 1. 高度な呼吸補助筋の使用

 2. シーソー呼吸（奇異性呼吸）

 3. 冷汗

 4. 重度の呼吸困難感，不安感，不穏状態

3）抜管前条件

 SAT，SBT に成功したら，再挿管のリスクや抜管後気道狭窄のリスクを評価したうえで，抜管する.

（1）抜管後気道狭窄の評価

 抜管前にチューブを抜去後に，上気道の浮腫や狭窄が発生する危険性があるかを評価する．次のような要因に当てはまるようであれば，カフリークテストを行う.

● カフリークテストを行うべき対象

□長期挿管（> 3 日）

□女性

□大口径の気管チューブ

□外傷

大口径の気管チューブの目安としては，男性 ≧ ID8.0，女性 ≧ ID7.0.

（2）カフリークテストの手順と評価

 カフリークテスト：気管チューブのカフを入れた状態の一回換気量（Vt1）と，カフを抜いた状態の一回換気量（Vt2）を測定し，「Vt1 − Vt2」を算出することにより，上気道の通り具合を予測する．上気道狭窄を認める場合は，この値は小さくなる.

● カフリークテスト（チェックリスト）

□誤嚥を防ぐため，口腔内吸引，気管吸引を十分に行う.

□調節呼吸（A/C: assist control）とする.

□カフを入れた状態で吸気呼気の Vt1 を人工呼吸モニターを用いて測定・
 記録する.

□気管チューブのカフを抜く.

□患者の呼吸状態が安定したところで，連続 6 呼吸サイクルの呼気 Vt を人

工呼吸モニターを用いて計測・記録する.

□上記の値の低いほうから 3 測定値の平均値 Vt2 を算出する.

□カフリークボリューム「Vt1 − Vt2」を算出する.

● 評価基準

カフリークボリューム $\leqq 110\,mL$ ＝カフリーク陽性→上気道浮腫が存在する.

陽性時の対処: 抜管を延期，ステロイド投与，後日再度カフリークテストを行う.

(3) 再挿管の危険因子についての評価

抜管後の再挿管を要する呼吸不全の発生に関する危険因子

①「超ハイリスク群」

次の危険因子が 1 つでもあてはまる場合（チェックリスト）

□気道確保困難の既往

□カフリークテスト陽性

□気道アクセス制限

□頸椎手術後の可動制限あり

□後頭蓋窩病変

□ BMI $\geqq 40\,kg/m^2$

②「ハイリスク群」

次の危険因子が 1 つでもあてはまる場合（チェックリスト）

□十分な咳嗽反射なし

□頻回な気管吸引（2 時間 1 回以上）

□頻回な口腔内吸引

□ SBT 失敗＞ 3 回

□意識障害（GCS ＜ 10）

□慢性閉塞性肺疾患

□慢性心不全

□慢性腎不全（維持透析）

③危険因子がない場合は，「低リスク群」とみなし，最低限，再挿管準備をしてから抜管する.

4）抜管前物品準備

● リスクに応じた抜管前物品の準備

「超ハイリスク群」での準備（チェックリスト）

□ステロイド投与：抜管 12 時間前から 4 時間毎にメチルプレドニゾロン 20 mg 投与

□予防的非侵襲的陽圧換気

□チューブエクスチェンジャー

□気道困難用カートの準備

□緊急気道確保のための周知：外科医への連絡

□呼吸理学療法・排痰促進

「ハイリスク群」での準備（チェックリスト）

□予防的非侵襲的陽圧換気

□チューブエクスチェンジャー

□気道困難用カートの準備

□呼吸理学療法・排痰促進

● 抜管後の評価

① 抜管に際し医療従事者間で明確な情報伝達を行う.

② 抜管は医師が行い，看護師は抜管補助，抜管後の評価を行う.

③ 抜管後は綿密な呼吸循環モニタリングを行う.

④ 抜管後，24 ～ 72 時間は再挿管の可能性を念頭におく.

　低リスク群では異常を認めた際に，高リスク群，超高リスク群では抜管後 30 分の時点で動脈血液ガス分析による評価を行う.

*喉頭浮腫の予防

　抜管後の喉頭浮腫の予防として，ステロイド投与が試みられる. 小児では確立された予防策といえるが，成人では十分なエビデンスはまだない. 予定抜管 12 時間前からメチルプレドニゾロン 20 mg を 4 時間毎に投与する.

*経管栄養は中止すべきか

　経管栄養は，抜管に際し，2 時間前から中止する. 抜管の際は，常に再挿管のリスクを考慮し，予定抜管の場合は経管栄養は中止する. 中止できていない場合，胃管を用いて適切に胃内容物を排出しておく.

*気管切開の適応と時期

　気管切開の適応

□長期（2 週間）人工呼吸の場合

□頭頸部の異常により気道確保を要する場合

気管切開を行うタイミングが，肺炎合併率，入院期間，ウイーニング成功，長期予後に影響を及ぼすかは明らかではない．早期（おおむね1週間以内）に行うことにより，人工呼吸期間が短縮することが示唆されるが，最近では否定的な見解が多い．気管切開のタイミングについては，明確に推奨できるエビデンスはなく，個々の患者毎で判断する．当センターでは外傷患者が多いため，急性期を乗り切れば速やかによくなることが予想され，早期気管切開には積極的である．

　表3のような場合では，5日以内であっても気管切開を考慮してもよい．

表3　外傷患者における長期人工呼吸予測スコア

項目	スコア
年齢≧75歳	4点
筋弛緩薬持続使用	6点
胸郭外傷	3点
大量輸血	3点
ARDS	4点

カットオフ値＝7点　（感度＝80.0%，特異度＝72.6%）

AUC＝0.863（95% CI: 0.80-0.91）p＜0.01（自施設データ）

文献

1)　Meade M, Guyatt G, Cook D, et al. Predicting success in weaning from mechanical ventilation. Chest. 2001; 120（6 suppl）: 400-24S.

〈齋藤伸行〉

コメント

　前項同様に，血行動態安定の指標やSBT成功基準の閾値である心拍数140 bpm，分時換気量15 L/minや，SAT成功基準の閾値としての呼吸数35 rpmは，ある患者によっては危険な閾値となるかもしれない．患者の普段の心拍数によっては，≦100bpmあるいは≦120bpmなどが適している場合もあると考えられる．また，分時換気量の閾値を＜10L/min，呼吸数の閾値を30 rpmとするエキスパートも存在する．数字だけにとらわれず個々の患者の状態や経過にも配慮した判断が必要である．

6. 呼吸

10. 人工呼吸器離脱プロトコル（3）

図1　人工呼吸器離脱プロトコル

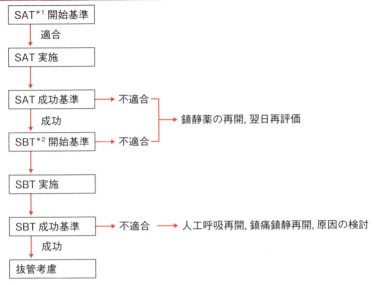

*¹SAT：Spontaneous Awakening Trial
*²SBT：Spontaneous Breathing Trial

SAT 開始基準 　以下に該当しない．
- 興奮状態が持続し，鎮静薬の投与量が増加している
- 筋弛緩薬を使用している
- 24 時間以内の新たな不整脈や心筋虚血の徴候
- 痙攣，アルコール離脱症状のため鎮静薬を持続投与中
- 頭蓋内圧の上昇
- 医師の判断で SAT を見合わせる場合

SAT 成功基準 　①②ともにクリアできた場合を「成功」，できない場合は「不適合」として翌日再評価．
① RASS：$-1 \sim 0$
　口頭指示で開眼や動作が容易に可能
② 鎮静薬を中止して 30 分以上過ぎても以下の状態とならない
- 興奮状態

- 持続的な不安状態
- 鎮痛薬を投与しても痛みをコントロールできない
- $SpO_2 < 90\%$が持続し対応が必要
- 新たな不整脈

SBT 開始基準 ≫ 原疾患が改善または改善傾向で，以下をクリアできた場合 SBT を開始

①酸素化が十分
- $F_IO_2 \leqq 0.5$ かつ $PEEP \leqq 8\,cmH_2O$ のもとで $SpO_2 > 90\%$

②血行動態が安定
- 急性の心筋虚血，重篤な不整脈がない
- 心拍数 $\leqq 140\,bpm$
- 昇圧薬の使用について少量は容認する（$DOA \leqq 5\,\mu g/kg/min$, $DOB \leqq 5\,\mu g/kg/min$, $NAD \leqq 0.05\,\mu g/kg/min$）

③十分な吸気努力がある
- 一回換気量 $> 5\,mL/kg$
- 分時換気量 $< 15\,L/min$
- Rapid shallow breathing index（1分間の呼吸回数 / 一回換気量 [L]）< 105 回 $/min/L$
- 呼吸性アシドーシスがない（$pH > 7.25$）

④異常呼吸パターンを認めない
- 呼吸補助筋の過剰な使用がない
- シーソー呼吸（奇異性呼吸）がない

⑤全身状態が安定している
- 発熱がない
- 重篤な電解質異常を認めない
- 重篤な貧血を認めない
- 重篤な体液過剰を認めない

SBT の方法と評価 ≫

① SBT の方法

患者が以下の条件に耐えられるかどうかを 1 日 1 回評価

条件：吸入酸素濃度 50％以下の設定で，$CPAP \leqq 5\,cmH_2O$（$PS \leqq 5\,cmH_2O$）または T ピース 30 分間継続し，以下の基準で評価する（120 分以

上は継続しない). 耐えられなければ, SBT 前の条件設定に戻し, 不適合の原因について検討し, 対策を講じる.

② SBT 成功基準

- 呼吸数 < 30 rpm
- 開始前と比べて明らかな低下がない（たとえば $SpO_2 \geqq 94\%$, $PaO_2 \geqq 70\,mmHg$）
- 心拍数 < 140bpm, 新たな不整脈や心筋虚血の徴候を認めない
- 過度の血圧上昇を認めない
- 以下の呼吸促迫の徴候を認めない（SBT 前の状態と比較する）
  - ・呼吸補助筋の過剰な使用がない
  - ・シーソー呼吸（奇異性呼吸）
  - ・冷汗
  - ・重度の呼吸困難感, 不安感, 不穏状態

抜管 ▶▶ SAT, SBT に成功したら, 抜管後上気道狭窄や再挿管のリスクを評価した上で, 抜管する.

抜管後上気道狭窄の評価 ▶▶ チューブを抜去後に上気道の浮腫や狭窄が発生するリスクがあるか事前に評価する. 以下の危険因子が存在する場合には, 抜管後上気道狭窄の発生に備える. 危険因子の存在が明白, あるいは複数存在する場合には, カフリークテストなどにより危険性を評価する.

- 長期挿管（> 48 時間）
- 女性
- 大口径の気管チューブ
- 挿管困難
- 外傷症例, など

〈上気道狭窄が疑われる場合の事前対応〉

- 頭部挙上
- 利尿薬による浮腫の軽減
- ステロイド投与（メチルプレドニゾロン 20 mg を抜管予定 12 時間前から 4 時間毎に）
- チューブエクスチェンジャーの使用
- NPPV の準備

参考文献
1) 日本集中治療医学会, 日本呼吸療法医学会, 日本クリティカルケア看護学会. 人工呼吸離脱に関する3学会合同プロトコル.
2) François B, Bellissant E, Gissot V, et al. 12-h pretreatment with methylprednisolone versus placebo for prevention of postextubation laryngeal oedema: a randomised double-blind trial. Lancet. 2007; 369: 1083-9.

〈松尾耕一　讃井將満〉

　血行動態安定の指標やSBT成功基準の閾値としての心拍数140 bpm, 分時換気量15 L/min は, ある患者によっては危険な閾値となるかもしれない. 患者の普段の心拍数によっては, ≦100bpm あるいは≦120 bpm などが適している場合もあると考えられる. また, 分時換気量の閾値を＜10 L/min とするエキスパートも存在する. 提示された数字はあくまで目安であり, 個々の患者の状態や経過にも配慮した判断が必要である.

6. 呼吸

11. 抜管

図1 抜管のプロトコル

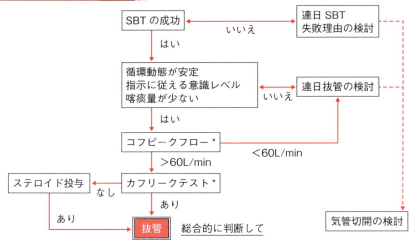

＊症例毎にリスクを考慮して施行

【コフピークフロー (cough-peak flow)】[1)]
　指示に従って，または吸引刺激で咳嗽を誘発
　呼気流速：カットオフ値：60 L/min
【カフリークテスト (cuff-leak test)】[2)]
　事前に気管内・カフ上部・口腔内を吸引
　測定方法：吸気一回換気量を測定しカフを抜いた状態での6回の呼吸サイクルのうち換気量の少ないもの3回の平均値を呼気一回換気量とする
　吸気一回換気量－呼気一回換気量 <110 mL でリーク（－）
【喉頭浮腫に対するステロイド投与方法】[3)]
　抜管予定時刻の12時間前から開始
　メチルプレドニゾロン 20 mg を4時間毎に投与
　最終投与の直後に抜管

解説 抜管の大前提は挿管を必要とした病態が改善していること，呼吸器ウィーニングが完了し自発呼吸トライアル（SBT: spontaneous breathing trial）に成功していることである．次に循環動態が安定していること，簡単な指示動作が行える程度の意識であること，喀痰量が少ないことが重要である．こ

の時点で総合的に判断して抜管することも可能であるが，症例によっては咳嗽・喀痰排出の程度を調べるためのコフピークフローの測定，喉頭浮腫の有無を調べるためのカフリークテストを施行する．リークが認められない場合はステロイド投与を行った上で翌日以降に再度総合的に判断する．抜管ができなかった場合はその原因を考え連日抜管を検討する．病態によっては時期を逸しないために気管切開の必要性を検討する．

背景 抜管後の再挿管は院内死亡率の増加，ICU滞在・入院期間の延長など重要な予後・転帰の悪化が多数報告されている[4]．一方で長期の挿管は肺炎を増加させるといったデメリットがある[5]．抜管のタイミングは予後に直結する可能性があり，プロトコルを用いた評価が重要である．

文献

1) Salam A, Tilluckdharry L, Amoateng-Adjepong Y, et al. Neurologic status, cough, secretions and extubation outcomes. Intensive Care Med. 2004; 30: 1334-9.
2) Pluijms WA, van Mook WN, Wittekamp BH, et al. Postextubation laryngeal edema and stridor resulting in respiratory failure in critically ill adult patients: updated review. Crit Care. 2015; 19: 295.
3) François B, Bellissant E, Gissot V, et al. Association des Réanimateurs du Centre-Ouest (ARCO). 12-h pretreatment with methylprednisolone versus placebo for prevention of postextubation laryngeal oedema: a randomised double-blind trial. Lancet. 2007; 369: 1083-9.
4) Epstein SK. Preventing postextubation respiratory failure. Crit Care Med. 2006; 34; 1547-8.
5) Sinuff T, Muscedere J, Cook DJ, et al. Canadian Critical Care Trials Group. Implementation of clinical practice guidelines for ventilator-associated pneumonia: a multicenter prospective study. Crit Care Med. 2013; 41: 15-23.

〈亀田慎也　内野滋彦　瀧浪將典〉

6. 呼吸

12. 抜管前ステロイド投与プロトコル

表1　抜管前ステロイド投与プロトコル

	抜管時のステロイド適応と投与方法
対象患者	36時間以上挿管管理が行われた15歳以上の患者で，以下の適応基準のいずれかを満たす者
適応基準	1）気管挿管時に挿管困難（2回以上の挿管企図） 2）抜管後上気道狭窄の既往 3）カフリーク量*：110 mL以下 or 一回換気量と比較し25％以下 4）咽喉頭疾患あり（上気道および頸部術後，上気道外傷・熱傷など）
除外患者	NSAIDsやステロイドの慢性使用患者，消化管潰瘍患者
投与方法	メチルプレドニゾロン（20 mg）×4時間毎，点滴静注（計60 mg） 抜管予定8時間前に投与開始すること

*測定方法：人工呼吸器設定PSVでカフをデフレートし，デフレート前後の呼吸（6回ずつ）を比較．エアーリークの確認のみでは不十分

抜管後（特に約1時間）は十分な経過観察を行うこと

NSAIDs: non-steroidal anti-inflammatory drugs, PSV: pressure support ventilation

解説　目的は抜管後上気道閉塞のリスクが高い患者に対して，予防的に抜管前にステロイド投与を行い，再挿管率を下げることである．対象患者は15歳以上の気管挿管患者で抜管が見込まれる患者．

背景　抜管後喉頭浮腫はICU滞在日数を増加させ[1]，人工呼吸期間の延長，医療コスト増大を引き起こす．その予防としてのステロイド投与が試みられている．抜管後喉頭浮腫のリスクが高い患者[2]に対して，ステロイド投与を行うことで，抜管後喉頭浮腫を予防することが期待される[3]．

　ただし，過去のRCTに用いられたステロイドの投与量や種類は様々であり，本プロトコルでは文献4）を参考に作成した．患者のなかには抜管延期となることもあり，不要なステロイド投与を防ぐため，8時間前からの投与開始としている．また，小児ではステロイドが再挿管を予防するという明確なエビデンスはなく，15歳以上を対象としている．

文献

1) Torres A, Gatell JM, Aznar E, et al. Re-intubation increases the risk of nosocomial pneumonia in patients needing mechanical ventilation. Am J Respir Crit Care Med. 1995; 152: 137-41.
2) Cavallone LF, Vannucci A. Extubation of the difficult airway and extubation failure. Anesth Analg. 2013; 116: 368-83.
3) Jaber S, Jung B, Chanques G, et al. Effects of steroids on reintubation and post-extubation stridor in adults: meta-analysis of randomised controlled trials. Crit Care 2009; 13: R49.
4) Francois B, Bellissant E, Gissot V, et al. 12-h pretreatment with methylprednisolone versus placebo for prevention of postextubation laryngeal oedema: a randomised double-blind trial. Lancet. 2007; 369: 1083-9.

〈京 道人　志馬伸朗〉

6. 呼吸

13. 抜管後 NPPV/HFNC 適用プロトコル

図1　抜管時の NPPV/HFNC 適用プロトコル

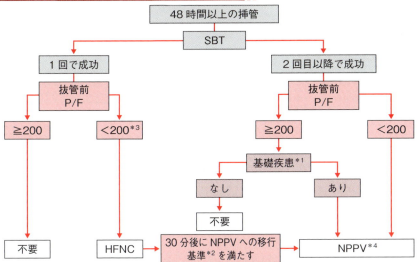

基礎疾患*1	緊急再挿管基準
① うっ血性心不全 ② $PaCO_2$ ＞45mmHg ③ COPD	① 心停止・徐脈・循環不全 ② 呼吸停止 ③ 鎮静でコントロールできない興奮 ④ 多量の誤嚥・気道分泌物の管理困難

NPPV への移行基準*2	NPPV からの再挿管基準
以下の項目を2つ以上満たす場合 ① $PaCO_2$ 45 mmHg 以上を伴う pH 7.35 以下のアシドーシス ② FiO_2 0.5 で SpO_2＜90％ が持続 ③ 呼吸数 35 回/分以上 ④ 努力様呼吸 ⑤ 意識消失 ※ HFNC, NPPV いずれも, FiO_2 0.6 を設定上限とする(FiO_2 0.6 で管理困難な場合は, 気管挿管等を検討. ただし緩和医療的適用時を除く)	1時間以上, 下記の大基準1つまたは小基準2つを満たす場合 **大基準** ① 呼吸性アシドーシス 　　($PaCO_2$ 45 mmHg 以上を伴う pH 7.35 以下のアシドーシス, 　　または抜管時より $PaCO_2$ が 15％ 以上増加) ② 低酸素血症(FiO_2 0.5 で SaO_2 90％ 以下) **小基準** ① 頻呼吸(抜管時より呼吸数 20％ 以上増加または 35 回/分以上) ② 努力様呼吸(呼吸補助筋の使用) ③ 重篤な呼吸困難感 ④ 喀痰分泌物排出困難

*3 P/F 比の域値についてはあくまで目安である
*4 最近では HFNC の適応が増えている

目的 挿管人工呼吸患者において，NPPV/HFNC を予防的に適用することで再挿管のリスクを減じうる．プロトコルの適用により，より安全かつ有効な NPPV/HFNC の適用に繋げ，再挿管率の低下，人工呼吸期間の短縮を目標とする．

対象 成人人工呼吸患者

このプロトコルのポイント NPPV/HFNC による呼吸補助を安全に適用し，抜管成功に導くとともに，再挿管のタイミングを遅らせないことを目的としている．1）過度のサポート条件にしないこと，2）導入早期（<1 時間）における観察と再挿管適用判断を行えること，を重視している．

参考文献

1) Thille AW, Boissier F, Ben-Chezala H, et al. Easily identified at-risk patients for extubation failure may benefit from noninvasive ventilation: a prospective before-after study. Crit Care. 2016; 20: 48.

2) Hernández G, Vaguero C, González P, et al. Effect of postextubation high-flow Nasal cannula vs conventional oxygen therapy on reintubation in low-risk patients: A randomized clinical trial. JAMA. 2016; 315: 1354-61.

3) Maggiore SM, Idone FA, Vaschetto R, et al. Nasal high-flow versus Venturi mask oxygen therapy after extubation. Effects on oxygenation, comfort, and clinical outcome. Am J Respir Crit Care Med. 2014; 190: 282-8.

4) Ferrer M, Sellarés J, Valencia M, et al. Non-invasive ventilation after extubation in hypercapnic patients with chronic respiratory disorders: randomised controlled trial. Lancet. 2009; 374: 1082-8.

5) Ferrer M, Valencia M, Nicolas JM, et al. Early noninvasive ventilation averts extubation failure in patients at risk: a randomized trial. Am J Respir Crit Care Med. 2006; 173: 164-70.

6) Ferrer M, Esquinas A, Arancibia F, et al. Noninvasive ventilation during persistent weaning failure: a randomized controlled trial. Am J Respir Crit Care Med. 2003; 168: 70-6.

〈志馬伸朗　京　道人〉

6. 呼吸

14. HFNC の適応と調整

図1 HFNC 適用プロトコル ≫

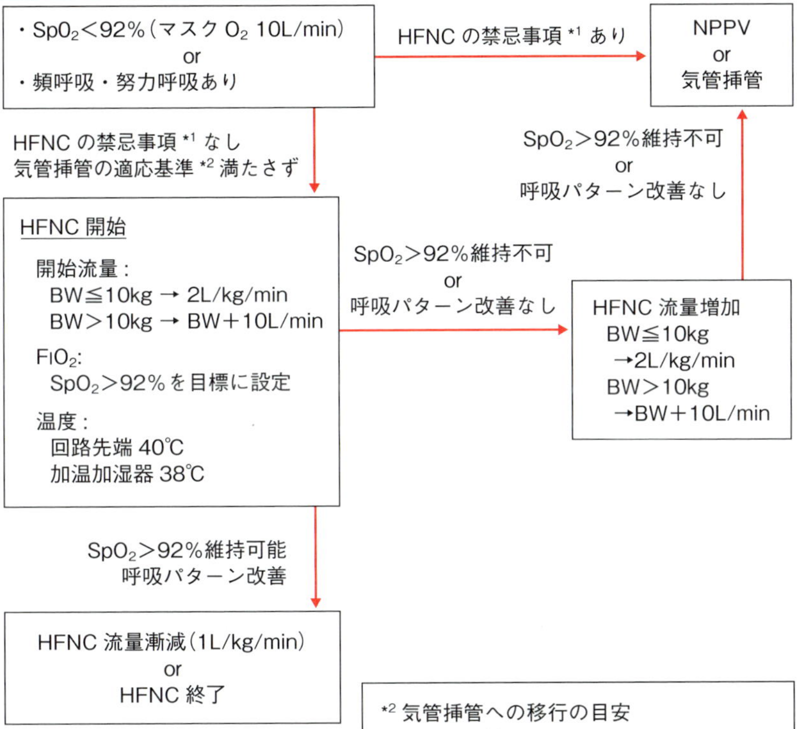

- ・SpO$_2$＜92%（マスク O$_2$ 10L/min）
  or
- ・頻呼吸・努力呼吸あり

→ HFNC の禁忌事項 [*1] あり →

**NPPV
or
気管挿管**

SpO$_2$＞92%維持不可
or
呼吸パターン改善なし

HFNC の禁忌事項 [*1] なし
気管挿管の適応基準 [*2] 満たさず

HFNC 開始

開始流量：
BW≦10kg → 2L/kg/min
BW＞10kg → BW＋10L/min

FiO$_2$：
SpO$_2$＞92% を目標に設定

温度：
回路先端 40℃
加温加湿器 38℃

→ SpO$_2$＞92%維持不可
or
呼吸パターン改善なし →

HFNC 流量増加
BW≦10kg
　→2L/kg/min
BW＞10kg
　→BW＋10L/min

SpO$_2$＞92%維持可能
呼吸パターン改善

**HFNC 流量漸減（1L/kg/min）
or
HFNC 終了**

[*2] 気管挿管への移行の目安
- ・5 分以上続く SpO$_2$＜90%
- ・PaCO$_2$＞45mmHg, pH＜7.35
- ・頻呼吸・努力呼吸の悪化
- ・大量の気管分泌物
- ・循環不全
- ・神経学的所見の悪化（GCS≦12）
　特に下線部を満たす場合は挿管を考慮する

[*1]HFNC 禁忌事項
- ・鼻腔狭窄 / 閉塞
- ・呼吸停止 / 調節障害
- ・神経学的所見の悪化
　　　　（GCS≦12）

6
・
呼
吸

目的 プロトコルの適応により，呼吸窮迫・呼吸不全にある小児に対して HFNC を適切に導入すること.

対象 呼吸窮迫・呼吸不全にある小児

プロトコルのポイント

- 低酸素血症が軽微でも努力呼吸が強い際は，早期から HFNC 導入を検討する.
- 高炭酸ガス血症を認める場合は，HFNC では管理不可能な可能性があり，早期から NPPV や気管挿管を検討する.
- HFNC 導入後は治療効果を反復評価し，反応が乏しければ，遅滞なく NPPV/ 気管挿管を導入する.

参考文献

1) Milesi C, Boudal M, Jacquot A, et al. High-flow nasal cannula: recommendations for daily practice in pediatrics. Ann Intensive Care. 2014; 4: 29.
2) Frat JP, Thille AW, Mercat A, et al. High-flow oxygen through nasal cannula in acute hypoxemic respiratory failure. N Engl J Med. 2015; 372: 2185-96.
3) Levy SD, Alladina JW, Hibbert KA, et al. High-flow oxygen therapy and other inhaled therapies in intensive care units. Lancet. 2016; 387: 1867-78.

〈林 健一郎〉

6. 呼吸

15. 小児 ECMO 導入マニュアル

適応

循環不全（V-A ECMO）

①心筋炎・心臓外科術後などの急性心不全のうち内科的治療に反応しない可逆的な病態
②内科的治療に抵抗する致死性不整脈
③その他の循環不全（敗血症性ショックなど）
④通常の CPR に反応しない院内心停止

呼吸不全（V-V ECMO）

① HFOV, NO 吸入，腹臥位を導入しても Oxygen Index $> 30 \sim 40$ の低酸素血症
②重炭酸を投与しても動脈血 pH < 7.15 * となる呼吸性アシドーシス
③ massive air leak

*循環不全を伴わなければ pH < 7.15 も許容し，ECMO 導入を行わないことも多い.

カニュレーション部位の選択

V-A ECMO

体重 < 20 kg：頸部

体重 $\geqq 20$ kg：大腿部（末梢側への送血も行う）

心臓外科術後など：経胸骨切開アプローチ

V-V ECMO

内頸静脈と大腿静脈

カテーテル径の選択 　目標とする流量に応じてカテーテルを選択する.

最大流量（mL/min）	体重（kg）	送血管（Fr）	脱血管（Fr）
350	～ 3	8	8
600	4 ～ 6	8	10
850	7 ～ 10	10	12
1000		12	12
1500	11 ～ 15	12	14
2000	16 ～ 20	14	18
2500	21 ～ 30	16	18
3000	31 ～ 40	16	20
3200		18	20
3700	41 ～ 50	18	22
4000		18	24
4300	51 ～	20	24
5000		20	28

初期設定》》 血液流量設定

V-A ECMO		V-V ECMO	
	流量（mL/kg/min）		流量（mL/kg/min）
新生児	120〜150	新生児〜学童	100（60〜150）
乳児	100		
幼児	100		
学童	80〜100		

供給ガス設定

血液流量：供給ガス流量 ＝ 1：1

$F_IO_2 = 1.0$（ただし，心停止蘇生後症例は高酸素血症を避ける）．

抗凝固療法》》 送脱血管挿入時にヘパリンを 100〜200 単位/kg を投与し，10 単位/kg/h で持続投与を開始する．1〜2 時間毎に ACT を測定し，180〜200 秒を目標に投与量を調節する．

解説》》 ECMO は小児の可逆的な重症循環不全・呼吸不全の治療手段の 1 つである．当院では＜適応＞で示した疾患・病態に対して ECMO を導入している．心停止後の ECMO 導入の成績は満足できるものではなく，心停止に至る前に，適切なタイミングで導入する．実際の設定や抗凝固薬の投与量については，綿密なモニタリングを行い，病態に応じてきめ細やかに調節する．

参考文献

1) 土井房恵，榎本有希．小児補助循環法．In: 金子幸裕，編．小児体外循環ハンドブック．東京: 東京医学社; 2015. p.225-59.

2) Bohn D. Acute hypoxic respiratory failure in children. In: Annich G, et al. editors. ECMO extracorporeal cardiopulmonary support in critical care. 4th ed. Michigan: Extracorporeal Life Support Organization; 2012. p. 41-73.

〈青木智史〉

7. 循環

1. 心臓血管外科感染予防マニュアル

目的 ▶▶ 心臓血管外科の手術は，血管内に人工物を留置する場合があること，また切開創および臓器・体腔の感染が致命的であることから予防的抗菌薬投与の対象となる．特に MRSA（メチシリン耐性黄色ブドウ球菌）による感染は難治性であるため，感染管理を徹底する[*1].

常在菌量の減少 ▶▶

（1）患者教育

- 手術が決定した時点で，原因，結果，予防策について，外来主治医が患者にパンフレットを配り説明して理解を深める．

（2）口腔内洗浄・口腔清潔

- イソジンガーグル®希釈液によるうがいを，入院日から 1 日 4 回行う[*2].
- 歯科衛生に関して術前に外来主治医が患者に指導を行い，近医での検診を勧める．入院後，歯科衛生の悪いことが判明した場合は，歯科受診する．

（3）手指消毒

- 手指消毒用アルコールを使用した手指消毒を適宜行うように指導する．

（4）皮膚洗浄

- 0.05％クロルヘキシジングルコン酸塩液に浸した布による清拭を術式に応じて実施．術前 2 日間 1 日 1 回，出棟前に実施する．
- 病棟主治医が清拭部位について看護師に指示する．
- 看護師が患者に清拭施行法を十分に教育した後，患者自ら施行可能と判断できる場合，患者に一任してよい（チェックリストなどを利用して施行されているかどうかチェックすること）．

[*1] 手術創は surgical wound classification により清潔，準清潔，汚染，不潔あるいは感染の 4 段階に分類される．後二者は治療的抗菌薬投与の対象となる．清潔手術・準清潔手術のなかで，感染のリスクが高いものまたは感染症を発症した場合に重篤な転帰をとりうるものは，予防的抗菌薬投与の対象となる[1]．致命率の高い MRSA 創感染は，感染予防策を講じることで有意に低下する[2,3].

[*2] クロルヘキシジンによる鼻腔口腔内洗浄により，心臓手術患者の周術期感染率（深部創感染症および下気道感染症）の減少を認めた[4]．安価で耐性の心配の少ない方法であるが，日本ではクロルヘキシジンの粘膜投与は認められていないため，ポビドンヨードで代用した．

- 術当日麻酔導入後，ポビドンヨードによる消毒の前に，ヘキザックアルコール®を噴霧し，噴霧部位をガーゼで拭き取る．

(5) 除毛

- 体毛が手術の支障となる場合以外は術前の剃毛・除毛は行わない．
- 腋窩は側胸開胸の場合に行う．
- 除毛は前日行う．
- 除毛が必要な場合はサージカルクリッパーを使用して皮膚損傷を起こさないように行う．

(6) 皮膚消毒

- 手術部位の皮膚消毒は，同心円を描くように中心から周辺に向かって十分な面積を確実に消毒する．
- 消毒液による接触性皮膚炎や対極板の接触不良防止のため，手術野から流れ落ちるほど大量に消毒液を用いない．

術前 MRSA 感染対策

(1) 鼻腔内ムピロシン投与[*3]

- 術前に鼻粘膜培養を行い，MRSA 保菌の有無を確認する．
- MRSA 保菌者は鼻腔内にムピロシンを術前 5 日間，術後 2 日間 1 日 2 回塗布する．
- 陰性の確認は原則不要である．
- MRSA 保菌または感染既往者は入院時に腋窩も培養する．

(2) 皮膚洗浄

- 0.05％クロルヘキシジングルコン酸塩に浸した布による清拭を，MRSA 陽性判明時点から（MRSA 保菌または感染既往者は入院時から）開始し，術前まで継続する（自宅待機中の皮膚洗浄は行わない）．

(3) 予防的隔離

- MRSA 保菌および感染患者は，感染対策マニュアルにそって隔離する．

[*3] *Staphylococcus aureus* 鼻腔内保菌量と皮膚の培養陽性率は相関する．*S. aureus* 鼻腔内保菌量が多いほど SSI 発症率が高い[5]．心臓手術患者において，ムピロシン鼻腔内投与群とコントロール群で創感染率を比較したところ，DSWI/SSWI ともに投与群で感染率が有意に低下した[6]．心臓手術患者や多発外傷患者など急性感染症の発症リスクが高い場合は，短期的な使用が推奨されている[7,8]．

- ムピロシン塗布を使用しながらの自宅待機も可能である．1日2回3日間塗布する．

（4）注意事項
- MRSA の保菌や感染の既往が一度でもあれば，鼻腔 MRSA が陰性（ムピロシン塗布後 MRSA 陰転化症例を含む）であっても，上記の術直前の5日間のムピロシン塗布，皮膚洗浄を確実に厳守する．

周術期予防的抗菌薬投与▶

（1）予防的抗菌薬投与方法
- 執刀時に血清および組織内で殺菌的濃度が得られるように，執刀前1時間〜30分にセファゾリン 1g を30分かけて静脈内投与する（ボーラス投与はしない）．
- 抗菌薬血中濃度を治療域に維持するため，術中は3時間ごとにセファゾリン 1g を追加投与する．
- 術後は，クレアチニンクリアランスに従って抗菌薬投与量を決定し，48時間継続する（現時点では，弁置換術，リングによる弁形成術についてはドレーン抜去まで継続する）[*4]．

（2）抗 MRSA 薬投与方法
- MRSA の保菌および感染の既往がある患者は，周術期にセファゾリンに加えバンコマイシンを併用投与する．術中は，手術開始1時間前に 1g，（長時間手術の場合）12時間後に 1g を30分かけて投与する（セファゾリンは，上記投与スケジュールに従う）．
- バンコマイシンの急速投与による red man syndrome に注意すれば，バンコマイシンとセファゾリンの同時投与も可である．
- 体重 40 kg 以下の場合，バンコマイシンの投与量を 0.5 g とする

[*4] 一般的に周術期のセファゾリンの1回投与量は体重 80 kg 以下で 1g，80 kg 以上で 2g が推奨されている[9]．またセファゾリンの術前投与時間は執刀前 60 分以内，バンコマイシンは 120 分前以内とされる．手術が予防薬剤の半減期の2倍以上の時間にわたる場合は手術中の追加投与を行う．正常腎機能の場合，セファゾリン半減期は 1.2〜2.5 時間，追加投与は 2〜5 時間後となる．また，24 時間以上の抗菌薬投与が手術部位感染を減少させるエビデンスはない．ASHP による心臓胸部外科手術のガイドラインは術後 72 時間継続を推奨[10]．The Society of Thoracic Surgeons は 24〜48 時間投与を推奨[9]．

- 術後は，患者背景や手術因子を考慮し，集中治療部医師が心臓外科医師と協議の上，投与スケジュールを決定する．投与期間はセファゾリンに準じる[*5].

緊急手術症例の感染予防策

- 関連する医療従事者全員の"緊急手術症例は，術後感染症合併の高リスク群である"という認識は重要である．
- 緊急手術症例は全例，集中治療部において，術前に鼻腔MRSA検査を提出し，可能な限り術前1回，術後2日間ムピロシンの鼻腔内塗布を行う．
- 緊急手術症例は全例，集中治療部において，0.05％クロルヘキシジングルコン酸塩液に浸した布による清拭を術式に応じて出棟前に実施する．
- 周術期予防的抗菌薬は待機的手術と同様にセファゾリンを投与する．
- バンコマイシンは併用投与は症例ごとに検討する．

文献

1) Mangram AJ, Horan TC, Pearson ML, et al. Guideline for prevention of surgical site infection, 1999. Hospital Infection Control Practices Advisory Committee. Infect Control Hosp Epidemiol. 1999; 20: 250-78.
2) Umesue M, Ando H, Fukumura F, et al. Surgical site infectin by methicillin-resistent *Staphylococcus aureus* after cardiovascular operations: An outbreak and its control. Jpn J Cardiovasc Surg. 2005; 34: 14-20.
3) Sanui M, Kimura N, Mizukami Y. An outbreak of postoperative mediastinitis and its preventive strategy. ICU & CCU. 2008; 32: 325-31.
4) Seger P, Speekenbrink RGH, Upbink DT, et al. Prevention of nosocomial Infection in cardiac surgery by decontamination of the nasopharynx and oropharynx with Chlorhexidine Gluconate. JAMA. 2006; 296: 2460-6.
5) Herwaldt LA. *Staphylococcus aureus* nasal carriage and surgical-site infections. Surgery. 2003; 134: S2-9.
6) Cimochowski GE, Harostock MD, Brown R, et al. Intranasal mupirocin reduces sternal wound infection after open heart surgery in diabetics and nondiabetics. Ann Thorac Surg. 2001; 71: 1572-9.
7) Laupland KB, Conly JM. Treatment of *Staphylococcus aureus* colonization and prophylaxis for infection with topical intranasal mupirocin: an evidence-based review. Clin Infect Dis. 2003; 37: 933-8.
8) Gilbert DN, Moellering RC, Sande MA. The Sanford guide to antimicrobial therapy. 38rd ed. Hyde Park, VT: Antimicrobial Therapy; 2008. p.168-70.
9) Bratzler DW, Houck PM. Antimicrobial prophylaxis for surgery: an advisory state-

---

[*5] バンコマイシンはMRSA検出率の高い施設，MRSA保菌者で予防投与は有効とされている[1,8,9]．バンコマイシンを使用する場合，グラム陰性桿菌のカバーも考慮し，単独投与ではなくセファゾリンと併用する[8].

ment from the national surgical infection prevention project. Clin Infect Dis. 2004; 38: 1706-15.
10) American Society of Health-System Pharmacists. ASHP therapeutic guidelines on antimicrobial prophylaxis in surgery. Am J Health Syst Pharm. 1999; 56: 1839-88.

〈松尾耕一　讃井將満〉

9-4. 定期手術時，外傷時，熱傷時の予防的抗菌薬投与の項も参照されたい．

7. 循環

2. 持続血管作動薬指示

昇圧系

- ドパミン塩酸塩（ドパミン注キット®600 mg/200 mL）

  $2 \sim 20 \mu$g/kg/min

  キット使用：体重 50 kg で 1 mL/h ＝ 1 μg/kg/min（200 mg/200 mL 製剤もあり，規格に注意）

- ドブタミン塩酸塩（ドブトレックスキット®600 mg/200 mL）

  $2 \sim 20 \mu$g/kg/min

  キット使用：体重 50 kg で 1 mL/h ＝ 1 μg/kg/min（200 mg/200 mL 製剤もあり，規格に注意）

- ノルアドレナリン（ノルアドレナリン®1 mg/1 mL）

  $0.03 \sim 1 \mu$g/kg/min

  使用例：ノルアドレナリン 3A ＋ 5％ブドウ糖 97 mL（体重 50 kg で 1 mL/h ＝ 0.01 μg/kg/min）

- アドレナリン（ボスミン®1 mg/1 mL）

  $0.03 \sim 1 \mu$g/kg/min

  使用例：ボスミン 3A ＋ 5％ブドウ糖 97 mL（体重 50 kg で 1 mL/h ＝ 0.01 μg/kg/min）

- バソプレシン（ピトレシン®20 単位 /1 mL）

  使用例：ピトレシン 1A（20 単位）＋生食 19 mL …1 単位 /1 mL

  $0.5 \sim 2$ 単位 /h

降圧系

（1）カルシウム拮抗薬

- ニカルジピン塩酸塩（ペルジピン®2 mg/2 mL，10 mg/10 mL，25 mg/25 mL）

  原液で使用　$2 \sim 30$ mg/h ＝ $2 \sim 30$ mL/h

- ジルチアゼム（ヘルベッサー®　1 バイアル＝ 10 mg，50 mg，250 mg）

  $1 \sim 15 \mu$g/kg/min

  使用例：ヘルベッサー®（50 mg）3V ＋ 5％ブドウ糖 50 mL（体重 50 kg で 1 mL/h ＝ 1 μg/kg/min）

(2) 硝酸薬

- ニトログリセリン（ミリスロール®25 mg/50 mL，50 mg/100 mL）

  原液で使用　1 〜 30 mL/h = 0.5 〜 15 mg/h

- ニトロプルシド（ニトプロ®6 mg/2 mL，30 mg/10 mL）

  0.5 〜 3 μg/kg/min

  使用例：ニトプロ®1 A（10 mL）＋5％ブドウ糖 40 mL（体重 50 kg で 5 mL/h = 1 μg/kg/min）

(3) β遮断薬

- ランジオロール塩酸塩（オノアクト®1 バイアル = 50 mg）

  1 〜 20 μg/kg/min

  使用例：オノアクト®3V ＋生食 50 mL（体重 50 kg で 1 mL/h = 1 μg/kg/min）

(4) PDE-Ⅲ阻害薬

- ミルリノン（ミルリーラ K®22.5 mg/150 mL）

  0.25 〜 0.75 μg/kg/min

  キット製剤使用：ミルリーラ K® 5 〜 15 mL/h（体重 50 kg で 5mL/h = 0.25 μg/kg/min）

その他 ≫

- カルペリチド（ハンプ®1 バイアル = 1000 μg）

  0.025 〜 0.2 μg/kg/min

  使用例：ハンプ®3 V ＋ 5％ブドウ糖 50 mL（体重 50 kg で 3 mL/h = 0.06 μg/kg/min）

- ニコランジル（シグマート®1 バイアル = 2 mg，12 mg，48 mg）

  2 〜 10 mg/h

  使用例：シグマート®48 mg ＋生食 48 mL（1 mg/mL）

- アミオダロン（アンカロン®1 アンプル = 150 mg/3 mL）

1）生命に危険のある心室細動，血行動態不安定な心室頻拍で難治性かつ緊急を要する場合

　　①初期急速投与：アンカロン®2.5 mL ＋ 5％ブドウ糖 100 mL．10 分間で投与（600 mL/h）

　　②負荷投与：アンカロン®15 mL（5 アンプル）＋ 5％ブドウ糖 500 mL．33 mL/h で 6 時間

③負荷投与開始 6 時間後：投与速度を 17 mL/h に変更して投与継続
④症状に応じ必要な場合の追加投与：アンカロン 2.5 mL ＋ 5％ブドウ糖 100 mL，10 分間で投与（600 mL/ 時）
2）電気的除細動抵抗性の心室細動または無脈性心室頻拍による心停止
①初回投与：アンカロン®300 mg（6 mL）＋ 5％ブドウ糖 20 mL，またはアンカロン®5 mg/kg（0.1 mL/kg）＋ 5％ブドウ糖 20 mL を静注
②追加投与：アンカロン®150 mg ＋ 5％ブドウ糖 10 mL，またはアンカロン®2.5 mg/kg（0.05 mL/kg）＋ 5％ブドウ糖 10 mL を静注

〈松尾耕一　讃井將満〉

14-2. 循環作動薬・鎮痛鎮静薬希釈法，も参照されたい．

7. 循環

3. 発作性頻脈性心房細動急性期治療 アルゴリズム

図1 発作性頻脈性心房細動急性期治療アルゴリズム

持続時間＜48時間の
急性頻脈性心房細動
（心室レート110〜120bpm を超えるもの）

まずは，誘因となり得る原因への対応を考える（upstream 治療）

ショックあり　　　　ショックなし

電気的除細動　　　薬物治療

ADR, NAD 投与なし　　　　ADR, NAD 投与あり

ベラパミル　　　　UCG

心収縮不良　　　　　　　　心収縮正常〜
　　　　　　　　　　　　　過剰

アミオダロン
あるいは循環器
専門医コンサルト　　　βブロッカー

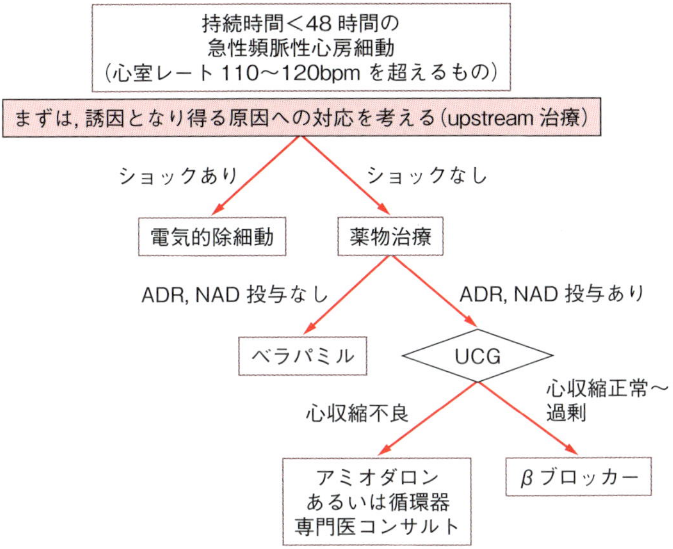

ADR: アドレナリン，NAD: ノルアドレナリン，UCG: 心臓超音波検査
薬剤はいずれも経静脈投与

背景

- 集中治療患者における頻脈性心房細動の合併は，不良な転帰（死亡，脳梗塞など）に関連しうる．
- 最も重要なのは，原因となり得る病態（全身炎症，疼痛，脱水，薬剤，電解質異常など）の治療（upstream 治療）である．
- 血行動態や循環作動薬の使用状況に応じて対応を考慮する．
- 除細動に際しては，塞栓症リスクも考慮する．

このプロトコルの特徴

- 循環器科専門医以外による発作性頻脈性心房細動への緊急的対応を示している．
- 表記以外の抗不整脈薬の使用については，循環器科コンサルタントを勧める．

〈志馬伸朗〉

7. 循環

4. 心臓血管外科 NOMI 予防バンドル

背景 non-occlusive mesenteric ischemia（NOMI）は心臓手術後や透析患者に多い．一般的な NOMI のリスクを表 1 に示す．発症機序に関しては不明な点が多いものの，腸管の血管攣縮が考えられる．致死率は 70〜90％と高いが，特異的な症状・検査に乏しく，早期診断が非常に難しい．診断時にはすでに腸管壊死が進行し，多臓器不全をきたしていることがある．心臓外科周術期における NOMI 発症のリスクを術前・術中・術後因子にそれぞれ分け，表 2 に示す．

表 1　NOMI の危険因子

- 心不全，心原性ショック
- 不整脈
- 末梢血管疾患
- 敗血症性ショック
- 血管作動薬：ジゴキシン，α作動薬
- 人工心肺
- 透析

表 2　心臓血管外科周術期における NOMI の危険因子

- 術前因子：70 歳以上，CKD，AS，大動脈高度石灰化
- 術中因子：長時間の手術，長時間の人工心肺
- 術後因子：乳酸値＞ 5 mmol/L，pH ＜ 7.2，B.E. ＜− 5，ノルアドレナリン＞ 0.1 μg/kg/min，輸血，再開胸，IABP

CKD: 慢性腎臓病，AS: 大動脈弁狭窄症，IABP: 大動脈内バルーンパンピング

対象

① "70 歳以上" かつ "AS に対する大動脈弁置換術" かつ "CKD〔糸球体濾過率（GFR）<60〕"

　または

② "開心術〔体外循環を用いない冠動脈バイパス術（off-pump CABG）を含む〕" かつ "透析患者"

　各科医師の判断によって対象者の拡大は容認する．

予防バンドル ≫≫

①術中・術後の組織灌流圧を保ち，酸素受給バランスを適正化する．

- ヘモグロビン Hb > 8.0 g/dL
- 平均動脈圧（mAP）> 65 mmHg
- SvO_2 > 65%
- 心係数（CI）> 2.5 L/min/m²
- 乳酸値 < 4 mmol/L

  を目標として輸液や輸血，強心薬を使用する．

  ・酸素需給バランスの維持のために Hb > 8.0 g/dL でも輸血を考慮．

  ・ノルアドレナリンなど血管収縮作用のある薬剤はできるだけ使用しない．

②目標達成のために

- 全例（心房細動患者除く）心房にも心外膜ペーシング留置
- CCO（連続心拍出量モニター）付き Swan-Ganz カテーテルを挿入してモニタリング

③血管拡張および臓器血流維持のため

- PGE_1（プロスタンディン®）を手術開始時より使用し継続する（0.01 μg/kg/min）．それ以降の使用は ICU 医師が判断する．

  ・プロスタンディン点滴静注用 500 μg を生食 50 mL に溶解する．

  （体重 50 kg の場合 3 mL/h = 0.01 μg/kg/min）

④ NOMI を疑った場合は放射線科に速やかに血管造影を依頼．初期治療は塩酸パパベリンの動注療法が多いが，早期に外科コンサルトを行い開腹のタイミングを逃さない．

参考文献

1) Mitsuyoshi A, Obama K, Shinkura N, et al. Survival in nonocclusive mesenteric ischemia: early diagnosis by multidetector row computed tomography and early treatment with continuous intravenous high-dose prostaglandin E (1). Ann Surg. 2007; 246: 229-35.

〈松尾耕一　讃井將満〉

7. 循環

5. 心臓血管外科 NOMI 管理バンドル

図1　心臓血管外科術後 NOMI リスク

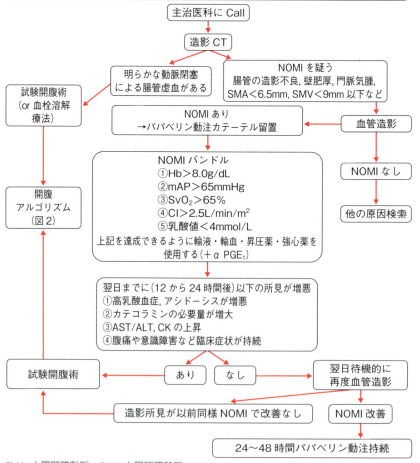

SMA: 上腸間膜動脈, SMV: 上腸間膜静脈

図2 開腹アルゴリズム

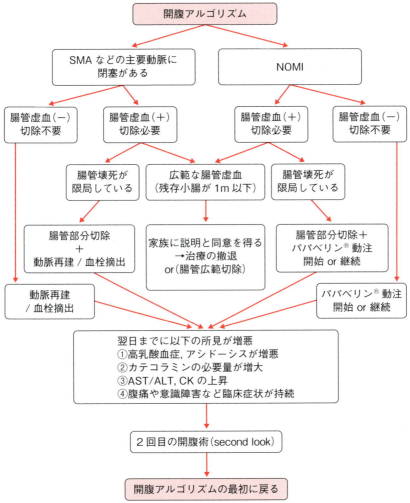

*3回目の開腹術（third look）以降については症例ごとに検討する
*広範囲な腸管虚血がある場合は治療の撤退も考慮する

〈松尾耕一　讃井將満〉

7. 循環

6. 深部静脈血栓症(DVT)予防プロトコル(1)

図1 DVT予防プロトコル

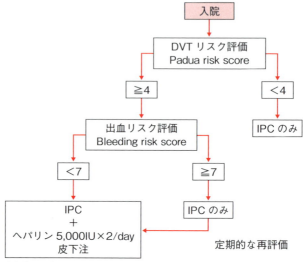

IPC: intermittent pneumatic compression

表1 Padua risk score

リスクファクター	点数
完治していない悪性腫瘍（6カ月以内の化学放射線療法）	3
DVTの既往	3
3日以上のベッド上安静（トイレまでの歩行も含む）	3
凝固亢進状態とすでに診断されている	3
1カ月以内の外傷または手術	2
70歳以上	1
心不全または呼吸不全	1
急性心筋梗塞または脳梗塞	1
急性の感染症または膠原病	1
肥満（BMI > 30）	1
ホルモン療法中	1

表2 Bleeding risk score

リスクファクター	点数
中等度の腎不全（GFR 30〜59 mL/m²/min）	1
男性	1
40〜84歳	1.5
完治していない悪性腫瘍	2
膠原病	2
中心静脈カテーテル挿入中	2
ICU・CCU入院中	2.5
重度の腎不全（GFR < 30 mL/m²/min）	2.5
肝不全（PT-INR > 1.5）	2.5
85歳以上	3.5
血小板数 < 50,000/μL	4
過去3カ月以内の出血	4
活動性上部消化管出血（潰瘍）	4.5

PT-INR: プロトロンビン時間国際標準化，BMI: ボディマス指数，GFR: 糸球体濾過率

目的 　急性疾患による入院患者における深部静脈血栓症のリスクは高く，その予防は肺塞栓などの致死的疾患の院内発症を防ぐためにも非常に重要である．プロトコルの運用により不必要な介入を減らし，必要性の高い患者に介入が可能となる．

対象 　3 日以上のベッド上安静が予想される患者

このプロトコルのポイント

- DVT となるリスクと DVT 予防を実施する際の出血リスクの 2 つを評価する．
- ICU 患者においては上記の出血リスクスコアが高値となる傾向があるが，その点は患者毎に評価し，プロトコルを適用する．
- 定期的かつ頻回に DVT リスクと出血リスクを評価し，適宜患者の状態に合わせて適応を考える．
- ヘパリンは未分画ヘパリンを使用しており，プロトコルをシンプルにするために体重や体格で用量の調整は行わない．

参考文献

1) Cook D, Crowther M, Meade M, et al. Deep venous thrombosis in medical-surgical critically ill patients: prevalence, incidence, and risk factors. Crit Care Med. 2005; 33: 1565-71.
2) Barbar S, Noventa F, Rossetto V, et al. A risk assessment model for the identification of hospitalized medical patients at risk for venous thromboembolism: the Padua Prediction Score. J. Thromb Haemost. 2010; 8: 2450-7.
3) Caprini JA. Risk assessment as a guide for the prevention of the many faces of venous thromboembolism. Am J Surg. 2010; 199 (1 Suppl): S3-10.
4) Obi AT, Pannucci CJ, Nackashi A, et al. Validation of the caprini venous thromboembolism risk assessment model in critically Ill surgical patients. JAMA. 2015; 150: 941-8.
5) Decousus H, Tapson VF, Bergmann JF, et al. Factors at admission associated with bleeding risk in medical patients: findings from the IMPROVE investigators. Chest. 2011; 139: 67-79.
6) Hostler DC, Marx ES, Moores LK, et al. Validation of the International Medical Prevention Registry on Venous Thromboembolism Bleeding Risk Score. Chest. 2016; 149: 372-8.
7) Gould MK, Garcia DA, Wren SM, et al. Prevention of VTE in nonorthopedic surgical patients: Antithrombotic Therapy and Prevention of Thrombosis, 9th ed: American College of Chest Physicians Evidence-Based Clinical Practice Guidelines. Chest. 2012; 141 (2 Suppl): e227S-77S.

〈髙橋 充　安田英人〉

コメント

DVT 予防における薬物療法には未分画ヘパリン投与のほかに，低分子ヘパリン投与や抗 Xa 阻害薬投与の選択肢もある．適応や出血のリスクを勘案して選択する必要がある．

7. 循環

7. 深部静脈血栓症(DVT)予防プロトコル(2)

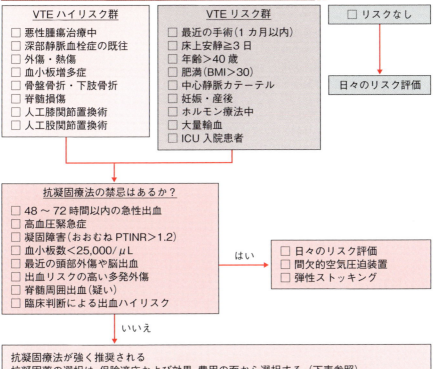

図1 入院患者に対する深部静脈血栓症予防プロトコル

VTE ハイリスク群
- □ 悪性腫瘍治療中
- □ 深部静脈血栓症の既往
- □ 外傷・熱傷
- □ 血小板増多症
- □ 骨盤骨折・下肢骨折
- □ 脊髄損傷
- □ 人工膝関節置換術
- □ 人工股関節置換術

VTE リスク群
- □ 最近の手術(1ヵ月以内)
- □ 床上安静≧3日
- □ 年齢>40歳
- □ 肥満(BMI>30)
- □ 中心静脈カテーテル
- □ 妊娠・産後
- □ ホルモン療法中
- □ 大量輸血
- □ ICU入院患者

□ リスクなし

→ 日々のリスク評価

抗凝固療法の禁忌はあるか？
- □ 48～72時間以内の急性出血
- □ 高血圧緊急症
- □ 凝固障害(おおむね PTINR>1.2)
- □ 血小板数<25,000/μL
- □ 最近の頭部外傷や脳出血
- □ 出血リスクの高い多発外傷
- □ 脊髄周囲出血(疑い)
- □ 臨床判断による出血ハイリスク

はい →
- □ 日々のリスク評価
- □ 間欠的空気圧迫装置
- □ 弾性ストッキング

いいえ ↓

抗凝固療法が強く推奨される
抗凝固薬の選択は、保険適応および効果、費用の面から選択する. (下表参照)
★リスクが継続する場合は、内服抗凝固療法(ワーファリン® など)へ切り替える

一般名	ヘパリンナトリウム	ヘパリンカルシウム	エノキサパリン	フォンダパリヌクス	エンドキサバン
商品名	ノボヘパリン®	ヘパリンカルシウム®	クレキサン®	アリクストラ®	リクシアナ®
投与方法	持続静注	皮下注	皮下注	皮下注	内服
投与量		1回 5,000 単位	1回 2,000 単位	1.5～2.5mg	30mg
投与回数		1日2～3回	1日2回	1日1回	1日1回
半減期	1時間		3.2時間	16時間	10～14時間
中和薬	プロタミン	プロタミン	プロタミン	なし	なし
禁忌	HITの既往	HITの既往	HITの既往, 腎障害	HITの既往, 腎障害	腎障害
保険適応手術	指定なし	指定なし	TKA,THA,HFS 腹部手術	下肢整形外科手術 腹部手術	TKA,THA,HFS

HIT: ヘパリン誘発性血小板減少症, TKA: 全膝関節置換術, THA: 全股関節置換術, HFS: 股関節骨折手術
Chiba Hokusoh Hospital Recommended Practices based on Antithrombotic Therapy and Prevention of Thrombosis, 9th Edition, American College of Chest Physicians Evidence Based Clinical Practice Guidelines; Chest 2012 (suppl 2).

図2 入院患者における深部静脈血栓症（DVT）診断ガイド

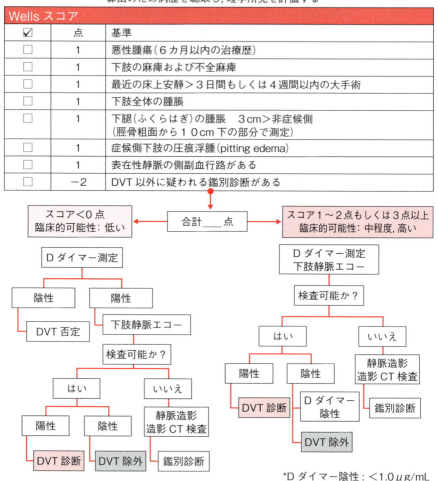

Chiba Hokusoh Hospital Recommended Practices based on Antithrombotic Therapy and Prevention of Thrombosis, 9th Edition, American College of Chest Physicians Evidence Based Clinical Practice Guidelines; Chest 2012 (suppl 2).

(1) 目標

入院患者における VTE による死亡をゼロにすること.

(2) マニュアル使用の対象

16 歳以上の全入院患者〔除外: DVT および肺血栓塞栓症（PTE）治療中の患者〕

(3) DVT のリスク評価時期について

原則として入院時，もしくは周術期にリスクを判定する．ただし，予想される入院経過とはならず床上安静期間が 72 時間以上に及ぶ場合は，再評価する．

(4) 入院患者における DVT リスク評価と予防策の実施について

リスク評価と予防策に関しては，「入院患者に対する深部静脈血栓症予防プロトコル」に沿って行い，3 段階にリスク分類し，予防策を講じる．昨今，弾性ストッキングの予防効果が疑問視されており，漫然と使用しない．

(5) 入院患者における深部静脈血栓症診断ガイドについて

積極的な画像診断の実施により無症候性 VTE が発見されることも散見される．しかし，どのタイミングで画像検査すべきかについてコンセンサスはなく CT 検査が過剰となる懸念もある．これに対して，作成した「入院患者における深部静脈血栓症診断ガイド」は病棟での理学所見を中心としたスクリーニングと血清学的検査を組み合わせ，画像検査の可否を判断することにより，適切に診断を試みることを目的としている．なお，Wells スコアの入院患者における DVT 診断精度は保証されていない．

(6) 予防策とチーム医療について

本マニュアルはすべての医療従事者が実践することができる．医師のみではマニュアルを円滑に実践できない．本マニュアルを円滑に運用するためには看護師，病棟薬剤師など多職種が助言や提案を積極的に行うことが重要で，尊重されるべきである．

〈齋藤伸行〉

7. 循環

8. 心臓血管外科術後患者の急変対応

図1 Code Heart algorithm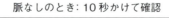

脈なしのとき：10秒かけて確認

↓

心臓外科術後患者の心停止宣言
"心外術後患者，心肺停止です．Code Heart を開始します"

除細動可能なもの	除細動できないもの	
心室細動 脈なし VT 上室性頻拍の PEA	心停止	洞調律などの PEA
除細動を CPR に優先 （目安：発症後1〜3分以内） まず除細動　　すぐに除細動器 270J で　　　が使えないとき ↓　　　　　　↓ 3回失敗　　　CPR 開始 ↓　　　　　　↓ CPR 開始　　除細動	ペーシングを試す （目安：1〜3分以内） 心内 or 心外膜に　左記以外は ペースメーカー　パッドを貼っ が入っている場　て経皮的に 合はそれを利用 設定 アウトプット：最高 HR：80	CPR 開始 もしペーシングしていたら，止めて心室細動でないことを確認

10分以内に ICU 開胸ベッドへ移動

図2 Code Heart のロゴ

「Code Heart」の患者であることが一目でわかるように図のロゴをベッドサイドにかかげたり，移動中は首にかけていただいている．

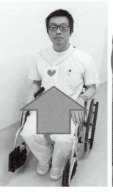
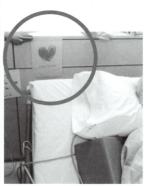

心臓血管術後の心肺停止時蘇生処置での注意点 ≫≫ 胸骨圧迫で手術部位に出血などが起きやすい．心肺停止の原因が，縦隔内出血，タンポナーデの可能性もあり再開胸の準備も並行して必要．

当院でのプロトコール ≫≫ 可能な限り胸骨圧迫を回避する．電気ショック可能なものは電気ショック，ペーシングすべきものはペーシングをまずは試すというプロトコルである．10分以内に開胸できる場所へ移すことをゴールにしている．

（1）除細動可能なものは除細動を優先！

- 適応：心室細動，脈なしVT，上室性頻拍のPEA．上室性頻拍のPEAには心房細動，発作性上室性頻拍（PSVT），心房粗動が含まれる．これらは通常脈ありとなるが，高度心機能低下，出血，心タンポナーデ，肺血栓塞栓合併でショックとなり，脈なしになることがある．
- 治療：これらのものについては発症後1分以内であればCPRに優先して除細動を施行．3回除細動しても洞調律に回復できない，またはできてもPEAならCPRを開始する．

（2）ペーシングできるものはペーシングを優先！

- 適応：心静止
- 治療：ペーシングを行う．体外式ペーシングまたは経皮ペーシングを行う．
- 体外式ペーシング：心外膜に留置されたワイヤーが胸から出ていたり，頸静脈から留置されているリードにペースメーカーをつなげる．モード設定をVVIとし，心拍数を80．センスはオーバーセンスを防ぐためオフとする．
- 経皮的ペーシング：電気的除細動器にあるペーシングのモードをデマンドにする．除細動器の心電図を付ける．パッドを体に2カ所貼る．ペーシングレートを80にし，ペーシング強度をMAX（最大）にする．スタートボタンを押してペーシングが始まる．

（3）洞調律などのPEA

- 治療：通常のCPRを開始する．

除細動もペーシングも1分以内に行うことが原則で，それ以上かかるようであれば通常のCPRとしての心臓マッサージを開始する．心拍再開の有無にかかわらずICUに搬送する．いずれにしても救命のための緊急開胸を要する場合があるので，ICU内の開胸可能設備があるベッドに搬送する．

術後の心肺停止の頻度は2009年のEACTSガイドラインでは0.7〜2.9%[1]で，そのなかには心室細動，出血，心タンポナーデが含まれる．心室細動であ

れば電気ショックまでの時間が蘇生の成功率に寄与し，出血，心タンポナーデではいかに早く緊急開胸ができるかが重要となる．通常のCPRを心臓血管外科術後の患者に行うことの問題点は，CPRによる大量出血のリスクである．

心臓血管術後の患者に対して大量出血を起こさずに，蘇生の成功率を上げるための手段として，当院では発症後1分以内（遅くとも3分）に電気的除細動やペーシングができるなら，通常の心臓マッサージに優先してそれらの処置を行う図1のアルゴリズムを採用している．ガイドラインを一部改変して作成している当院独自のものであることには注意されたい．

文献

1) Dunning J, Fabbri A, Kolh PH, et al. Guideline for resuscitation in cardiac arrest after cardiac surgery. Eur J Cardiothorac Surg. 2009; 36: 3-28.

〈森川大樹　平岡栄治　舩越 拓〉

コメント

　開心術後患者への胸骨圧迫手技は，機械的損傷から出血の危険性を伴う．まずは予防策，および早期発見により，"心停止にさせない"，努力が必要であり，心停止になった場合にも，留置済みのペーシングカテーテルを上手く活用して心蘇生を行う試みが重要といえる．

7. 循環

9. 体外循環を用いた心肺蘇生（E-CPR）

図1 PCPS導入時チェックリスト

1. 招集時連絡

ICU医師	☐
外科（当直）	☐
内科（当直）	☐
循環器	☐
CE	☐
放射線科	☐

2. オーダー

ポータブル AXR×1 CXR×2	☐

3. 導入準備

PCPSプライミング	☐
カニューレ A: 15Fr V: 19.5Fr	☐ ☐

4. 挿入時確認項目

両側FA・FV確認 超音波	☐
ガイドワイヤ確認 ポータブルAXR CXR	☐ ☐
ガイドワイヤ確認 超音波（IVC）	☐

5. 挿入後確認項目

PCPSフロー	☐
ポータブルCXR	☐
右橈骨動脈A-line	☐
体温	☐

CE: 臨床工学技士
AXR: 腹部単純X線
CXR: 胸部単純X線
FA: 大腿動脈
FV: 大腿静脈
IVC: 下大静脈

表1 適応基準（以下のすべてを満たす）

☐年齢 <75歳
☐目撃・バイスタンダーCPRがある心室細動または脈なし心室頻脈
☐15分の標準的CPRでも自己心拍の再開しないもの

表2 除外基準

☐発症前のADLが不良
☐悪性腫瘍などの予後不良な基礎疾患を有する
☐家族の同意が得られないもの

解説

- 心肺停止患者に対する venoarterial extracorporeal membrane oxygenation（V-A ECMO）の施行は生存率を有意に改善させたとする臨床研究は数多いが，The American Heart Association（AHA）の2015年ガイドラインではClass IIIb, level of evidence は C-LD（観察研究に基づく低いレベルのエ

ビデンス）となっており，Japan Resuscitation Council（JRC）のガイドラインにおいても強い推奨はされていない．

- 臨床試験はいずれも小規模のものである[1-3]．生存率の改善を大きく示した研究は院内発症の心肺停止患者を対象にしたものが多く，院外発症となると弱いエビデンスしかない[4]．治療にかかるコストも高い．
- 一方で，V-A ECMO の導入を遅らせることは予後を悪化させることにつながる．救急隊からの限られた情報から導入するかどうかを適切に判断する．

背景 ▶▶

- 適応基準に合致し，除外基準に当てはまらない患者の搬送依頼がなされた場合，もっとも重要なのは人を集めることである．V-A ECMO の導入を要する蘇生には 4 ～ 5 人の医師と複数の臨床工学技士・放射線技師・看護師が必要である．
- 胸骨圧迫の中断を最小限に抑えながらの脱血管，送血管の挿入をいかに安全に行うかが鍵となる．
- 当院のマニュアルは必要な役割とその分担，穿刺後の確認に必要なプロトコルをチェックリストにしたものを蘇生時の情報共有に用いるホワイトボードに張り，全員で共通意識をもちながら行うことができるようにしている．
- カニューレの挿入は鼠径部を選択するが穿刺部の出血や挿入困難などの合併症に気をつける．
- 透視室などが近くにあれば透視下に蘇生処置を行いながら挿入することを検討してもよい．当院は透視室が離れていること，一方でポータブル X 線システムがその場ですぐに画像が確認できるタイプであること，超音波での穿刺やガイドワイヤーの位置確認に比較的習熟していることから穿刺の確認を X 線と超音波で行うことを第 1 選択にしている．
- 適応患者は過去の研究から 75 歳以下と定めているがこれは絶対的な基準ではなく，普段の日常生活動作（ADL）や合併症と併せて総合的に判断している．
- 年齢の上限を定めるべきなのかについては統一した結論は得られていない．

文献

1) Shin TG, Choi JH, Jo IJ, et al. Extracorporeal cardiopulmonary resuscitation in patients with inhospital cardiac arrest: A comparison with conventional cardiopulmonary resuscitation. Crit Care Med. 2011; 39: 1-7.
2) Chen YS, Lin JW, Yu HY, et al. Cardiopulmonary resuscitation with assisted extracorporeal life-support versus conventional cardiopulmonary resuscitation in adults with in-hospital cardiac arrest: an observational study and propensity analysis. Lancet. 2008; 372: 554-61.
3) Sakamoto T, Morimura N, Nagao K, et al; SAVE-J Study Group. Extracorporeal cardiopulmonary resuscitation versus conventional cardiopulmonary resuscitation in adults with out-of-hospital cardiac arrest: a prospective observational study. Resuscitation. 2014; 85: 762-8.
4) Lee JJ, Han SJ, Kim HS, et al. Out-of-hospital cardiac arrest patients treated with cardiopulmonary resuscitation using extracorporeal membrane oxygenation: focus on survival rate and neurologic outcome. Scand J Trauma Resusc Emerg Med. 2016; 24: 74.

〈舩越 拓〉

7. 循環

10. 体外循環を用いた心肺蘇生（E-CPR）および目標体温管理（TTM）プロトコル

表1　E-CPR 適応基準

1. 目撃あり or 最終確認から短時間で発見
2. バイスタンダー CPR あり
3. 心停止から 60 分以内の導入が可能（偶発的低体温があれば延長を考慮）
4. （推定）年齢 <70 歳

上記を 3 項目以上満たすとき，E-CPR を考慮する．

除外基準：DNAR の意思がある，末期がん患者など

DNAR: do not attempt to resuscitate

図1　TTM プロトコル

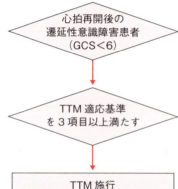

TTM 適応基準
1. 初期心電図波形：心室細動 / 心室頻拍（VF/VT）
   * 脈なし電気活動 / 心静止（PEA/Asystole）の場合は，心停止時間が数分以内のとき
2. 目撃あり
3. バイスタンダー CPR あり
4. 心停止から自己心拍再開（あるいは E-CPR 導入）まで 60 分以内

除外基準：頭蓋内出血, コントロール不能な出血, コントロール不能な循環動態, 日常生活動作の著しい低下患者

GCS: Glasgow Coma Scale

解説 目的は心肺停止患者に対する体外式心肺補助装置を用いた心肺蘇生（E-CPR: extracorporeal cardiopulmonary resuscitation）や目標をもった体温管理療法（TTM: targeted temperature management）の適応を明確にし，良好な神経学的機能での退院を目指すことである．

背景 E-CPRの厳格な適応は定められていないが，JRC心肺蘇生ガイドライン2015や過去の文献をもとに，やや適応を広げた形で作成している．E-CPRに関するRCTは行われていない．観察研究によると，院内心停止，院外心停止ともに適応患者群にE-CPRを行うことで，従来のCPRと比較して，生存退院率の上昇や良好な神経学的転帰が得られている．

TTMに関して，高体温を回避する体温調節療法を行うことで神経学的予後が改善することに関して大きな異論はないものの，目標体温を33℃と36℃のいずれに設定すべきかは明らかではなく，ある程度の選択幅をもたせている．

参考文献
1) 日本蘇生協議会，監修．JRC蘇生ガイドライン2015．東京: 医学書院; 2016.
2) Chen YS, Lin JW, Yu HY, et al. Cardiopulmonary resuscitation with assisted extracorporeal life-support versus conventional cardiopulmonary resuscitation in adults with in-horpital cardiac arrest. Lancet. 2008; 372: 554-61.
3) Maekawa K, Tanno K, Hase M, et al. Extracorporeal cardiopulmonary resuscitation for patients with out-of-hospital cardiac arrest of cardiac origin. Crit Care Med. 2013; 41: 1186-96.
4) The Hypothermia after cardiac arrest study group. Mild therapeutic hypothermia to improve the neurologic outcome after cardiac arrest. N Engl J Med. 2002; 346: 549-56.
5) Nielsen N, Wetterslev J, Cronberg T, et al. Targeted temperature management at 33℃ versus 36℃ after cardiac arrest. N Engl J Med. 2013; 369: 2197-206.

〈京 道人　志馬伸朗〉

3-8. 目標体温管理の項も参照．

8. 神経・鎮静

1. 鎮痛・鎮静プロトコル (1)

図1 鎮痛・鎮静プロトコル

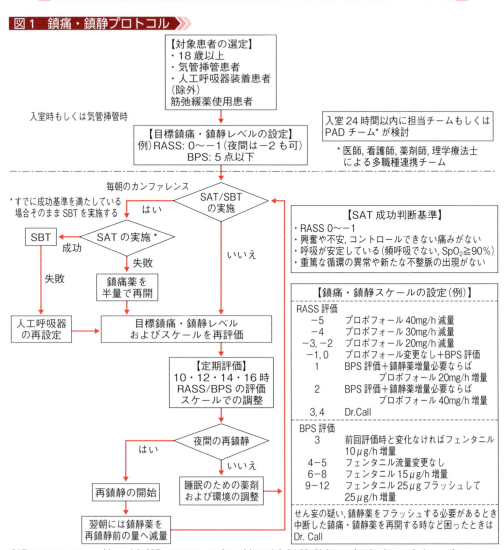

SAT: spontaneous awaking trial, SBT: spontaneous breathing trial, RASS: Richmond agitation-sedation scale, BPS: behavioral pain scale, PAD: pain, agitation delirium

解説 気管挿管下での成人人工呼吸患者を対象とした，看護師による鎮静薬および鎮痛薬の調整を行うためのプロトコルである．鎮痛および鎮静の目標を設定することで，過鎮静を避けることを目的としている．

背景 成人重症患者に対する痛み・不穏・せん妄管理のためのガイドラインでも，十分な鎮痛を行った上で浅い鎮静深度での管理を推奨しており，それに則った．

Spontaneous awaking trial（SAT）と鎮静スケールによる調整のどちらが有用かの明確なエビデンスは現時点でないため，まずは迅速な評価が可能なSATの実施を検討する．すでに目標鎮静レベルで管理されている場合は，そのままSBTへ移行する．このプロトコルでは，患者や夜勤帯の看護師の負担を減らす目的で，看護師による調整は日勤帯のみとし，夜間は薬剤の調整を行わず評価のみ継続しているが，この点は施設毎に改変してよい．

このプロトコルにより浅い鎮静深度が達成され，人工呼吸期間やICU入室期間の短縮，せん妄の減少，早期離床の促進，などの効果のみならず，長期的予後の改善も期待される．

参考文献
1) 日本集中治療医学会 J-PAD ガイドライン作成委員会．日本版・集中治療室における成人重症患者に対する痛み・不穏・せん妄管理のための臨床ガイドライン．日集中医誌．2014; 21: 539-79.
2) Girard TD, Kress JP, Fuchs BD, et al. Efficacy and safety of a paired sedation and ventilator weaning protocol for mechanically ventilated patients in intensive care (Awakening and Breathing Controlled trial): a randomised controlled trial. Lancet. 2008; 371: 126-34.
3) Strøm T, Martinussen T, Toft P. A protocol of no sedation for critically ill patients receiving mechanical ventilation: a randomised trial. Lancet. 2010; 375: 475-80.

〈太田浩平　志馬伸朗〉

　プロポフォール投与の増減に伴う循環動態の変化やフェンタニル投与量の変化に伴う呼吸状態の変化など，RASSやBPS以外の指標にも配慮したうえで鎮痛・鎮静を調整できる施設では有効に機能するプロトコルである．鎮静・鎮痛スコアは重要な指標であるが，全身状態を鑑みて調整することが重要である．

8. 神経・鎮静

2. 鎮痛・鎮静プロトコル（2）

図1 鎮痛・鎮静プロトコル

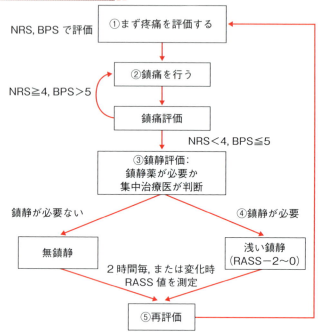

RASS: Richmond agitation-sedation scale
NRS: numerical rating scale
BPS: bahavioral pain scale

1）解説

①疼痛評価
- 鎮静を考慮する前に，疼痛を評価
- numerical rating scale（NRS）もしくは behavioral pain scale（BPS）を用いる．
- 鎮痛目標は NRS<4，BPS ≦ 5
- 疾患に伴う疼痛以外にも挿管チューブによる咽頭・喉頭の苦痛緩和を目的とする．

②鎮痛を行う
- フェンタニル 0.5 mg ＋生理食塩水 40 mL: 10 μg/mL

- $20\,\mu$g/h で持続投与開始
- 疼痛が軽減するまで5分毎に $20\,\mu$g ずつボーラス投与を繰り返す.

③鎮静評価
- 鎮痛が十分に行われたうえで,鎮静が必要かトレーニングを受けた集中治療医が判断
- 鎮静が必要ないと判断した場合,無鎮静・鎮痛のみで管理

＜鎮静薬投与適応基準＞
- ・RASS ≧ ＋ 2
- ・鎮静薬以外の薬物療法でコントロール不良な過活動型せん妄の場合
- ・重症呼吸不全で呼吸器と同調しない場合
- ・重症心不全で循環動態維持を目的とする場合
- ・術後の安静が必要な場合
- ・患者の強い希望

上記を考慮し集中治療医が鎮静薬の適応を判断する.

④鎮静薬が必要
- 第1選択はプロポフォール
- プロポフォールで循環破綻の懸念がある場合はデクスメデトミジンもしくはミダゾラム
- デクスメデトミジンは抜管が近い場合,自発を残したい場合に選択
- ミダゾラムはアルコール離脱,人工呼吸管理が長期化することが見込まれる場合に選択

＜鎮静開始時＞
- 1%プロポフォール: $10\,$mg/mL　$2\,$mL/h で開始（$0 \sim 4\,$mg/kg/h）
- ミダゾラム $50\,$mg ＋生理食塩水 $40\,$mL: $1\,$mg/mL　$2\,$mL/h で開始
- デクスメデトミジン $200\,\mu$g ＋生理食塩水 $48\,$mL: $4\,\mu$g/mL　$0.2\,\mu$g/kg/h で開始（$0.2 \sim 0.7\,\mu$g/kg/h）
- 鎮静は Richmond agitation-sedation scale（RASS）で評価し,RASS -2 ~ 0 を目標

⑤再評価
- 疼痛を評価し,必要があれば鎮痛（①に戻る）
- 鎮静薬が必要か集中治療医により繰り返し評価
- 2時間毎と患者の変化に合わせて適宜測定された RASS 値を参考に鎮静薬量

を変更

RASS ＞ 0 の場合

　・鎮痛されている場合は鎮静薬を増量

RASS　−2 〜 0 の場合

　・同量の鎮静薬投与を継続，可能なら減量・中止を考慮

RASS ≦ −3

　・鎮静薬を減量もしくは中止

2）背景

目的 ▶▶ 人工呼吸患者における鎮痛・鎮静を適切に行うことで，早期の人工呼吸離脱，離床を達成し，加えて，集中治療科後期研修医，ローテート医師，初期研修医，ICU 看護師の意識の統一をすることを目的としている．

対象 ▶▶ 成人の人工呼吸患者

プロトコルの背景 ▶▶ 近年，疼痛・不穏・せん妄に関するガイドライン（Pain Agitation Delirium guideline: PAD guideline）[1,2] が出版され，PAD の管理は評価，治療，予防の順に行うこと，鎮痛を第 1 に行うことが強調されており，これを踏襲したうえで，「可能であれば鎮痛のみ，無鎮静で管理」という戦略をもとにプロトコルは作成された．

　当院ではフェンタニルを鎮痛の第 1 選択薬としている．鎮痛薬はある一定の血中濃度に到達すると，急に疼痛が軽減し，この濃度には個人差があることが知られている [3,4]．このため，疼痛の評価を行いながら，5 分毎に 20 μg ずつのボーラス投与を繰り返す．

　鎮痛が十分に行われた上で，鎮静が必要かトレーニングを受けた集中治療医が判断する．鎮静が必要ないと判断した場合，鎮静薬は投与せず，鎮痛のみで管理する [5]．多くの症例で挿管チューブの違和感や疾患による疼痛を取り除けば，鎮痛のみで人工呼吸管理が可能である．

　鎮静が必要な場合は，第 1 選択をプロポフォールとする．ミダゾラムのせん妄に対する影響に関しては議論があり [6]，循環動態不安定でかつ鎮静が必要な場合はミダゾラムの使用をためらわない．デクスメデトミジンは高価な薬剤であり，生命予後改善のエビデンスもないため乱用を避ける．

　鎮静は RASS で評価し，RASS −2 〜 0 を維持鎮静の目標とする．漫然と鎮静薬を使用しないように定期的に再評価を行う．

十分な鎮痛を行い，不必要な薬剤投与を減らし，早期の人工呼吸離脱，離床が達成されることを期待している．しかし，無鎮静が患者中心のアウトカムに与える影響は現時点では明確に示されておらず，現在進行中の臨床試験[7]の結果がまたれるとともに，各施設での評価が必要と考える．

文献

1) Barr J, Fraser GL, Puntillo K, et al. Clinical practice guidelines for the management of pain, agitation, and delirium in adult patients in the intensive care unit. Crit Care Med. 2013; 41: 263-306.
2) 日本集中治療医学会 J-PAD ガイドライン作成委員会. 日本版・集中治療室における成人重症患者に対する痛み・不穏・せん妄管理のための臨床ガイドライン. 日集中医誌. 2014; 21: 539-79.
3) Austin KL, Stapleton JV, Mather LE. Relationship between blood meperidine concentrations and analgesic response: a preliminary report. Anesthesiology. 1980; 53: 460-6.
4) Woodhouse A, Mather LE. The minimum effective concentration of opioids: a revisitation with patient controlled analgesia fentanyl. Reg Anesth Pain Med. 2000; 25: 259-67.
5) Strøm T, Martinussen T, Toft P. A protocol of no sedation for critically ill patients receiving mechanical ventilation: a randomised trial. Lancet. 2010; 375: 475-80.
6) Fraser GL, Devlin JW, Worby CP, et al. Benzodiazepine versus nonbenzodiazepine-based sedation for mechanically ventilated, critically ill adults: a systematic review and meta-analysis of randomized trials. Crit Care Med. 2013; 41: S30-8.
7) Toft P, Olsen HT, Jørgensen HK, et al. Non-sedation versus sedation with a daily wake-up trial in critically ill patients receiving mechanical ventilation (NONSEDA Trial): study protocol for a randomised controlled trial. Trials. 2014; 15: 499.

〈山本良平　笹野幹雄　林 淑朗〉

8. 神経・鎮静

3. 小児気管挿管患者の鎮痛・鎮静アルゴリズム

図1 小児気管挿管患者の鎮痛・鎮静アルゴリズム

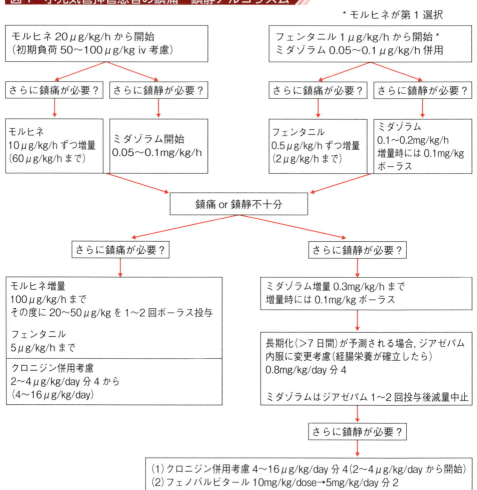

アルゴリズムの説明 ▶▶ はじめに，このアルゴリズムは小児集中治療室において，専門医の指導のもとで十分かつ適切なモニタリング下に用いることを大前提としている．それ以外の環境で安易にこれらの薬剤を用いることは，医療安全上もすすめられない．

鎮痛麻薬の第1選択はモルヒネ塩酸塩 ▶▶ 麻薬の第1選択はモルヒネ塩酸塩である．モルヒネ塩酸塩にはフェンタニルと比較して次のような特徴がある．1）作用時間が長く（約2〜3時間），2）鎮痛に加えて鎮静作用もあり，3）耐性化しにくく[1,2]，4）安価で，5）間欠投与と持続投与で耐性化に差がない[3]．

ただし，以下の場合は効果発現がより速やかな，フェンタニルの使用を検討する．

- 循環動態が不安定な先天性心疾患手術直後
- 肺高血圧のリスクが高い場合
- 気管支喘息患者（モルヒネ塩酸塩のヒスタミン遊離作用のため，禁忌ではないが注意を要する）
- モルヒネ塩酸塩に対するアレルギー
- モルヒネ塩酸塩投与により悪心嘔気を認める場合
- 脳静脈拡張，脳圧亢進が問題となる場合

鎮静の第1選択はミダゾラム ▶▶ ミダゾラムは短時間作用性（約1時間）のベンゾジアゼピンであり，長期投与でなければ速やかな作用発現と覚醒を得られる．新生児ではミオクローヌス様運動がみられることがあるため，極力避ける．

ミダゾラムからジアゼパムへの変更 ▶▶ ミダゾラム持続静注が長期（7〜10日間以上）になることが予想されればジアゼパム経腸投与への変更を考慮する．ジアゼパムは，長時間作用性（約2〜3時間）であり離脱症状がでにくい．ジアゼパム経腸投与量は，ミダゾラム1日投与量の1/2〜1/3が目安となるが，当科では0.8 mg/kg/day 分4から開始する．ジアゼパムの投与2回目までは，ミダゾラムを続ける．

補助鎮痛鎮静薬剤：クロニジン ▶▶ 中枢性アドレナリンα_2受容体刺激薬であるクロニジンは，補助鎮痛鎮静薬剤として有用である．腸管吸収は良好で，排泄半減期は6〜24時間である．腸管へのα_2作用で下痢が改善する．交感神経を抑制し，末梢血管を拡張させ血圧を低下させたり，副交感神経を刺激し，心拍数低下，口渇を起こしたりする．非麻薬で唯一麻薬離脱症候群への有効性が証明されている．

補助鎮静薬剤；フェノバルビタール，抱水クロラール ≫≫ フェノバルビタールは長時間作用性（2～4時間）で，10～20 mg/kg ローディングした後に，5 mg/kg/day 分2で内服する．抱水クロラールは，肝臓で代謝されトリクロロエタノールとなり作用する．排泄半減期は，乳児では長いと36時間，成人では4～9時間である．当科では原則，連用は5日間までとしている．安全域が狭いが，治療域では呼吸循環抑制は少ない．

周抜管期 ≫≫ 周抜管期に不穏にさせたくない症例（気道過敏性が高い，気管・気管支軟化症，喉頭軟化症，脳性麻痺などによる過緊張）では，中枢性 α_2 受容体刺激薬であるデクスメデトミジン 0.2～0.7 μg/kg/h の使用を考慮する．デクスメデトミジンは，アドレナリン α_2 受容体およびイミダゾリン 1 型受容体の作動薬であり，鎮静，降圧，抗不整脈作用を持ち，麻薬の離脱症状予防や治療に対しても有効である[4-9]．

文献

1) Liu JG, Anand KJS. Protein kinases modulate the cellular adaptations associated with opioid tolerance and dependence. Brain Res Brain Res Rev. 2001; 38: 1-19.
2) Liu JG, Prather PL. Chronic agonist treatment converts antagonists into inverse agonists at delta-opioid receptors. J Pharmacol Exp Ther. 2002; 302: 1070-9.
3) Bouwmeester NJ, Anand KJS, van Dijk M, et al. Hormonal and metabolic stress responses after major surgery in children aged 0-3 years: a double-blind, randomized trial comparing the effects of continuous versus intermittent morphine. Br J Anaesth. 2001; 87: 390-9.
4) Tobias JD. Subcutaneous dexmedetomidine infusions to treat or prevent drug withdrawal in infants and children. J Opioid Manag. 2008; 4: 187-91.
5) Farag E, Chahlavi A, Argalious M, et al. Using dexmedetomidine to manage patients with cocaine and opioid withdrawal, who are undergoing cerebral angioplasty for cerebral vasospasm. Anesth Analg. 2006; 103: 1618-20.
6) Multz AS. Prolonged dexmedetomidine infusion as an adjunct in treating sedation-induced withdrawal. Anesth Analg. 2003; 96: 1054-5, table of contents.
7) Finkel JC, Elrefai A. The use of dexmedetomidine to facilitate opioid and benzodiazepine detoxification in an infant. Anesth Analg. 2004; 98: 1658-9.
8) Finkel JC, Johnson YJ, Quezado ZM. The use of dexmedetomidine to facilitate acute discontinuation of opioids after cardiac transplantation in children. Crit Care Med. 2005; 33: 2110-2.
9) Tobias JD. Dexmedetomidine to treat opioid withdrawal in infants following prolonged sedation in the pediatric ICU. J OpioidManag. 2006; 2: 201-5.

〈祖父江俊樹　黒澤寛史〉

8. 神経・鎮静

4. 鎮痛鎮静せん妄（PAD）プロトコル

1）鎮痛

　当院独自の疼痛評価スケール musashino-Objective Rating Scale（m-ORS）
（武蔵野赤十字病院）

項目	説明		スコア
表情（FS）または言動　いずれかで評価	**FS**（フェイス・スケール）	**言動**	
		・疼痛なし	1
		・体動時のみ痛みがある	2
		・安静時にも痛みあり ・聞くと必ず痛みを訴える	3
		・たえず呻吟し，痛みを訴える	4
筋緊張　体動	・楽に体動している ・四肢はスムーズに動かしている		1
	・声をかけると身構えるが，介助により体動できる ・四肢は動かしている		2
	・介助によりかろうじて四肢を動かすことができる ・体動しようとすると，全身を緊張させる		3
	・全身に緊張が強く，指示に応じられない		4
（人工呼吸器使用）呼吸状態	呼吸は平静．深呼吸が十分にできている （同調している，またはファイティングがない）		1
	呼吸は平静．深呼吸はできたりできなかったり （ときに咳嗽）		2
	浅い呼吸．深呼吸はできない （呼吸器とファイティング）		3
	浅い呼吸．ときに息こらえがある （呼吸器の調整が効かない）		4

図1　ICU 疼痛評価スケール

（musashino-Objective Rating Scale: m-ORS）

表1 鎮痛プロトコル

評価時期
①スケール6点以上：2時間　②スケールが5点以下：4時間　③スケールが3点：8時間

使用薬剤
フェンタニル　10μg/mL になるように組成

投与開始量
○mL/h（医師指示）

レスキュー投与　*レスキュー使用後は15〜30分後に効果を評価
1）投与量：持続投与の1時間量を早送り
2）レスキュー投与間隔：15分あけて追加使用可能
3）レスキュー使用のタイミング 　①安静時においてスケールが7点以上のとき 　②スケールが7点以上となる処置が10分以上続くと予想される時

鎮痛薬ベース使用量　増量の目安
1）下記のいずれかの場合，流速を0.5mL/h 増量 　①安静時においてスケールが10点以上の場合 　②1時間に2回のレスキュー使用が必要となった場合（処置前のレスキューは除く）
2）ベースアップ上限 　①流速が5mL/h までは報告なく増量可能 　②流速が5mL/h を超えた場合，担当医師に報告・相談し，下記指示を受ける 　　流速5mL/h 以降の疼痛に対してはレスキュー投与で対応 　　○mL/h まで増量可能

鎮痛薬ベース使用量　減量の目安
1）下記①②いずれかの場合，流速を0.5mL/h 減量 　①呼吸回数8回/分以下，無呼吸の出現や過剰な眠気が出現する場合 　②スケール4点以下となった場合
2）ベースダウンの下限 　① 0.5mL/h まで増量可能 　② 0.5mL/h でもスケール3点が続く場合，終了について主治医・担当医と相談

　意思疎通が可能な場合も基本的に上記スケールを使用する．

　Numerical Rating Scale（NRS）も参考にするが，図1のスケールと解離がある場合，適宜医師に相談．

2) 鎮静

鎮静目標
- Richmond Agitation Sedation Scale（RASS）－1～0 ● 呼吸器との同調
- 苦痛なし ● シバリング消失 ● 不穏に伴う有害事象なし

鎮静開始基準
- 人工呼吸管理患者
  十分な鎮痛，呼吸器調整を行っても以下の場合
  ① 挿管患者で RASS > 0 かつせん妄ではない場合，またはせん妄治療を行ってもコントロール不十分な場合
  ② RASS 0 以下でも患者が苦痛を訴えている場合
  ③ 人工呼吸器と同調せず，有害事象（SpO_2 低下，換気不良，体動増加による転倒・事故抜管・抜針リスク増加，不整脈の出現など）につながる場合
  ④ 低体温療法中でシバリングを認める場合
- 非人工呼吸管理患者
  以下の場合で，有害事象（SpO_2 低下，換気不良，体動増加による転倒・事故抜管・抜針リスク増加，不整脈の出現など）につながる場合

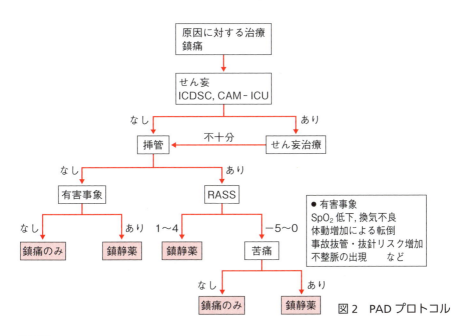

図2　PADプロトコル

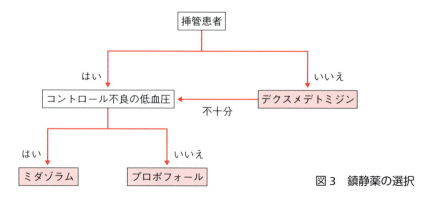

図3　鎮静薬の選択

①せん妄に対する治療を行ってもコントロール不良の場合
②精神疾患や器質的疾患，中毒などによる神経症状に対する治療を行ってもコントロール不良の場合

薬剤選択の例外
- アルコールやベンゾジアゼピン系の離脱症状を認めるときには非挿管患者であってもミダゾラムを使用する場合がある．
- 挿管患者であっても不穏が原因で抜管困難な場合にはデクスメデトミジンを使用する場合がある．

3) せん妄

予防　全入院患者に対して鎮痛，早期リハビリテーション，日内リズム調整，環境調整を行う．Confusion Assessment Method for the ICU（CAM-ICU）と Intensive Care Delirium Screening Checklist（ICDSC）を各勤務帯で評価し治療適応に当てはまれば図4のチャートに従って治療介入を行う．

治療適応　CAM-ICU 陽性もしくは ICDSC ≧ 4，または，不穏患者，意識障害（JCS1以上）のある患者に対して評価・介入を行う．

目的　近年は患者中心の医療の実践が推奨されており，鎮痛・鎮静・せん妄管理の重要性がいわれている．疼痛は不穏やせん妄につながることから，まずは患者の近くにいる看護師に疼痛コントロールが可能なプロトコルを作成し，必要があれば鎮静・せん妄管理することを目的としている．

このプロトコルのポイント
- 当院独自の疼痛評価スケールは，挿管患者と非挿管患者の双方に適用できる．

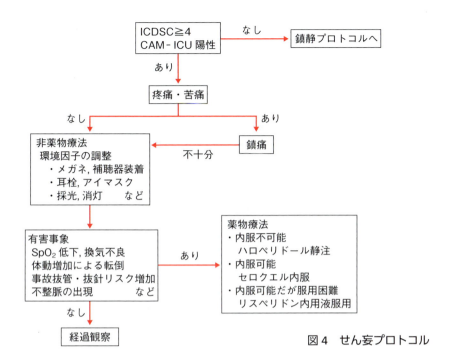

図4 せん妄プロトコル

- 挿管患者においても鎮痛をしっかり行い，無鎮静で管理する．不穏で不利益が生じる場合や患者が鎮静を望む場合に鎮静薬を使用する．
- ミダゾラムはせん妄のリスクとされるが，その因果関係は定かではなく，コントロール不良の低血圧がみられる場合に使用する．
- デクスメデトミジンは基本的には挿管患者には使用しない．呼吸抑制が少ないことから非挿管患者，non-invasive ventilation（NIV）患者や不穏な非挿管患者に考慮している．抜管後の不穏で有害事象が生じることが懸念される場合には，デクスメデトミジンを投与しながら抜管をする場合もある．
- せん妄治療には基本的に非薬物療法を積極的に行い，不利益が生じる場合に薬物療法を行う．

参考文献

1) Barr J, Fraser GL, Puntillo K, et al. Clinical practice guidelines for the management of pain, agitation, and delirium in adult patients in the intensive care unit. Crit Care Med. 2013; 41: 263-306.
2) 日本集中治療医学会 J-PAD ガイドライン作成委員会, 編. 日本版・集中治療室における成人重症患者に対する痛み・不穏・せん妄管理のための臨床ガイドライン. 日本集中治療医学会雑誌. 2014; 21: 539-79.
3) Strøm T, Martinussen T, Toft P. A protocol of no sedation for critically ill patients receiving mechanical ventilation: a randomised trial. Lancet. 2010; 375: 475-80.
4) Fraser GL, Devlin JW, Worby CP, et al. Benzodiazepine versus nonbenzodiazepine-based sedation for mechanically ventilated, critically ill adults: a systematic review and meta-analysis of randomized trials. Crit Care Med. 2013; 41（9 Suppl 1）: S30-8.
5) Reade MC, Eastwood GM, Bellomo R, et al. Effect of dexmedetomidine added to standard care on ventilator-free time in patients with agitated delirium: A randomized clinical trial. JAMA. 2016; 315: 1460-8.
6) Van Rompaey B, Elseviers MM, Schuurmans MJ, et al. Risk factors for delirium in intensive care patients: a prospective cohort study. Crit Care. 2009; 13: R77.
7) Schweickert WD, Pohlman MC, Pohlman AS, et al. Early physical and occupational therapy in mechanically ventilated, critically ill patients: a randomised controlled trial. Lancet. 2009; 373: 1874-82.

〈山本浩大郎　安田英人〉

　鎮痛/鎮静/せん妄の評価法は複数存在する．個々の施設において使いやすいものを使用するのがよい．また，本稿に示されたように，個々の施設独自の評価法を作成して起用することも考えられる．重要なことは全員が同じ客観的手法で同じ質での評価を行うことであろう．

8. 神経・鎮静

5. せん妄予防

看護・非薬物療法

- 身体的苦痛の緩和
  - →疼痛コントロール，不要なチューブ・ドレーン類の整理，早期抜去
- 精神的苦痛の緩和
  - →面会の促進，使い慣れたものや見慣れたものを持ち込んでもらう．
    わかりやすい言葉での情報提供（禁止事項だけでなくできることも伝える）
- 感覚遮断を減らす
  - →時計，カレンダーの設置，可能な限り座位で過ごし，周りの状況を確認してもらう．
- 環境調整
  - →夜間の照明の調整，騒音を減らす，室温管理
- 自立の促進
  - →できることは自分でやってもらう，可能な限り自分で選択してもらう．
- リハビリテーション
  - →短時間でも抑制帯を外す，楽な体位に調整する，可能な限り離床を進める．
- せん妄の早期発見
  - → CAM-ICU または Intensive Care Delirium Screening Checklist（ICD-SC）を用いて早期発見に努める．

薬物療法

①定型抗精神病薬

- ハロペリドール（セレネース®）
  - 注意障害，幻覚・妄想，焦燥感の改善．
  - 鎮静作用は弱いが，降圧作用や呼吸器系・循環器系への有害事象が少ない．
  - 経口投与では錐体外路障害の出現がほかの抗精神病薬に比べて多い．
- クロルプロマジン（コントミン®）
  - 鎮静・催眠作用が強いため，興奮や睡眠覚醒リズムの乱れが強いときに使用．
- レボメプロマジン（ヒルナミン®）

クロルプロマジンよりさらに鎮静・催眠作用が強い.

②非定型抗精神病薬

- リスペリドン（リスパダール®）

    注意障害，幻覚・妄想，焦燥感の改善.

    鎮静作用が弱く，日中の投与も可能.

- クエチアピン（セロクエル®）

    鎮静作用強い.

③その他

- 抗うつ薬：トラゾドン（レスリン®）

    血中半減期が 6 〜 7 時間と長いため，中途覚醒，早期覚醒，熟眠感がないときに使用.

- 漢方薬：抑肝散

    興奮，焦燥感の改善. 低 K 血症に注意.

- 睡眠リズム調整薬：ラメルテオン（ロゼレム®），スボレキサント（ベルソムラ®）

    昼夜逆転などの睡眠リズムの改善. 効果は緩やか.

人工呼吸管理中のせん妄対策 ≫ ABCDEF バンドル（表 1）を参照.

- 鎮静が必要な場合にはベンゾジアゼピン系鎮静薬よりも非ベンゾジアゼピン系鎮静薬（プロポフォール，デクスメデトミジン：プレセデックス®）の使用を優先する.

- 鎮痛を優先し，可能な限り浅い鎮静を行う.

- 早期にリハビリテーションを開始する.

表1 ABCDEF バンドル

A: Assess, Prevent, and Manage Pain: 痛みの評価・予防・介入

B: Both Spontaneous Awakening Trials & Spontaneous Breahing Trials: 鎮静中断トライアルと自発呼吸トライアル

C: Choice of Analgesia and Sedation: 鎮痛薬と鎮静薬の選択

D: Delirium: Assess, Prevent and Manage: せん妄の評価・予防・管理

E: Early Mobility and Exercise: 早期理学療法・離床

F: Family Engagement and Empowerment: 家族の関与強化と支援

参考文献

1) 日本集中治療医学会 J-PAD ガイドライン作成委員会. 日本版・集中治療室における成人重症患者に対する痛み・不穏・せん妄管理のための臨床ガイドライン. 日集中医誌. 2014; 21: 539-79.
2) Vasilevskis EE, Ely EW, Speroff T, et al. Reducing iatrogenic risks: ICU-acquired delirium and weakness-crossing the quality chasm. Chest. 2010; 138: 1224-33.

〈松尾耕一　讃井將満〉

　せん妄の多くは低活動型せん妄であるとされている．低活動型せん妄に有効な薬物療法はいまだ皆無である．せん妄予防のためには，非薬物療法の施行がとても重要である．

8. 神経・鎮静

6. 小児の麻薬とベンゾジアゼピンのウィーニング

図1 麻薬とベンゾジアゼピンの減量アルゴリズム

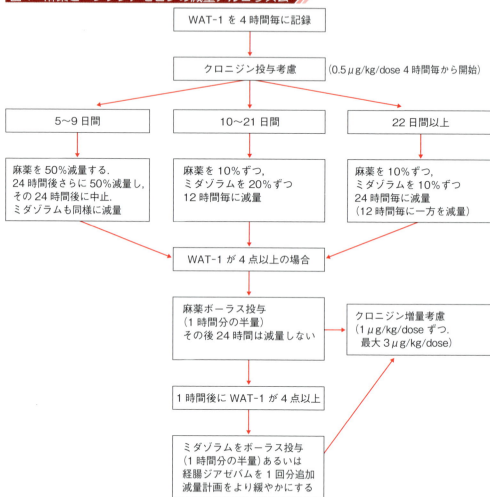

WAT-1: withdrawal assessment tool-1

解説 麻薬やベンゾジアゼピンを合併症なく適切なタイミングで減量・中止するために，投与期間が5日間以上となった症例では，麻薬やベンゾジアゼピンが不要と判断した時点で，本アルゴリズムを用いて減量を行う（図1）．

(1) クロニジン投与を考慮

クロニジンは，α_2アドレナリン受容体とμオピオイド受容体に作用する[1]．麻薬離脱に対しての非麻薬で唯一の有効性が証明されている薬剤であり，集中治療領域において離脱症状の治療に広く使用されている[1]．0.5μg/kg/dose 4時間毎投与から開始し，必要に応じて最大3μg/kg/doseまで増量する．血圧低下や徐脈，口渇などの副作用に注意する．

(2) 減量計画

麻薬とベンゾジアゼピンの減量計画は，投与期間により，5〜9日間，10〜21日間，22日間以上の3群に分けている．比較的離脱症候群のリスクが低い5〜9日間の群では，麻薬とミダゾラムを50％減量し，24時間後さらに50％減量し，その24時間後に中止．10〜21日間の群では麻薬を10％ずつ，ミダゾラムを20％ずつ12時間毎に減量．22日間以上の群ではさらに慎重に減量を開始する．以後，後述するWAT-1で評価しながら減量計画を日々修正する．

(3) 離脱症状に対する介入

WAT-1で4点以上の場合には，麻薬あるいはベンゾジアゼピンを追加投与し，より緩徐な減量計画に変更したり，クロニジン増量を検討したりする．

背景（エビデンス，施設での工夫） >>> 集中治療室に入室する小児の多くは鎮痛・鎮静が必要不可欠であるものの，麻薬やベンゾジアゼピンの急な断薬や減量により離脱症候群が生じ得る．離脱症候群の罹患率は，小児集中治療室内で9〜57％，麻薬やベンゾジアゼピンの5日間以上の使用患者においては35〜57％と非常に高い[2]．その症状は多彩であり，中枢神経系の過敏，自律神経系の調節異常，消化管の機能障害，運動障害などが含まれる．

当科では，麻薬の持続静注の第1選択は，フェンタニルではなく，モルヒネ塩酸塩としている．その理由の1つは，より長時間作用型のモルヒネ塩酸塩の方が減量の際の血中濃度の変化が緩徐となり，離脱症状発現の危険性が低くなるからである[3]．ミダゾラム持続静注が長期（7〜10日間以上）になることが予想される場合には，より長時間作用性のジアゼパム内服に変更している．経腸ジアゼパムの1日総投与量の目安は，ミダゾラムの1日総投与量の1/2〜1/3であるが，当科では0.2 mg/kg/dose，6時間毎経腸投与から開始し，症状に応じて調整している．

集中治療室で生じる離脱症候群は医原性であり，できる限り回避したい．減

表1　Withdrawal Assessment Tool Version 1（WAT-1）[*1]

ID	月日 時間												
12 時間前から現在まで													
軟便, 水様便	なし＝0 点　あり＝1 点												
嘔吐, 悪心	なし＝0 点　あり＝1 点												
体温＞ 37.8℃	なし＝0 点　あり＝1 点												
刺激をせずに 2 分間観察													
状態	SBS ≦ 0 or 睡眠／平穏＝0 点 SBS ≧ ＋ 1 or 不穏＝1 点												
振戦	なし／軽度＝0 点 中等度／重度＝1 点												
発汗	なし＝0 点　あり＝1 点												
非協調的／反復する動き	なし／軽度＝0 点 中等度／重度＝1 点												
あくび or くしゃみ	1 回以下＝0 点 2 回以上＝1 点												
刺激して 1 分間観察													
触れた時に驚く	なし／軽度＝0 点 中等度／重度＝1 点												
筋緊張	正常＝0 点　亢進＝1 点												
刺激後の回復													
平穏な状態（SBS ≦ 0） になるまでの時間	＜2 分：0 点 2 〜 5 分：1 点 ＞ 5 分：2 点												
合計（0 〜 12 点）													

WAT-1 のつけ方
- 麻薬＋／－ベンゾジアゼピンを長期間（6 日間以上）持続あるいは定期的に投与されていた患者に，減量の初日から WAT-1 スコアをつけ始める．投与終了の 72 時間後まで，12 時間に 1 回記録する．
- WAT-1 は SBS とともに少なくとも 12 時間に 1 回記録する．SBS 評価のための段階的な刺激が，離脱症状観察のための刺激としても標準的
  - 診察録から情報を得る（刺激を与える前でも後でもよい）
    下痢や軟便：12 時間以内に 1 度でもあれば 1 点，なければ 0 点
    嘔吐や悪心：12 時間以内に 1 度でもあれば 1 点，なければ 0 点
    発熱＞ 37.8℃：12 時間以内の体温の最頻値が 37.8℃を超える場合は 1 点，そうでなければ 0 点
  - 刺激前に 2 分間観察
    状態：不穏（SBS ≧ ＋ 1）なら 1 点，寝ている or 穏やかにしていれば 0 点（SBS ≦ 0）
    振戦：中等度から重度の振戦があれば 1 点．振戦がない，あるいは軽度で間欠的であれば 0 点
    発汗：発汗していれば 1 点．なければ 0 点
    非協調的／反復する動き：中等度から重度の非協調的あるいは反復する動き（例；首を振ったり，手足をバタバタさせたり，体を反らせたりする）がある場合には 1 点．ないか軽度であれば 0 点
    あくび or くしゃみ：2 回以上あれば 1 点．
  - 刺激して 1 分間観察：まず穏やかに名前を呼ぶ．もし反応がなければ，体に優しく触れながら名前を呼ぶ．それでも反応がなければ，不快刺激（気管内吸引，5 秒未満の爪床圧迫）を加える．
    触れた時に驚く：刺激中に触れた時，中等度から重度の驚きを示したら 1 点，ないか軽度であれば 0 点．
    筋緊張：筋緊張が亢進していれば 1 点．正常ならば 0 点．
  - 刺激後の回復
    落ち着くまでの時間：刺激を加えた後から，落ち着く（SBS ≦ 0）までの時間．穏やかになるまでに 5 分以上かかるのであれば 2 点．2 〜 5 分は 1 点．2 分以内は 0 点．

量の方法に注意し，耐性を生じないような工夫が離脱症候群を予防するうえで重要である[1].

WAT-1 を用いた離脱症状の評価

漸減を考慮する段階から表1の Withdrawal Assessment Tool version 1（WAT-1）[4] を4時間毎に記録する．11項目（下痢，嘔吐，発熱，不穏，振戦，発汗，不随意運動，欠伸，易刺激性など）計12点で評価する．WAT-1を小児集中治療室において4点以上を閾値として離脱症状の診断に用いると，非常に高い感度（0.87）と特異度（0.88）を有している[4].

文献

1) Anand KJ, Willson DF, Berger J, et al. Tolerance and withdrawal from prolonged opioid use in critically ill children. Pediatrics. 2010;125: e1208-25.
2) Harris J, Ramelet AS, van Dijk M, et al. Clinical recommendations for pain, sedation, withdrawal and delirium assessment in critically ill infants and children: an ESPNIC position statement for healthcare professionals. Intensive Care Med. 2016; 42: 972-86.
3) Franck LS, Vilardi J, Durand D, et al. Opioid withdrawal in neonates after continuous infusions of morphine or fentanyl during extracorporeal membrane oxygenation. Am J Crit Care. 1998; 7: 364-9.
4) Franck LS, Harris SK, Soetenga DJ, et al. The Withdrawal Assessment Tool-1（WAT-1）: an assessment instrument for monitoring opioid and benzodiazepine withdrawal symptoms in pediatric patients. Pediatr Crit Care Med. 2008; 9: 573-80.

〈神納幸治　黒澤寛史〉

8. 神経・鎮静

7. 脳卒中初期診療

解説 脳卒中疑いの患者に対して，脳卒中を適切に診断し，できるだけ早急に検査・診断を行い治療につなげる．

背景 救急外来において脳卒中の治療を，各施設でチーム（救急科，神経内科，脳神経外科医師およびメディカルスタッフ）が連携して早期に検査・診断・治療を行い，血管内治療あるいは遺伝子組み換え組織型プラスミノゲンアクチベータ（rt-PA：アルテプラーゼ®）治療へつなげることが救命および機能的予後回復に重要である．しかし，発症時間不明症例，M2（中大脳動脈島葉動脈群）もしくは脳底動脈（BA）閉塞，直接抗凝固薬（direct oral anticoagulants: DOAC）内服症例については，エビデンスが確立されておらず議論が残るところであり，各施設内での基準を作成し症例毎に検討する．

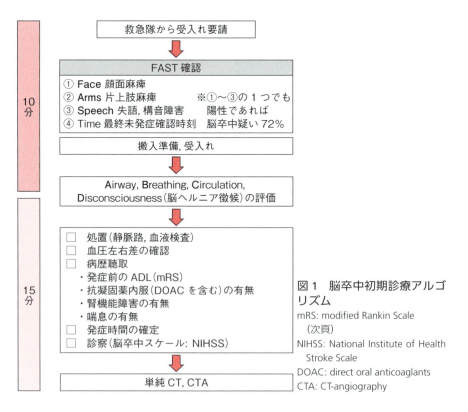

図1 脳卒中初期診療アルゴリズム

mRS: modified Rankin Scale（次頁）
NIHSS: National Institute of Health Stroke Scale
DOAC: direct oral anticoaglants
CTA: CT-angiography

※参照: MRI first について

MRI first の利点
- ・DWI で虚血巣の広がりがわかりやすい
- ・造影剤の使用なしに MRA の閉塞血管部位がわかる
- ・陳旧性病変と新規虚血病巣の判断が容易である
- ＊発症時間不明症例や後方循環系脳梗塞を疑う場合は撮像を考慮

MRI first の欠点
- ・時間がかかる
- ・体内金属には禁忌

上記を考慮し, 各施設の状況に応じて適応を考慮する.

※2

modified Rankin Scale	
0	まったく症候がない
1	症候はあっても明らかな障害はない： 日常の勤めや活動は行える
2	軽度の障害： 発症以前の活動がすべて行えるわけではないが, 自分の 身の回りのことは介助なしに行える
3	中等度障害： 何らかの介助を必要とするが, 歩行は介助なしに行える
4	中等度から重度の障害： 歩行や身体的要求には介助が必要である
5	重度の障害： 寝たきり, 失禁状態, 常に介護と見守りを必要とする
6	死亡

図2　modified Rankin Scale

8 ・ 神経・鎮静

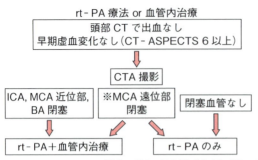

急性期血行再建単独を考慮
- ☐ rt-PA 禁忌例の ICA, MCA 閉塞
  （発症から 6 時間以内までは積極的に考慮，発症時間不明でも MRI 撮像し適応の有無を評価）
- ☐ rt-PA 禁忌例の BA 閉塞
  （発症から 8 時間以内までが目安だがエビデンスはない）
- ☐ NOAC 内服が確実な症例
  （rt-PA 禁忌ではないが，rt-PA をスキップする場合もある）

図3 治療法の選択アルゴリズム
ASPECTS: Alberta stroke programme early CT score
ICA: Intarnal carotid artery
MCA: Middle cerebral artery
BA: Basilar artery
rt-PA: recombinant tissue-type plasminogen activator
M1: MCA horizontal segment
M2: MCA insular segment

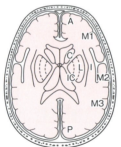

視床および基底核が抽出されているスライス
- ☐ M1
- ☐ M2
- ☐ M3
- ☐ 島皮質（I）
- ☐ 尾状核（C）
- ☐ レンズ核（L）
- ☐ 内包（IC）

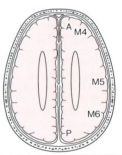

基底核より上方で側脳室体部が抽出されているスライス
- ☐ M4
- ☐ M5
- ☐ M6

図4 CT-ASPECTS
Early CT signs のある領域を 10 点満点から減点法で評価
A: anterior circulation, P: posterior circulation, C: caudate, L: lentiform, IC: internal capsule, I: insular ribbon, MCA: middle cerebral artery, M1: anterior MCA cortex, M2: MCA corex lateral to insular ribbon, M3: posterior MCA cortex. M4, M5, and M6 are anterior, lateral, and posterior MCA territories immediately superior to M1, M2, and M3, rostral to basal ganglia.

参考文献

1) 日本臨床救急医学会, 他監修. ISLS ガイドブック 2013―脳卒中初期診療のために. 東京: へるす出版; 2013.
2) 日本脳卒中学会 脳卒中医療向上・社会保険委員会 rt-PA（アルテプラーゼ）静注療法指針改訂部会. rt-PA（アルテプラーゼ）静注療法 適正治療指針 第 2 版. 2012.
3) Powers WJ, Derdeyn CP, Biller J, et al. 2015 American Heart Association/American Stroke Association Focused Update of the 2013 Guidelines for the Early Management of Patients With Acute Ischemic Stroke Regarding Endovascular Treatment A Guideline for Healthcare Professionals From the American Heart Association/American Stroke Association. Stroke. 2015. 46: 3020-35.
4) Ciccone A, Valvassori L, Nichelatti M, et al. Endovascular treatment for acute ischemic stroke. N Engl J Med. 2013; 368: 904-13.
5) Broderick JP, Palesch YY, Demchuk AM, et al, Endovascular therapy after intravenous t-PA versus t-PA alone for stroke. N Engl J Med. 2013; 368: 893-903.

〈矢野佳子　志馬伸朗〉

　初期画像診断のモダリティ選択や順序などは，各施設の状況により変化しうる．血管内治療チームのアベイラビリティも勘案し，場合により転院も視野に入れ，最善の策を考案する価値がある．

8. 神経・鎮静

8. 脊髄虚血予防マニュアル

目的 胸腹部大動脈手術において術後の脊髄虚血の頻度は 10 ～ 11% [1] と報告されている．脊髄虚血による対麻痺は著しい ADL の低下をきたすため，危険因子，予防および治療について医療者間で共有しておく．

脊髄虚血の危険因子

① Open surgery

緊急手術，長時間の大動脈遮断，広範囲の胸部下行大動脈瘤，左鎖骨下動脈・腹腔動脈・上腸間膜動脈の閉塞もしくは高度狭窄，重度動脈硬化病変，術中術後低血圧，高齢者，糖尿病，脳梗塞の既往，術後出血

② Endovascular surgery

左鎖骨下動脈または内腸骨動脈閉塞，左鎖骨下動脈・腹腔動脈・内腸骨動脈に塞栓術を行う場合，ステントグラフトが鎖骨下動脈や内腸骨動脈をカバーする場合，腹部・下半身の長時間の虚血時間が見込まれる場合，胸部から腹部にかけて広範囲にステントグラフトを留置する場合，術中長時間にわたる大口径シース留置，重度動脈硬化病変，術中術後低血圧，外腸骨動脈損傷

脊髄虚血の予防 最も大切なことは脊髄に対して適切に血流（酸素）を供給すること [2] である．

①血行動態管理

術中術後は低血圧を避け，平均動脈圧を 70 mmHg 以上〔または脊髄灌流圧（後述）を 60 mHg 以上〕に保つ．

②ヘモグロビン

貧血を避ける．ヘモグロビン値 8 g/dL 以上を維持する．

③スパイナルドレナージ

スパイナルドレナージを行うことにより脳脊髄圧を低下させ，脊髄の灌流圧を維持する（脊髄灌流圧＝平均動脈圧－脳脊髄圧）[*1]．合併症として，頭蓋内出血（2.9%）とそれによる神経障害（1%）および死亡（0.6%）の報告がある．禁忌のない症例には行うことを考慮する．

[*1] 後ろ向き研究をまとめたメタ解析 [3] および小規模 RCT[4] にて有効性ありと報告されている．

- スパイナルドレナージの禁忌[2]
  - ・全身性または局所の感染
  - ・脳圧亢進
  - ・ショック
  - ・対麻痺の既往
  - ・同意が得られない
  - ・抗凝固療法，抗血小板療法の必要な休薬が守られていない血小板5万/ μL以下，PT-INR 1.4以上，APTT異常値
- 具体的な管理方法：手術前日にドレナージチューブをL3/4あるいはL4/5から挿入．右房の高さをゼロ点として，術中より圧の閾値を12 cmから開始し以下の手順に従って管理.
  - ・排液量　30 mL/2 hを超える→2 cm上げる
  - ・排液量　0 mL/2 h→2 cm下げる．最低の高さは6cmとする
- 排液の性状を注意深く観察する：急激な排液の増量，性状の変化（透明→血性）は頭蓋内出血を考慮し排液を中止する．可能な限り早期に画像診断を行う.
- 移動時はすべてのクレンメをクランプする.

④ステロイド[5]

ルーチンの投与は推奨されない.

⑤麻薬拮抗薬（ナロキソン）[6]

ルーチンの投与は必要がない.

⑥術後はできるだけ早期に覚醒させ対麻痺の有無を確認する.

文献

1) Estrera AL, Miller CC 3rd, Huynh TT, et al. Preoperative and operative predictors of delayed neurologic deficit following repair of thoracoabdominal aortic aneurysm. J Thorac Cardiovasc Surg. 2003; 126: 1288-94.

2) Fedorow CA, Moon MC, Mutch WA, et al. Lumbar cerebrospinal fluid drainage for thoracoabdominal aortic surgery: rationale and practical considerations for management. Anesth Analg. 2010; 111: 46-58.

3) Cina CS, Abouzahr L, Arena GO, et al. Cerebrospinal fluid drainage to prevent paraplegia during thoracic and thoracoabdominal aortic aneurysm surgery: a systematic review and meta-analysis. J Vasc Surg. 2004; 40: 36-44.

4) Coselli JS, LeMarie SA, Koksoy C, et al. Cerebrospinal drainage reduces paraplegia after thocacoabdominal aortic aneurysm repair: results of a randomized clinical trial. J Vasc Surg. 2002; 35: 631-9.

5) Laschinger JC, Cunningham JN Jr, Cooper MM, et al. Prevention of ischemic spinal cord injury following aortic cross-clamping: use of corticosteroids. Ann Thorac Surg. 1984; 38: 500-7.
6) Acher CW, Wynn MM, Hoch JR, et al. Combined use of cerebral spinal fluid drainage and naloxone reduces the risk of paraplegia in thoracoabdominal aneurysm repair. J Vasc Surg. 1994; 19: 236-46.

〈松尾耕一　讃井將満〉

8. 神経・鎮静

9. 脊髄虚血治療マニュアル

術後，できるだけ早期に覚醒させ麻痺の有無を確認する．脊髄虚血の徴候が認められた場合は以下のことを考慮する．

血行動態管理 平均動脈圧（mean arterial pressure: MAP）を 90 mmHg 以上に保つ．スパイナルドレナージ（cerebrospinal fluid drainage: CSFD）が留置されている場合，脊髄灌流圧（＝平均動脈圧－脳脊髄圧 cerebrospinal fluid pressure: CSFP）（spinal cord perfusion pressure: SCPP）を 80mmHg 以上に保つように調節する．また，心拍出量係数（CI）を $3.0 \, L/min/m^2$ 以上に維持する．

ヘモグロビン，SpO₂・PaCO₂の維持 ヘモグロビン値 10 g/dL を保つ．SpO_2 を高めに維持（$\geqq$ 98%）し，$PaCO_2 > 35$ mmHg を保つ．

スパイナルドレナージ 留置されていない症例では，禁忌がなければ留置を考慮．原則として凝固異常を補正後に留置する．

- 右房の高さをゼロ点として，術中より圧の閾値を 12 cm から開始し以下の手順に従って管理
  - ・排液量 30 mL/2 h を超える→ 2 cm 上げる
  - ・排液量 0mL/2 h → 2 cm 下げる．最低の高さは 6 cm とする．
- 移動時はすべてのクレンメをクランプする．

ステロイド ルーチンでの投与は推奨されないが考慮してもよい．

ナロキソン 予防時と同様にルーチンでの使用は推奨されないが考慮してもよい．

- ナロキソン（0.2 mg/1 mL/A）5 A ＋生食 45 mL 2 mL/h で投与

表1 脊髄虚血徴候（＋）の場合の最適治療

- MAP > 90 mmHg
- SCPP（= MAP-CSFP）> 80 mmHg
- CI > 3.0 L/min/m²
- Hb > 10 g/dL
- PaCO₂ > 35 mmHg
- CSFD 右房から 6 cm に設定（その後，30 mL > 2 h → 2 cm 上げる，0 mL/2h → 2 cm 下げる）
- ステロイド，ナロキソンの投与を考慮

〈松尾耕一 讃井將満〉

8. 神経・鎮静

10. 小児の外来処置時の鎮痛・鎮静

図1 当院における小児の鎮静鎮痛施行時のチェックリスト

氏名			年齢	歳　ヶ月
			体重	kg

鎮静の目的	
ASAクラス	目標の鎮静深度　低・中・深　目標時間　　　　分
アレルギー歴	なし　・　あり（　　　　　　　　　　　　　　　　）
最終経口摂取	月　　　日　　　時　　摂取内容
鎮静の妥当性	あり　・　なし

投与薬剤	ミダゾラム　・　ケタミン　・　ラボナール®　・　エスクレ®
投与経路	経口　・　経鼻　・　経直腸　・　筋注　・　静脈注射
禁忌	あり　・　なし　｜　同意書　｜　あり　・　なし

準備物品	□　酸素　□　BVM　□　※喉頭鏡　□　※ブレード　□　※除細動器
リスト	□　吸引　□　救急カート　□　※気管チューブ（3サイズ）
	□　SpO₂ モニター　□　心電図モニター　□　カプノメーター
	※はあることを確認し、すぐに使える場所に準備する。

鎮静前バイタル	HR	BP	SpO₂	RR
時　　　分	BT	GCS		

初期投与	薬剤	投与量（単位）	投与経路
時　　　分			

追加投与	薬剤	投与量（単位）	投与経路
時　　　分			

処置後バイタル	HR	BP	SpO₂	RR
時　　　分	BT	GCS		

帰宅時	ABC の異常なし（気道の開存、バイタルの安定）	はい
チェックリスト	鎮静前と同様の発語、会話ができる	はい
（入眠は除外の	鎮静前と同様の運動ができる（例；起立、歩行）	はい
理由にならない）	薬剤最終投与から30分以上経過している	はい
	保護者に帰宅指示書を渡し、その内容を理解している	はい

BVM: バッグバルブマスク，ABC: 気道・呼吸・循環，GCS: グラスゴー昏睡尺度

表1　Aldrete score

指標	患者の状態	スコア
活動度	すべての四肢を自発的に動かす．もしくは指示に従える	2
	いずれか2肢のみ動かす	1
	四肢の動きがない	0
呼吸	十分な呼吸で，咳ができる	2
	弱く不十分な呼吸	1
	無呼吸	0
循環（血圧）	鎮静前からの変化が20mmHg未満	2
	鎮静前からの変化が20〜50mmHg	1
	鎮静前からの変化が50mmHg以上	0
意識	覚醒	2
	呼びかけに反応する	1
	反応がない	0
SpO_2	室内気で>90%	2
	90%を超えるために酸素投与が必要	1
	酸素投与でも90%を超えない	0

9点以上（10点満点）で帰宅可能

解説 ▶▶　米国救急医学会は処置時の鎮静・鎮痛が適切にできることを専門医研修で養うべき核となる能力にあげている．「できる」というのは鎮痛・鎮静における薬剤選択のみならず，呼吸循環管理も包括したものである[1]．

　低酸素や血圧低下，嘔吐などは全体の4%程度で起こるとされ，緊急で介入の必要なものも0.5%程度でみられるとした報告もあり合併症への対処，特に呼吸循環管理には熟練している必要がある[2]．

　入院せずに自宅へ帰宅するケースが多い救急外来ではAldrete score（表1）などを用いて適切な帰宅のタイミングを判断できることも重要である．

背景 ▶▶　鎮静・鎮痛は処置を安全・安楽に施行する上で必要不可欠である．混雑した救急外来では医師も看護師も同時に複数の患者をマネジメントしている場合が多く，1人の患者につきっきりという状況は作りにくい．しかし，処置時の鎮静は事前の評価と準備を周到に行い患者の覚醒まで見守る必要がある．各ガイドラインの推奨にもとづいたプロトコルの作成が重要である．

　要点としては
- 適応患者の決定
- 鎮静レベルの決定
- 薬剤の種類と量の選択

を適切に行い，保護者への説明と人員の確保を経て手技に臨む．また，帰宅時の確認事項を定め，安全を担保する．

文献

1) Godwin SA, Burton JH, Gerardo CJ, et al; American College of Emergency Physicians. Clinical policy: procedural sedation and analgesia in the emergency department. Ann Emerg Med. 2014; 63: 247-58.
2) Bellolio MF, Gilani WI, Barrionuevo P, et al. Incidence of adverse events in adults undergoing procedural sedation in the emergency department: A systematic review and meta-analysis. Acad Emerg Med. 2016; 23: 119-34.

〈舩越 拓〉

9. 感染・敗血症

1. 敗血症性ショック初期治療プロトコル

図1　敗血症/敗血症性ショックの概念

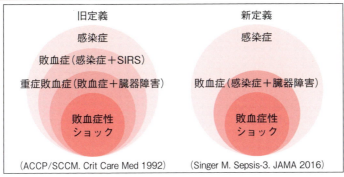

(ACCP/SCCM. Crit Care Med 1992)　(Singer M. Sepsis-3. JAMA 2016)

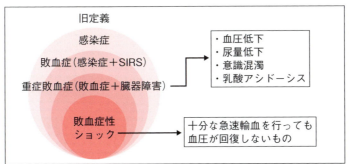

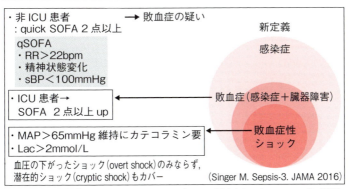

(Singer M. Sepsis-3. JAMA 2016)

SIRS: systemic inflammatory response syndrome, ICU: intensive care unit, SOFA: sequential organ failure assessment, qSOFA: quick sequential organ failure assessment, RR: respiratory rate, bpm: beat per minute, sBP: systolic blood pressure, MAP: mean arterial pressure, Lac: lactate

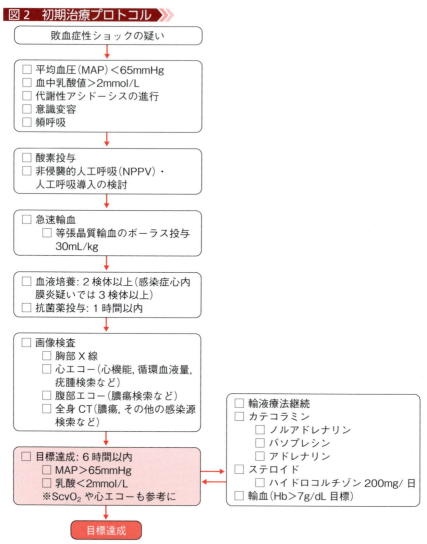

MAP: mean arterial pressure, NPPV: non-invasive positive pressure ventilation, CT: computed tomography, EGDT: early goal-directed therapy, ScvO₂: central venous oxygen saturation, Hb: hemoglobin

解説：目的と対象　敗血症診療において最も重要なことは，早期から敗血症を疑い，適切な検体採取を行い，迅速に抗菌治療を開始するとともに，十分な初期輸液を実践することである．

対象　敗血症性ショック〔平均血圧（MAP）>65 mmHg 維持にカテコラミンを要し，かつ血中乳酸値 >2 mmol/L〕の患者．

背景　1992 年にアメリカ胸部医師会 / 集中治療医学会（ACCP/SCCM）が提唱した敗血症定義は，診断特異性が低いという問題点が指摘されてきた．2016 年，欧州集中治療学会（ESICM）と SCCM から，Sepsis-3 という新しい敗血症定義が提唱された．新定義で，敗血症は「感染に対する宿主生体反応の調節不全による生命を脅かす臓器障害」とされ，旧定義の重症敗血症とほぼ同義となった．新定義における敗血症では，SOFA スコアを用いて臓器障害を評価する．なお，ICU に入室していない患者では quick SOFA（qSOFA）というスコアを用いてスクリーニングを行う．敗血症性ショックは，新・旧定義ともに適切な EGDT を行ってもショックが遷延するものと定義されているが，新定義では MAP>65 mmHg 維持にカテコラミンを要し，かつ血中乳酸値 >2 mmol/L と定義された．

　敗血症性ショックの初期治療において達成すべき項目すべてが等しく重要かどうかについては，明らかではなく，これらの目標値は 1 つずつ順番に解決できるものでもない．本プロトコルは達成順序を規定せず，輸液療法，カテコラミン，ステロイド，輸血などを併用して，総合的に早期の蘇生を達成することに主眼を置いた．

参考文献

1) American College of Chest Physicians/Society of Critical Care Medicine Consensus Conference. Definitions for sepsis and organ failure and guidelines for the use of innovative therapies in sepsis. Crit Care Med. 1992; 20: 864-74.

2) Singer M, Deutschman CS, Seymour CW, et al. The Third International Consensus Definitions for Sepsis and Septic Shock (Sepsis-3). JAMA. 2016; 315: 801-10.

3) Seymour CW, Liu VX, Iwashyna TJ, et al. Assessment of Clinical Criteria for Sepsis: For the Third International Consensus Definitions for Sepsis and Septic Shock (Sepsis-3). JAMA. 2016; 315: 762-74.

4) Shankar-Hari M, Phillips GS, Levy ML, et al. Developing a New Definition and Assessing New Clinical Criteria for Septic Shock: For the Third International Consensus Definitions for Sepsis and Septic Shock (Sepsis-3). JAMA. 2016; 315: 775-87.

5) Rivers E, Nguyen B, Havstad S, et al. Early goal-directed therapy in the treatment of severe sepsis and septic shock. N Engl J Med. 2001; 345: 1368-77.

6) Gu WJ, Wang F, Tang L, et al. The effect of goal-directed therapy on mortality in

patients with sepsis - earlier is better: a meta-analysis of randomized controlled trials. Crit Care. 2014; 18: 570.
7) Jansen TC, van Bommel J, Schoonderbeek F, et al. Early lactate-guided therapy in intensive care unit patients: a multicenter, open-label, randomized controlled trial. Am J Respir Crit Care Med. 2010; 182: 752-61.
8) ProCESS Investigators, et al. A randomized trial of protocol-based care for early septic shock. N Engl J Med. 2014; 370: 1683-93.
9) ARISE Investigators, et al. Goal-directed resuscitation for patients with early septic shock. N Engl J Med. 2014; 371: 1496-506.
10) Vincent JL, Martin GS, Levy MM. qSOFA does not replace SIRS in the definition of sepsis. Crit Care. 2016; 20: 210.

〈大下慎一郎　志馬伸朗〉

　敗血症性ショックに対する初期蘇生に関連して，オリジナルの早期目標施行型治療（early goal-drected therapy: EGDT）は，近年報告された3つの大規模ランダム化比較試験ではかならずしも必要ないとの結果であった．オリジナルEGDTが害であるわけではないが，余分な医療介入を増す危険性がある．個々の施設における集中治療医の関与状況も合わせ，それぞれにあったプロトコルを適用するのがよい．

9. 感染・敗血症

2. 敗血症における初期輸液管理

図1　敗血症初期輸液プロトコル ≫

First step

- 下記の酸素供給の式を意識して初期蘇生を行う.
- 酸素, 輸血, 血管作動薬を3つの軸とし, 同時に目標にアプローチする.
- 血管作動薬は早めに開始し, 過剰輸液を避ける.
- 酸素需要供給バランスが保たれている場合にはMAP目標を低めにしてもよい.

$$酸素供給　DO_2＝CO*(1.34* Hb* SaO_2＋0.0031* PaO_2)$$

酸素投与

目標	$SaO_2≧92\%$
タイミング	敗血症診断後から
評価	1～4時間おきに血液ガス検査
上限	$SaO_2≦98\%$まで

輸液

目標	$MAP≧65mmHg$, 循環血漿量減少（表①）の改善
タイミング	敗血症診断後, $MAP<65mmHg$, 尿量$<0.5mL/kg/h$
方法	表②に準ずる
評価	身体所見, 尿所見, 超音波検査等
上限	30mL/kgまで. 以降は血管作動薬を使用しながら維持量60mL/hとし, 適宜輸液負荷を行う

血管作動薬

目標値	$MAP≧65mmHg$
タイミング	輸液負荷をしつつ, 反応がなければ早めに投与を開始する 目安として30mL/kgの輸液負荷後も血圧が低い時
方法	図①に準ずる
評価	身体所見, 血圧

Hb7.0g/dLを目標（血液製剤投与プロトコルに従う）

酸素需要供給バランス評価

乳酸値クリアランスの改善（2時間で10%以上の低下, 6時間で30%以上の低下）
$ScvO_2≧70\%$（乳酸クリアランスが悪い, もしくは循環不全（表③）の懸念がある場合に測定）

MAP: 平均動脈圧

図1 つづき

Second step

・上記の目標値をクリアしても酸素需要バランスが維持できない場合
・First step の目標を達成しても循環不全徴候が続く場合

> 目標 Hb を 7.0g/dL より上に設定する
> 心収縮力低下がある場合, 心拍出量を上げるためにドブタミンを開始する
> 酸素を増量する, もしくは開始する

表①

尿量<0.5mL/kg/h
尿の色調が濃い
下大静脈の虚脱所見あり
経胸壁心臓超音波検査で左室の虚脱所見あり

表②

患者ステータス	輸液製剤
過剰輸液によるリスクの少ない患者	リンゲル液 500～1000mL を 15～30 分で投与
過剰輸液によるリスクがある患者	5%アルブミン 250～500mL を 15～30 分で投与
すぐに輸液に対する反応をみたい時	5%アルブミン 250～500mL を 15～30 分で投与

*過剰輸液によるリスク
　挿管 code のない患者において輸液による呼吸不全の悪化の懸念がある場合
　腹水・腸管浮腫により腹部コンパートメント症候群をきたす懸念がある場合など

表③

不穏・せん妄
原疾患では説明のつかない腹痛・心電図変化
網状皮斑
末梢冷感, 湿潤
乳酸クリアランスが悪い（肝不全, 腎不全）

図①

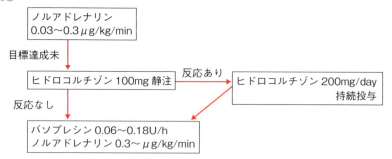

目的 敗血症では EGDT により示されたように初期対応が肝要となる．特に十分な輸液と昇圧薬により早期の循環不全離脱を目指すことが大切であり，かつ酸素需給バランス評価を加えることが重要である．EGDT は過剰輸液や侵襲的検査の問題が指摘されており，様々な代用評価方法を導入し安全に良好な患者アウトカムを得られるようなわかりやすい目標達成型プロトコルを作成した．

対象 すべての敗血症患者

このプロトコルのポイント

- EGDT の考え方をもとにして，酸素供給と酸素需給バランスの 2 ポイントを評価するプロトコルを作成した．
- 酸素供給は生理学的に 3 つの方向からアプローチし，かつ EGDT とは異なりそれらを同時に改善するようにプロトコルを作成した．
- 輸液投与の必要性を考えつつも大量輸液による弊害を念頭におき，ある程度の輸液投与後は昇圧薬を積極的に使用し輸液投与量を減少させることを意識する．
- 輸液は基本的には晶質液を使用しているが，気管挿管を行わない方針の場合や輸液反応性を早急に判断したい場合は膠質液を使用する．
- 体液量の評価には超音波所見や尿量を主に使用するが，濃縮尿など肉眼的所見も参考にする．意識，心電図変化，腹痛などの身体所見も合わせて目標を設定する．平均血圧 65 mmHg を達成できなくとも循環不全が認められなければ 60 mmHg や 55 mmHg を目標とすることもある．
- 酸素供給需要バランスの評価には乳酸クリアランス，$ScvO_2$ や身体所見をみて，総合的に判断する．循環不全徴候のない高乳酸血症を認める場合は $ScvO_2$ を参考にする．

参考文献

1) Rivers E, Nguyen B, Havstad S, et al. Early goal-directed therapy in the treatment of severe sepsis and septic shock. N Engl J Med. 2001; 345: 1368-77.
2) Peake SL, Delaney A, Bailey M, et al. Goal-directed resuscitation for patients with early septic shock. N Engl J Med. 2014; 371: 1496-506.
3) Jones AE, Sapiro NI, Trzeciak S, et al. Lactate clearance vs central venous oxygen saturation as goals of early sepsis therapy: a randomized clinical trial. JAMA. 2010; 303: 739-46.
4) National Heart, Lung, and Blood Institute Acute Respiratory Distress Syndrome

(ARDS) Clinical Trials Network. Comparison of two fluid-management strategies in acute lung injury. N Engl J Med. 2006; 354: 2564-75.

5) Boyd JH, Forbes J, Nakada TA, et al. Fluid resuscitation in septic shock: a positive fluid balance and elevated central venous pressure are associated with increased mortality. Crit Care Med. 2011; 39: 259-65.

6) De Backer D, Biston P, Devriendt J, et al. Comparison of dopamine and norepinephrine in the treatment of shock. N Engl J Med. 2010; 362: 779-89.

7) Panwar R, Hardie M, Bellomo R, et al. Conservative versus liberal oxygenation targets for mechanically ventilated patients. A pilot multicenter randomized controlled trial. Am J Respir Crit Care Med. 2016; 193: 43-51.

〈山本浩大郎　安田英人〉

9. 感染・敗血症

3. 敗血症の蘇生プロトコル

図1 敗血症の蘇生プロトコル

敗血症の診断

①晶質液による輸液蘇生の開始
・動的指標や fluid challenge を組み合わせ，輸液反応性を確認
・5% アルブミンの併用を考慮

＋

感染臓器の同定（感染症の診断）
感染源のコントロール
適切な抗菌薬を迅速に投与

②ノルアドレナリンの持続投与
組成：ノルアドレナリン 1mg 6A＋5% 糖液 100mL（中心静脈ライン）
　　　ノルアドレナリン 1mg 3A＋5% 糖液 100mL（末梢静脈ライン）

③相対的副腎不全の可能性を考慮しステロイドの投与を検討
ソル・コーテフ® 100mg＋生食 20mL　ボーラス投与後，
ソル・コーテフ® 200mg＋生食 100mL　4mL/h の持続投与

④アドレナリン and/or バソプレシンの持続投与を検討
組成：アドレナリン 1mg 6A＋5% 糖液 100mL
　　　ピトレシン® 20 単位＋生理食塩水 100mL　9mL/h（1.8 単位 /h）で持続投与

⑤蘇生後の対応
・血管収縮薬の漸減・終了
・ステロイドの漸減・終了
・輸液量の削減
・再充満期への対応

EGDT は採用していない
・中心静脈圧は測定しない
・ScvO$_2$ は測定しない
・目標血圧は個別に設定する
・ドブタミンの併用は原則行わない
・Hb は 7g/dL を閾値に赤血球輸血を行う
・乳酸値は指標にする

EGDT: early goal-directed therapy
ScvO$_2$: 中心静脈血酸素飽和度

解説

①輸液蘇生

● 急速輸液が可能なラインを早急に確保し乳酸リンゲル液を投与する．

● まずは 2 〜 3 L の急速輸液を行い，その後は動脈圧波形，経胸壁心エコーなどの動的指標や 250 〜 500 mL 単位の fluid challenge を組み合わせ，輸液反応性を確認しながら継続する．

JCOPY 498-06692

- 5％アルブミン液の併用も検討する.
- hydroxyethyl starches（HES）製剤は一切使用しない.

②ノルアドレナリン
- 2 ～ 3 L の初期輸液でも目標とする血圧が得られない場合，あるいは見込まれる場合にはただちに開始する.
- ノルアドレナリン 1 mg 6A ＋ 5％糖液 100 mL
  →輸液ポンプの ● mL/h がそのまま ● μg/min になり，体重で割ると γ（μg/kg/min）に変換でき便利である.
- 中心静脈ラインがない場合には一時的に末梢ラインから投与し始める.
- 投与速度の上限は設定していない.

③ステロイド
- ノルアドレナリンが 0.3 γ 程度以上になる場合，相対的副腎不全の可能性を考慮しステロイドの投与を検討する.
- ヒドロコルチゾン換算で 200 ～ 300 mg/ 日.
- 超高齢者，ステロイドを常用している患者では開始する閾値を下げる.

④バソプレシン・アドレナリン
- ①～③でも不応性のショックに対して，開始を検討する.
- 頻脈性不整脈のリスク，腸管や四肢の虚血のリスクなどを勘案して集中治療医の判断のもと開始する.

⑤蘇生後の対応
- 血圧が維持できるようになると，輸液は少なめの維持量（例：50 mL/h）とし，過剰輸液は避ける.
- 血管収縮薬を漸減していき（目安：30 分で 2 mL/h ずつ），ノルアドレナリンが終了できたらステロイドも可及的速やかに漸減，終了する（4 mL/h →2 mL/h →1 mL/h →終了，おおむね 24 時間かけて）.
- 再充満期に移行するタイミングを逃さないよう，よく観察する.
- 血圧上昇，血液希釈，酸素化の低下などの所見が参考になる.
- 再充満期に移行していそうなら維持量の輸液も終了する.
- 自尿だけでは再充満に対応できなさそうならフロセミドの投与を検討する.
- K，Mg などを慎重にモニタリングし，先制的な補正を心がける.

背景
- 基本的には Surviving Sepsis Campaign Guidelines（SSCG）2012[1] の内容

を踏襲したプロトコルとなっているが，Early goal directed therapy（EGDT）は採用していない．

- 中心静脈圧は循環血液量や輸液反応性の指標としては不適切とされており[2]，測定していない．
- 目標血圧は平常時の血圧，急性腎障害合併の有無，不整脈のリスクなどを考慮し，おおむね 60 ～ 80 mmHg の範囲で個別に設定している[3]．
- ScvO$_2$ は組織での酸素利用障害（cytopathic hypoxia）が生じている場合には異常高値を示す可能性があるためモニタリングしておらず，組織酸素代謝の指標として乳酸値を参考にしている[4]．
- 赤血球輸血の閾値は原則 7 g/dL としており[5]，また，酸素運搬量増加を目的とした強心薬の投与は行っていない．
- アルブミン製剤は，輸液量削減効果が期待でき[6]，また，晶質液に比較し生命予後改善効果を報告する研究[7] もあることを根拠に，相当量の晶質液を要する場合や呼吸状態に懸念があり輸液量を削減したい場合には併用している．
- HES 製剤は急性腎障害や凝固異常のリスクの他，死亡リスクの上昇も指摘されており採用していない[8]．
- 動脈圧波形，経胸壁心エコーなどの動的指標と 250 ～ 500 mL 単位の fluid challenge を組み合わせ，輸液反応性を確認しながら輸液負荷を行い，目標血圧が達成されたら過剰輸液にならないよう注意を払っている．
- フロートラックセンサー® や PiCCO® カテーテルは用いていない．
- 血管収縮薬はノルアドレナリンを第 1 選択としている．ドパミンはノルアドレナリンに比較し頻脈性不整脈が増加するだけでなく[9]，死亡リスクの上昇[10] も指摘されており採用していない．
- アドレナリンはノルアドレナリンに対する明らかな劣性は示されておらず[11]，SSCG2012[1] ではノルアドレナリンの代替薬として位置づけられている．当施設ではノルアドレナリンへの追加薬として位置づけている．アドレナリンは乳酸値の上昇を招くことに留意する[11]．
- バソプレシンは SSCG2012[1] 同様，高用量のノルアドレナリンで目標血圧を達成できないときの追加薬としている．腸管虚血や四肢の虚血の懸念があり，1.8 単位/h で開始後は増量しない．
- ステロイドは，大規模 RCT[12] や複数のシステマティックレビュー・メタ解

析が報告されており，現時点ではその生命予後改善効果は不明だが，ショック離脱には有利に働く．相対的副腎不全の状態であるかどうかを診断する臨床手段がないため，高用量のノルアドレナリンを要する症例では，低用量ステロイドの投与を開始し，血管収縮薬が終了できれば可及的速やかに漸減，終了している．

文献

1) Dellinger RP, Levy MM, Rhodes A, et al. Surviving Sepsis Campaign: international guidelines for management of severe sepsis and septic shock. Intensive Care Med. 2013; 39: 165-228.

2) Marik PE, Cavallazzi R. Does the central venous pressure predict fluid responsiveness? An updated meta-analysis and a plea for some common sense. Crit Care Med. 2013; 41: 1774-81.

3) Asfar P, Meziani F, Hamel JF, et al. High versus low blood-pressure target in patients with septic shock. N Engl J Med. 2014; 370: 1583-93.

4) Jansen TC, van Bommel J, Schoonderbeek FJ, et al. Early lactate-guided therapy in intensive care unit patients: a multicenter, open-label, randomized controlled trial. Am J Respir Crit Care Med. 2010; 182: 752-61.

5) Holst LB, Haase N, Wetterslev J, et al. Lower versus higher hemoglobin threshold for transfusion in septic shock. N Engl J Med. 2014; 371:1381-91.

6) Finfer S, Bellomo R, Boyce N, et al. A comparison of albumin and saline for fluid resuscitation in the intensive care unit. N Engl J Med. 2004; 350: 2247-56.

7) SAFE Study Investigators, Finfer S, McEvoy S, Bellomo R, et al. Impact of albumin compared to saline on organ function and mortality of patients with severe sepsis. Intensive Care Med. 2011; 37: 86-96.

8) Perner A, Haase N, Guttormsen AB, et al. Hydroxyethyl starch 130/0.42 versus Ringer's acetate in severe sepsis. N Engl J Med. 2012; 367: 124-34.

9) De Backer D, Biston P, Devriendt J, et al. Comparison of dopamine and norepinephrine in the treatment of shock. N Engl J Med. 2010; 362: 779-89.

10) De Backer D, Aldecoa C, Njimi H, et al. Dopamine versus norepinephrine in the treatment of septic shock: a meta-analysis*. Crit Care Med. 2012; 40: 725-30.

11) Myburgh JA, Higgins A, Jovanovska A, et al. A comparison of epinephrine and norepinephrine in critically ill patients. Intensive Care Med. 2008; 34: 2226-34.

12) Sprung CL, Annane D, Keh D, et al. Hydrocortisone therapy for patients with septic shock. N Engl J Med. 2008; 358: 111-24.

〈笹野幹雄　林　淑朗〉

近年報告されたRCTでは，EGDTは，エキスパートの循環管理と比較して優位性は示されなかった．すなわち，両者の効果は同等であり，EGDTの使用に慣れた医療者や循環管理に不慣れ医療者が治療に当たる際にはEGDTの使用を考慮してもよいかもしれない．本稿で紹介されたプロトコルでもEGDTでも，輸液蘇生が最初の治療手段となっている．これは，敗血症ショックの管理における輸液蘇生の重要性を示していると思われる．

9. 感染・敗血症

4. 定期手術時，外傷時，熱傷時の予防的抗菌薬投与

目的 定期手術時，外傷時，熱傷時の適切な予防的抗菌薬投与を行うことで感染合併症を減らすとともに耐性菌増加につながる不要な抗菌薬投与を減らす．

対象 定期手術患者，外傷患者，熱傷患者

このプロトコルのポイント 手術，外傷部位，患者自身の背景因子に応じた抗菌薬選択を行い適切なタイミングと投与期間を守る．手術の場合は皮膚切開1時間前，外傷で抗菌薬が必要な場合はできるだけ早く投与する．

(1) 定期手術時の予防的抗菌薬投与

● 投与のタイミング，投与期間

皮膚切開の1時間前に投与する．バンコマイシン（VCM），フルオロキノロン系抗菌薬を選択する場合は皮膚切開の2時間前に投与する．基本的には術前1回，長時間手術の場合の術中追加投与のみ，長くても24時間以内にとどめる．

(2) 外傷時の予防的抗菌薬

異物除去，洗浄デブリードマンが感染予防の基本である．

(3) 熱傷

● 予防的抗菌薬全身投与が熱傷感染を減らすというエビデンスはなく，行わない．

● 熱傷部位の感染は，熱傷面積が20％を超える場合やデブリードマンの遅れ，高齢または乳幼児，免疫不全の存在が危険因子となるが，熱傷範囲が小さくても感染のリスクはある．

● 早期のデブリードマンが感染予防の最善の策である．

表1 定期手術時の予防的抗菌薬の種類と投与量

手術部位	SSI 起炎菌	第1選択薬	βラクタム系抗菌薬にアレルギーのある場合	投与期間
心血管(ペースメーカー,ICD挿入を含む)	黄色ブドウ球菌,コアグラーゼ陰性スタフィロコッカス属(CNS)	セファゾリン(CEZ)1〜2g[*1]	バンコマイシン(VCM)[*3]	単回[*2]
肺,縦隔(胸腔鏡下手術を含む)	黄色ブドウ球菌,CNS	CEZ1〜2gまたはアンピシリン・スルバクタム(ABPC/SBT)3g	VCM[*3]	単回[*2]
食道,胃十二指腸,肝胆道系,膵臓,小腸(腸閉塞なし)	腸内細菌,腸球菌,バクテロイデス[*4]	CEZ1〜2gまたはABPC/SBT 3g	VCM +アミノグリコシド(AG)またはフルオロキノロン(FQ)	単回[*2]
小腸(腸閉塞あり),虫垂,大腸,直腸	同上	CEZ 1〜2g +メトロニダゾール(MNZ)0.5g	AG または FQ +MNZ	単回〜24時間
頭頸部	連鎖球菌,フゾバクテテリウムなど嫌気性菌[*4]	CEZ1〜2g(口腔内操作や悪性腫瘍の手術時は MTZを追加)またはABPC/SBT 3g	クリンダマイシン(CLDM)	単回〜24時間
中枢神経系(ドレナージ,シャント術を含む)	黄色ブドウ球菌,CNS	CEZ 1〜2g	VCM[*3]	単回[*2]
帝王切開,子宮摘出	腸内細菌,ラクトバチルス,バクテロイデス,フゾバクテリウム[*4]	CEZ 1〜2g	CLDM + GM(子宮摘出の場合はCLDM または VCM+ AG または FQ)	単回[*2]
四肢,脊椎(整形外科領域)	黄色ブドウ球菌,CNS	CEZ 1〜2g[*5]	VCM	単回[*2]
泌尿生殖器	大腸菌,その他の腸内細菌	CEZ 1〜2gまたは FQ[*6]	AG または FQ	単回〜24時間

[*1] 体重80kg以上で2g.

[*2] 長時間手術では術中の追加投与を考慮する.一般に半減期の2倍の間隔で再投与する(例:CEZ では3時間).腎機能を考慮する.

[*3] MRSA 定着患者では VCM を選択する.ガイドラインでは CLDM も推奨されているが,近年の MSSA の高い耐性獲得報告のため今回は推奨から外した.

[*4] 黄色ブドウ球菌,CNS も含む.

[*5] 人工物挿入のない四肢清潔創では不要.

[*6] ESWL(体外衝撃波結石破砕術)など短時間,低侵襲で SSI リスクの少ないときは不要.

表2 外傷時の予防的抗菌薬

外傷の種類		抗菌薬の必要性	抗菌薬開始時期・開始判断	投与期間	抗菌薬
頭部外傷	穿通性頭部外傷	必要	できるだけ早く	決まっていない（5日，7〜14日など）	決まっていない（セファロスポリン系，βラクタマーゼ阻害薬配合剤など）
	頭蓋底骨折を伴う頭部外傷	基本的には不要	7日以上髄液漏が続く場合に考慮してもよい	決まっていない	決まっていない〔セフトリアキソン（CTRX），VCM など〕
	その他の頭部外傷	不要			
胸部外傷	胸腔ドレーン留置を要する胸部外傷	不要			
腹部外傷	管腔臓器損傷を伴う腹部外傷	必要	できるだけ早く（術前）	24 時間[*1]	軽症〜中等症：ABPC/SBT または CEZ ＋ MNZ　重症：PIPC/TAZ またはカルバペネム系抗菌薬
	管腔臓器損傷を伴わない腹部外傷	手術を行う場合は必要	術前のみ	単回	CEZ
開放骨折	Gustilo 分類 type I, II [*2]	必要	できるだけ早く	24 時間	CEZ
	Gustilo 分類 type III	必要	できるだけ早く	72 時間	CTRX（＋ AG[*3]）PIPC/TAZ[*3]
皮膚の創傷	咬傷	必要[*4]	できるだけ早く	3〜5 日	アモキシシリン・クラブラン酸
	その他の創傷	不要			

[*1] 受傷から 12 時間以内に修復手術ができた場合.
[*2] Gustilo 分類（表3）
[*3] 水に接触する傷など，緑膿菌感染の危険が考えられる場合は考慮.
[*4] 受傷から8時間以上経過，挫滅創，骨や関節の損傷が疑われる，顔面，手，生殖器の損傷，免疫不全の患者で予防的抗菌薬投与が必要.

表3 Gustilo 分類

分類	創の大きさ	汚染の程度	軟部組織損傷の程度
type I	<1 cm	汚染なし	少ない
type II	>1 cm	中等度の汚染	中等度の損傷，筋損傷あり
type IIIA	>10 cm	高度の汚染	損傷は大きいが，被覆可能
type IIIB	>10 cm	高度の汚染	骨膜の剥離を伴う広範な軟部組織損傷，被覆不可能，再建必要
type IIIC	>10 cm	高度の汚染	IIIB に再建の必要な血管損傷を伴う

参考文献

1) Bratzler DW, Dellinger EP, Olsen KM, et al. Clinical practice guidelines for antimicrobial prophylaxis in surgery. Am J Health-Syst Pharm. 2013; 70: 195-283.
2) Shoji K, Shinjoh M, Horikoshi Y, et al. High rate of inducible clindamycin resistance in *Staphylococcus aureus* isolates--a multicenter study in Tokyo, Japan. J Infect Chemother. 2015; 21: 81-3.
3) Moore FO, Duane TM, Hu CK, et al. Presumptive antibiotic use in tube thoracostomy for traumatic hemopneumothorax: An Eastern Association for the Surgery of Trauma practice management guideline. J Trauma Acute Care Surg. 2012; 73 (5 Suppl 4): S341-4.
4) Solomkin JS, Mazuski JE, Bradley JS, et al. Diagnosis and management of complicated intra-abdominal infection in adults and children: Guidelines by the Surgical Infection Society and the Infectious Diseases Society of America. Clin Infect Dis. 2010; 50: 133-64.
5) Ratital BO, Costa J, Pappamikail L, et al. Antibiotic prophylaxis for preventing meningitis in patients with basilar skull fractures (Review). Cochrane Database Syst Rev. 2015; 28: CD004884.
6) Hoff WS, Bonadies JA, Cachecho R, et al. East Practice Management Guidelines Work Group: update to practice management guidelines for prophylactic antibiotic use in open fractures. J Trauma. 2011; 70: 751-4.
7) Rodriguez L, Jung HS, Goulet JA, et al. Evidence-based protocol for prophylactic antibiotics in open fractures: Improved antibiotic stewardship with no increase in infection rates. J Trauma Acute Care Surg. 2014; 77: 400-7.
8) Barajas-Nava LA, López-Alcalde J, Roqué i Figuls M, et al. Antibiotic prophylaxis for preventing burn wound infection. Cochrane Database Syst Rev. 2013; 6: CD008738.
9) 日本熱傷学会. 熱傷診療ガイドライン. 改訂第2版. 東京: 春恒社; 2015. p.81-6.

〈柳井真知〉

　予防的抗菌薬の投与レジメン（種類，量，期間）はほぼ確立している．術後における長期の投与を回避する意味でも，このプロトコルを上手く活用したい．

9. 感染・敗血症

5. 抗菌薬プロトコル

表1　市中発症感染症 »

市中発症で入院を要する（推定）感染症に対する初期経験的抗菌薬の選択

推定感染症		右記以外	重症敗血症・敗血症性ショック	緑膿菌等治療難渋性グラム陰性桿菌群リスク（表3）	備考
尿路感染症		CMZ	CMZ PIPC/TAZ	CAZ PIPC/TAZ	ESBL産生菌の保菌があれば CMZ
肺炎	CAP	CTRX ABPC/SBT	CTRX ＋ AZM（心疾患に注意）	―	
	NHCAP	CTRX ABPC/SBT 投与せず（注）	PIPC/TAZ	PIPC/TAZ	（注）老衰，あるいは終末期状態では，まず積極的治療するかどうか確認する．
	顕性誤嚥性	投与せず（ABPC/SBT）	ABPC/SBT	―	
胆道系感染症		ABPC/SBT	ABPC/SBT PIPC/TAZ	―	
二次性（続発性）細菌性腹膜炎		ABPC/SBT CMZ	カルバペネム	カルバペネム	
細菌性髄膜炎		CTRX （＋ VCM）	CTRX ＋ VCM	―	免疫抑制が存在すれば ABPC を追加する．
壊死性筋膜炎		―	ABPC/SBT ＋ CLDM	―	MRSA保菌があれば ABPC/SBT ＋ LZD を選択する．
不明		投与せず CTRX	カルバペネム	カルバペネム	ショックでは抗MRSA薬の追加を考慮する．

CAP: community-acquired pneumoria（市中肺炎）
NHCAP: nursing and healthcare-asscciated pneumoria（医療・介護関連肺炎）
グラム染色や各種迅速診断手法（尿中肺炎球菌抗原，レジオネラ抗原，溶連菌抗原など）も参考にする．

表2　院内感染症

入院中に発生した（推定）感染症に対する初期経験的抗菌薬の選択

推定感染症		右記以外	重症敗血症・敗血症性ショック	備考
尿路感染症		CMZ（CAZ）[†]	PIPC/TAZ or CMZ	[†]治療難渋性グラム陰性桿菌リスクを考慮して（表3）
肺炎	HAP（VAP）	CTRX ABPC/SBT PIPC/TAZ[†]	PIPC/TAZ	[†]治療難渋性グラム陰性桿菌リスクを考慮して（表3）
	顕性誤嚥性	投与せず（ABPC/SBT）	PIPC/TAZ	
カテーテル関連血流感染症		(1) VCM (2) TEIC	VCM or TEIC＋CFPM[†]	[†]治療難渋性グラム陰性桿菌リスクを考慮して
不明		（注1）	カルバペネム（注2）	（注1）呼吸器・尿路・各種デバイス（特に血管内留置カテーテル）感染症，SSI，CDIについて十分検索すること．グラム染色や，過去の抗菌薬投与歴も参考にする（注2）ショックでは抗MRSA薬の追加を考慮する．

HAP: hospital-acquired pneumonia（院内肺炎），VAP: ventilator-associated pneumonia（人工呼吸器関連肺炎），SSI: surgical site infection, CDI: *Clostridium difficile* infection

表3　緑膿菌など治療難渋性グラム陰性カバーを考慮すべき状況

1. 保菌
2. 直近の抗菌薬投与あるいは投与中
3. 免疫抑制（好中球減少，ステロイド，免疫抑制薬など）

表4　抗菌薬の投与期間

原則	7日	
市中肺炎，ドレナージ済みの尿路感染症あるいは腹膜炎	5日	
院内肺炎（緑膿菌）	7日（10〜14日）	
黄色ブドウ球菌菌血症	最低14日	フォーカスによりそれ以上
カンジダ菌血症	血培陰性後14日	
心内膜炎，関節炎，骨髄炎	4〜12週	状況により
周術期予防的投与（清潔，準清潔手術）	24時間	原則として
周術期予防的投与（汚染手術）	7日	原則として

解説 目的は，ER・ICU において感染症を疑い抗菌薬の処方が必要と判断された症例に対して本プロトコルを適用することで，適切な初期経験的治療を行い予後改善を目指すとともに広域抗菌薬の過剰使用を回避することである．施設でのアンチバイオグラムを参考に，臓器別，重症度別に投与する抗菌薬を記載している．

背景 敗血症における適切な初期経験的治療は死亡率を改善させるとの報告[1]がある一方で，広域抗菌薬の使用は耐性菌増加の危険因子である[2]．各臓器の感染症における原因菌や耐性菌は，地域によって異なっており，薬剤感受性は施設毎の違いがある[3]．各臓器感染症における原因菌やアンチバイオグラムは異なるため，このプロトコルも参考に個々の施設や現場に応じたプロトコルを作成されたい．

文献

1) Liang SY, Kumar A. Empiric antimicrobial therapy in severe sepsis and septic shock: Optimizing pathogen clearance. Curr Infect Dis Rep. 2015; 17: 493.
2) Lee HY, Chen CL, Wu SR, et al. Risk factors and outcome analysis of *Acinetobacter baumannii* complex bacteremia in critical patients. Crit Care Med. 2014; 42: 1081-8.
3) Souli M, Galani I, Giamarellou H, et al. Emergence of extensively drug-resistant and pandrug-resistant gram-negative bacilli in Europe. Euro Surveill. 2008; 13: pii: 19045.
4) 青木　眞. レジデントのための感染症診療マニュアル第 2 版. 東京: 医学書院; 2009.

〈京 道人　志馬伸朗〉

9. 感染・敗血症

6. *Clostridium difficile* infection（CDI）への対応

目的 >> CDI の診断，治療，感染対策を適切に行う．

対象 >> CDI 感染が疑われる入院患者

このプロトコルのポイント >> 下痢など症状のある患者を治療する．不要かつ安易な抗菌薬使用を避ける．ほかの患者への伝播を避けるため手洗いを中心とした感染対策を心がける．

（1）CDI の危険因子

①抗菌薬への曝露（特にアンピシリン，アモキシシリン，クリンダマイシン，セファロスポリン系，フルオロキノロン系）

②長期間の入院や施設入所

③高齢者

（2）CDI を疑う所見

①上記の危険因子をもち

②頻回の下痢，あるいはイレウス症状

③高熱

④腹痛

⑤白血球増加（入院中の原因不明の白血球増加では CDI を鑑別に入れる）

（3）診断

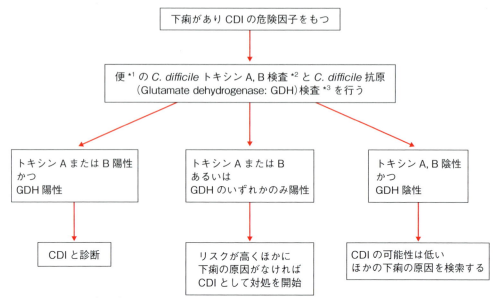

図1 診断アルゴリズム

*¹ できるだけ新鮮な検体を採取する．スワブより便そのもののほうが望ましい．**無症状（正常便）なら検査すべきでない**．

*² 病原性を規定していると推測されるトキシンBしか産生しない株もあるため，A，B両方検査することが望ましい．特異度は最大99％と高いが感度は75％と低いので陰性でもCDIの否定はできない．

*³ 毒素非産生 C. difficile からも検出されるため単独陽性でCDIとは診断できない．

(4) 治療

まずは使用中の抗菌薬を中止する.

表1 重症度毎の治療法

重症度	判断基準	治療
初回, 軽症から中等症	1日3〜5回までの比較的軽症の下痢, 高熱なし, 腹部所見軽度, 血液検査に大きな異常を認めない	抗菌薬の中止のみで経過をみるか, メトロニダゾール（フラジール®）250 mg 6錠分3　10〜14日間[*1]
初回, 中等症	中等度の下痢, 腹部症状, 白血球 >15,000 μL, BUN や血清クレアチニンが平時より上昇	メトロニダゾール（フラジール®）250 mg 6錠分3　10〜14日間
初回, 重症	頻回, あるいは血性下痢, 偽膜性腸炎, 強い腹痛, 嘔吐, 体温 >38.9℃, 白血球 >20,000/ μL, アルブミン <2.5mg/dL, 急性腎障害	バンコマイシン（塩酸バンコマイシン散）500 mg 分4　10〜14日間[*1] + メトロニダゾール（アネメトロ®）500 mg 8時間毎点滴静注[*2]
初回, 合併症あり	ショック, 呼吸不全, イレウス, 巨大結腸症, 腹膜炎	バンコマイシン（バンコマイシン散）2 g 分4[*2] ＋メトロニダゾール（アネメトロ®）500 mg 8時間毎点滴静注, 外科に相談
初回再発		初回エピソードと同治療でよい
2回目以降の再発		バンコマイシンパルス, 漸減療法[*3]

[*1] 腸管粘膜障害が強い場合は血中への吸収が進み腎毒性を生じる場合があるため注意する.

[*2] 腎障害に注意する. 完全なイレウスの場合はバンコマイシンの経直腸投与を考慮する.

[*3] メトロニダゾールは蓄積による神経毒性のため2回目以上の再発時や長期治療が予想される場合には選択しない.

(5) 感染対策

院内感染対策室に報告し対処を決定する.

①標準予防策と接触感染予防策を行う.

②手袋を装着する.

③排泄物を扱う場合や室内環境に触れる可能性があるときはガウンを着用する.

④芽胞はアルコールに耐性であるため患者への接触後, 病室退出時は流水と石鹸による手洗いを行う.

⑤下痢が続くなど衛生状態を保てない場合は個室管理, コホーティングが望ましい.

⑥他科診察やリハビリなどはできるだけ病室内にとどめる.

⑦面会者にも同様の感染対策を求める.

(6) 経過観察上の注意点

①6 〜 25％の患者で少なくとも 1 回再発するといわれる.

②抗菌薬（特に CDI のリスクとなるもの）の使用を避ける.

③有形便となり 3 日以上経過したら感染対策解除を考慮してよい.

④CD トキシン検査は陰性となっても CDI の治療効果判定，隔離解除判定には役立たないので陰性確認目的での CD トキシン検査は行わない.

⑤無症状の *C. difficile* 保菌者は感染対策の必要はない.

参考文献

1) Cohen SH, Gerding DN, Johnson S, et al. Clinical practice guidelines for *Clostridium difficile* infection in adults: 2010 Update by the Society for Healthcare Epidemiology of America (SHEA) and the Infectious Diseases Society of America (IDSA). Infect Control Hosp Epidemiol. 2010; 31: 431-55.

2) Dubberke ER, Carling P, Carrico R, et al. Strategies to prevent *Clostridium difficile* infections in acute care hospitals: 2014 Update. Infect Control Hosp Epidemiol. 2014; 35: 628-45.

3) Leffler DA, Lamont JT. Clostridium difficile infection. N Engl J Med. 2015; 372: 1539-48.

4) 神谷　茂. ディフィシル菌感染症の基礎と臨床. モダンメディア. 2010; 53: 233-41.

〈柳井真知〉

9. 感染・敗血症

7. 重症患者における薬物動態の変化を意識した抗菌薬投与計画

マニュアル・プロトコル

①治療初期は分布容積の拡大を意識する.

②重症患者の腎機能は，クレアチニンクリアランスを測定し評価する.

解説

(1) 分布容積 (volume of distribution: Vd) の拡大

- 重症患者では，一般的に third spacing や大量補液により Vd の著明な拡大が起こるため，腎機能障害などにかかわらず，初期の抗菌薬投与量は最大量とする.

(2) クレアチニンクリアランス (creatinine clearance: Ccr) の測定

- 腎機能が変動する重症患者では，糸球体濾過量 (glomerular filtration rate: GFR) の変動と血清クレアチニン値 (serum creatinine: sCr) の変動とにタイムラグが生じる.

- そのため，実際の GFR と sCr から算出される日本人向け推算 GFR 値 (eGFR) や Cockcroft-Gault 式から推算される GFR 値との間に乖離が生じる.

- 推算値に基づいた投与計画だと，急性腎傷害 (acute kidney injury: AKI) の回復期や augmented renal clearance (ARC) とよばれる腎機能が亢進している状態では，抗菌薬の血中濃度を十分維持できない可能性がある.

- 当施設では 8 時間の蓄尿から Ccr を測定し，抗菌薬の投与計画を日々検討している.

背景

(1) 重症患者における病態生理学的変化と薬物動態

- 重症患者における適切な抗菌薬投与量に関する知見は限定的で，各種ガイドラインをみても，投与量に関する推奨はほとんどない[1].

- 腎機能による用量調整自体も，多くは非重症患者を対象とした研究に基づいている.

- 重症患者では，病態生理学的な変化や治療的介入に伴い薬物動態 (pharmacokinetics: PK) が大きく変化するため (図1)，抗菌薬の至適血中濃度を達成するのが困難で[2]，投与量の最適化が難しい[3].

(2) 分布容積 (Vd) の拡大

- 重症患者における third spacing や大量輸液の結果，β ラクタム剤やバンコ

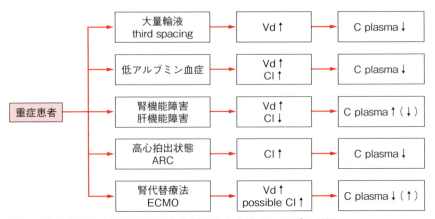

図1 重症患者の病態生理学的変化が薬物血中濃度に及ぼす影響
Vd: 分布容積　Cl: クリアランス　C plasma: 抗菌薬血中濃度
ECMO: extracorporeal membrane lung oxygenation
(Roberts JA, et al. Clin Infect Dis. 2014; 58: 1072-83[2]) を参考に著者作成)

マイシンなどの親水性の抗菌薬ではVdの著明な拡大が起こる.
- ICUで最も一般的に使用されるβラクタム剤ではVdは2〜3倍となる[4].
- 重症度が増すにつれVdは拡大し, 抗菌薬の血中濃度が十分得られないリスクが高まる[3].
- Vdの拡大は抗菌薬の最大血中濃度を下げるため, 特に濃度依存性の抗菌薬で問題になるが[3], βラクタム剤など時間依存性の抗菌薬も最少発育阻止濃度の4〜5倍程度までは濃度依存性に抗菌活性が高まるとされる[4].
- 腎機能が廃絶した患者でも初回投与ではVd拡大の影響を強く受けるため, 初回投与量を減量しない.

(3) 腎機能の多彩な変動
- 重症患者における腎機能は多彩である. Ccrで表現すれば, 10未満から300以上まで様々で, しかも同一患者で大きく変動してゆく.
- AKIとARCにおけるGFRとsCrの関係を図2に示す. AKI発症により, 急激にGFRが低下するが, sCrは遅れて上昇する[5]. この時期には, Vdの拡大が起こっており[1], 抗菌薬は減量しない.
- AKIが回復期に入り, GFRが正常〜上昇しても, sCrはまだ高値で, 推算GFRは過小評価され, 過少投与のリスクが高まる.
- GFRが低下傾向にある場合, 推算GFR値は過大評価になる可能性があり,

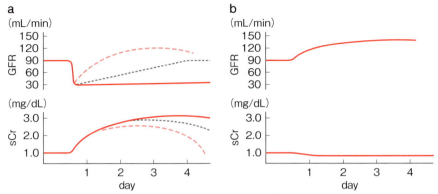

図2 AKIおよびARCの状態におけるGFRとsCrの関係
a：AKI発症によりGFRは急激に低下するが，sCrの上昇は遅れる（実線）．GFRが回復傾向に転じても，sCrはしばらくは上昇しベースラインに戻るには時間がかかる（点線）．回復過程でGFRがベースラインを上回ることもある（破線）．これらの場合にはsCrから推算したGFR値と，実際のGFRとの間に乖離が生じる．
b：ARCではsCrに変化を認めない（ときに若干低下している）が，GFRは過剰亢進している．

過剰投与，薬物毒性のリスクが高まる．
- 重症患者において，ARCとよばれる薬物を含む様々な溶質の腎クリアランスが亢進（CCr ≧ 130 mL/min で定義されることが多い）する状態が注目されている[6-8]．
- 危険因子として，若年，男性，重症度スコアが比較的低値，敗血症，術後，外傷，熱傷，血液悪性腫瘍，膵炎などがあげられる[6,7]．
- ARCは抗菌薬血中濃度が十分達成されない独立したリスク因子であり[9,10]，治療失敗の原因となる[3]．
- 敗血症における抗菌薬の投与設計には，リアルタイムのGFR（Ccr）を測定する．
- 当施設では，午前0時〜8時に蓄尿を行いCcrを測定し，抗菌薬投与計画に活用している．

文献
1) Ulldemolins M, Roberts JA, Lipman J, et al. Antibiotic dosing in multiple organ dysfunction syndrome. Chest. 2011; 139: 1210-20.
2) Roberts JA, Paul SK, Akova M, et al. DALI: defining antibiotic levels in intensive care unit patients: are current β-lactam antibiotic doses sufficient for critically ill patients? Clin Infect Dis. 2014; 58: 1072-83.

3) Roberts JA, Abdul-Aziz MH, Lipman J, et al. Individualised antibiotic dosing for patients who are critically ill: challenges and potential solutions. Lancet Infect Dis. 2014; 14: 498-509.
4) Gonçalves-Pereira J, Póvoa P. Antibiotics in critically ill patients: a systematic review of the pharmacokinetics of β-lactams. Crit Care. 2011; 15: R206.
5) Endre ZH, Pickering JW, Walker RJ. Clearance and beyond: the complementary roles of GFR measurement and injury biomarkers in acute kidney injury (AKI). Am J Physiol Renal Physiol. 2011; 301: F697-707.
6) Udy AA, Roberts JA, Lipman J. Implications of augmented renal clearance in critically ill patients. Nat Rev Nephrol. 2011; 7: 539-43.
7) Udy AA, Roberts JA, Shorr AF, et al. Augmented renal clearance in septic and traumatized patients with normal plasma creatinine concentrations: identifying at-risk patients. Crit Care. 2013; 17: R35.
8) Sime FB, Udy AA, Roberts JA. Augmented renal clearance in critically ill patients: etiology, definition and implications for beta-lactam dose optimization. Curr Opin Pharmacol. 2015; 24:1-6.
9) Udy AA, Varghese JM, Altukroni M, et al. Subtherapeutic initial β-lactam concentrations in select critically ill patients: association between augmented renal clearance and low trough drug concentrations. Chest. 2012; 142: 30-9.
10) Baptista JP, Sousa E, Martins PJ, et al. Augmented renal clearance in septic patients and implications for vancomycin optimisation. Int J Antimicrob Agents. 2012; 39: 420-3.

〈笹野幹雄　林 淑朗〉

9. 感染・敗血症

8. 血液培養採取チェックリスト

1) 血液培養採取の適応

血液培養採取の適応は，臨床医が"菌血症"を疑うときである．通常は医師の判断により行われるが，夜間など事前指示に基づく採取が行われる場合もある．その場合，以下の項目を参考にする．

☐ 悪寒・戦慄を伴う発熱
- または，以下の所見が複数急激に出現した場合（単数でも，"重症感"があれば）採取する．

☐ 原因不明の低血圧：収縮期血圧 <90mmHg

☐ 意識状態の急激な変化

☐ 末梢循環不全：冷感，チアノーゼ，CRT 延長，高乳酸血症

---

2) 血液培養採取時のチェックリスト

☐ 手洗い（即乾式消毒剤の使用可）

☐ 滅菌手袋の装着

☐ 皮膚消毒：1%クロルヘキシジンエタノール液
- 30 秒以上かけて，2 回
- 大腿動静脈は可及的に避ける．

☐ ボトルのゴム栓消毒
- 1%クロルヘキシジンエタノール液あるいはアルコール綿

☐ 1 セット当たり 20 mL 採取し，嫌気，好気ボトルに分注
- 2 セットを原則とする．
- 感染性心内膜炎を疑うときには，3 セット以上採取する．

CRT: 毛細血管再充満速度

参考文献

1) Coburn B, Morris AM, Tomlinson G, et al. Does this adult patient with suspected bacteremia require blood cultures? JAMA. 2012; 308: 502-11.

〈志馬伸朗〉

10. 体液・電解質

1. KCl マニュアル

心臓血管外科術後の K 補正

- K ≦ 4.0　KCl 20 mEq（キット 50 mL）/h
- 4.0 ＜ K ≦ 4.5　KCl 10 mEq（キット 25 mL）/h

補正時の注意事項

- KCl 補正用キット（20 mEq/50 mL）を使用する.
- 投与速度：20 mEq/h を超えない.
- 末梢から投与する場合，濃度は 40 mEq/L 以下とする.
- 1 日最大投与量は 100 mEq 程度までとする.
- 頻回な K 補正が必要な場合，低 Mg 血症の存在を疑い Mg の投与を考慮する.
- 腎機能障害がある患者では，投与量について注意する.

〈松尾耕一　讃井將満〉

10. 体液・電解質

2. 電解質補正プロトコル

1）各電解質の補正適応・補正方法・薬剤組成・投与速度

表1

電解質異常	低K血症	低P血症	低Ca血症	低Mg血症
補正	K＜3.5 mEq/L の場合	P＜2.5 mg/dL の場合	Ca＜7.5 mg/dL の場合 出血傾向や循環不全，神経筋の易興奮性を認める場合	不整脈や心電図異常を伴う場合 低K，低Caを伴う場合
補正方法	2時間あるいは4時間毎に血清K値を測定し，濃度に応じた投与速度での補正を行う.	血清P濃度に応じた投与速度で補正を行う	グルコン酸Ca静注での補正を行う	硫酸Mg静注での補正を行う
薬剤組成	KCl 20 mEq ＋生食 100 mL	リン酸Na 20 mL ＋生食100 mL	10%グルコン酸Ca10 ～ 20 mL ＋生食100 ml	硫酸Mg 20 mL ＋生食100 mL
投与速度	表2a,b 参照	表3a,b 参照	10分以上かけてゆっくり静注	10分以上かけてゆっくり静注

　静脈炎を評価しながら，末梢，中心静脈問わず上記方法で投与する.

2）低K血症の補正速度表

表2a　2時間毎の測定の場合

K濃度	投与速度
K＜3.0	120 mL/h
3.0≦K＜3.5	60 mL/h
3.5≦K＜4.0	30 mL/h
4.0≦K	中止

表2b　4時間毎の測定の場合

K濃度	投与速度
K＜3.0	60 mL/h
3.0≦K＜3.5	30 mL/h
3.5≦K＜4.0	15 mL/h
4.0≦K	中止

　なお，K＞2.5 mEq/L で重篤な症状や心電図変化がない場合は経口投与（40 ～ 100 mEq/ 日を数回に分けて内服）での補正も検討する.

3) 低 P 血症の補正速度表

表 3a　点滴による補正

P 濃度	投与速度	投与量
1.0 mg/dL	80 mL/h	480 mL
1.0 ～ 1.5 mg/dL	40 mL/h	240 mL
1.5 ～ 2.5 mg/dL	20 mL/h	120 mL

表 3b　内服による補正

P 濃度	内服量
1.0 ～ 1.5 mg/dL	リン酸水素二ナトリウム 5 g ＋リン酸二水素ナトリウム水和物 1.4 g
1.5 ～ 2.5 mg/dL	リン酸水素二ナトリウム 2.5 g ＋リン酸二水素ナトリウム水和物 0.7 g

目的　重症患者においては，低 K 血症や低 P 血症を代表とする電解質異常を伴う頻度が高い．それぞれの電解質異常を評価し必要十分な補正を行うことで，さらなる病態の増悪や新たな合併症を防ぐことを目的としている．

このプロトコルのポイント

- 重症患者における心房細動などの不整脈は循環に影響を与えることもあり，できるだけ補正する．特にリスクの高い患者（虚血性心疾患などの心疾患を有する患者）の場合は K 値を 4.0 ～ 5.5 mEq/L で管理する．
- 重症患者における低 P 血症は呼吸不全の原因にもなることから，人工呼吸管理中の患者は特に厳密に補正をする．
- ルーティンな低 Mg 血症の補正は行っておらず，症候性（主には不整脈や低 K 血症・低 P 血症）の場合に補正する．

参考文献

1) Goyal A, Spertus JA, Gosch K, et al. Serum potassium levels and mortality in acute myocardial infarction. JAMA. 2012; 307: 157-64.
2) Krijthe BP, Heeringa J, Kors JA, et al. Serum potassium levels and the risk of arterial fibrillation: the Rotterdam Study. Int J Cardiol. 2013; 168: 5411-5.
3) Steele T, Kolamunnage-Dona R, Downey C, et al. Assessment and clinical course of hypocalcemia in critical illness. Crit Care. 2013; 17: R 106.
4) Kraft MD, Btaiche IF, Sacks GS, et al. Treatment of electrolyte disorders in adult patients in the intensive care unit. Am J Health Syst Pharm. 2005; 62: 1663-82.
5) Geerse DA, Bindels AJ, Kuiper MA, et al. Treatment of hypophosphatemia in the intensive care unit: a review. Crit Care. 2010; 14: R 147.

〈髙橋 充　安田英人〉

11. 腎・血液浄化

1. 腎代替療法プロトコル（1）

1）導入基準

表1

導入基準	具体的な基準	
A. acidosis コントロール不良なアシドーシス	pH $<$ 7.15 あるいは pH $>$ 7.15 かつ $PCO_2 <$ 30 mmHg の場合	
B. BUN 意識障害や痙攣などをきたす可能性のある尿毒症	BUN $>$ 100 mg/dL	
C. congestion 呼吸状態に影響のある溢水	$SpO_2 >$ 95%を維持するために $FiO_2 >$ 50%を要する	
D. drug 薬物除去目的	下記の薬剤で考慮（CAT-MEAL）	
	吸着療法を考慮	透析療法を考慮
	C: carbamazepine, caffeine A: anticonvulsants 　　(phenobarbital, phenytoin) T: theophylline	M: methanol E: ethylene glycol A: aspirin L: lithium
E. electrolytes 高 K 血症	GI 療法などの保存的加療で抵抗性の高 K 血症（K $>$ 6.5 mEq/L）	

2）モードおよび設定

表2

	モード	透析膜*	血液流量 (mL/min)	濾過流量 (mL/kg/h)	補液流量 (mL/kg/h)	透析流量 (mL/kg/h)
基本	CHF	PS	80	0	15	0
アシドーシス 高 K 血症	CHD	PS	80 〜 120	15 〜 120	0	15 〜 60
薬物除去 （吸着以外）	CHF	PS	80	0	15	0
薬物除去 （吸着）		活性炭などの吸着剤	80	0	0	0

* PMMA, PMX は使用しない．PS: polysulfone 膜

3）抗凝固薬

　ヘパリン（深部静脈血栓症の予防も兼ねる）

　（出血傾向がある場合はナファモスタット）

- APTT 目標：60 〜 70 秒（6 時間ごとに測定し流量を調整）

目的 ▶▶ 急性腎傷害に対する持続的腎代替療法（continuous renal replacement therapy: CRRT）の適応，透析膜の選択，透析条件を明確にすることで，必要性の高い患者に介入し不必要な介入を減らし，誰もが標準的な治療を施行できることを目的としている．

対象 ▶▶ 急性腎傷害患者

このプロトコルのポイント ▶▶

- 開始基準の各項目の基準値はあくまでも参考であり，それぞれの場合に応じて臨機応変に判断する．ただし，慣れない医師が判断せざるを得ない場合には上記の基準を参考にする．

- non-renal indication CRRT は行わない．

- モードに関しては，小分子，中分子の除去の観点からは CHF を基本とし，透析流量を増やしたい場合に CHD への変更を考慮する．CHDF（continuous hemodiafiltration，持続血液濾過透析）モードは使用しない．

- 透析流量は欧米で推奨されている 20 〜 35 mL/kg/h ではなく本邦で標準的な 15 mL/kg/h としているが，アシドーシス，BUN，電解質の推移を評価して適宜調整する．

参考文献

1) Tolwani A. Continuous renal-replacement therapy for acute kidney injury. N Engl J Med. 2012; 367: 2505-14.
2) RENAL Replacement Therapy Study Investigators. Intensity of continuous renal-replacement therapy in critically ill patients. N Engl J Med. 2009; 361: 1627-38.
3) VA/NIH Acute Renal Failure Trial Network. Intensity of renal support in critically ill patients with acute kidney injury. N Engl J Med. 2008; 359: 7-20.
4) Gaudry S, Haiage D, Schortgen F. Initiation strategies for renal-replacement therapy in the intensive care unit. N Engl J Med. 2016; 375: 122-33.
5) Golper TA, Bennett WM. Drug removal by continuous arteriovenous haemofiltration. A review of the evidence in poisoned patients. Med Toxicol Adverse Drug Exp. 1998; 3: 341-9.
6) Yasuda H, Uchino S, Uji M, et al. The lower limit of intensity to control uremia during continuous renal replacement therapy. Crit Care. 2014; 18: 539.
7) Uchino S, Toki N, Takeda K, et al. Validity of low-intensity continuous renal replacement therapy. Crit Care Med. 2013; 41: 2584-91.

〈髙橋 充　安田英人〉

ICUにおける腎代替療法の導入基準の標準は，本稿表 1 に示されたような絶対的適応である．KDIGO 分類に基づく（すなわち，尿量の低下やクレアチニンの上昇を指標とした）早期導入の意義は現時点では明確ではない．また，いわゆる non-renal indication の有用性についても支持する知見に乏しいのが現状である．

11. 腎・血液浄化

2. 腎代替療法プロトコル (2)

図1 当施設における腎代替療法プロトコル

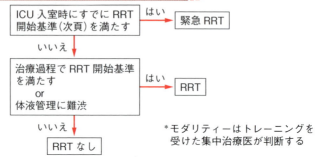

*モダリティーはトレーニングを受けた集中治療医が判断する

初期設定

IHD の場合
- ダイアライザー：KF-12 または KF-15(EVAL 膜)
- 透析時間：4〜6h
- 血液流量：120〜200mL/min(臨床状態により調整)
- 除水量：臨床状態により調整
- 抗凝固薬
  ・出血傾向がなければ未分画ヘパリン
    (1000U ボーラス投与＋持続 500U/h, APTT60〜80 秒でコントロール)
  ・出血傾向のある患者で APTT40 秒以上, 血小板 5.0 万 /μL 未満の場合はメシル酸ナファモスタット(持続 30mg/h から, APTT により増減)または抗凝固薬なしでの RRT を検討

CRRT の場合
- モード：CHDF
- フィルター：SHG-1.0(PS 膜)
- 血液流量：80〜100mL/min
- 濾過流量：800mL/h
- 透析液流量：500mL/h
- 補液流量：0〜300mL/h(臨床状態により調整)
- 抗凝固薬：IHD の場合と同様

RRT: renal replacement therapy, IHD: intermittent hemodialysis
CRRT: continuous renal replacement therapy
CHDF: continuous hemodiafiltration

マニュアル・プロトコール

(1) 腎代替療法に対する当施設の基本的な考え方
- 腎代替療法（renal replacement therapy：RRT）の早期導入は採用していない.

- non-renal indication による RRT は施行しない.
- モダリティーは間欠的血液透析（intermittent hemodialysis: IHD）と持続的腎代替療法（continuous renal replacement therapy: CRRT）を使い分ける.

(2) RRT 開始基準

> - pH ≦ 7.2 の進行性代謝性アシドーシス
> - 治療抵抗性の高カリウム血症（K ≧ 5.5 ～ 6.0 mEq/L）
> - 利尿薬でコントロール困難な肺水腫
> - 尿毒症を疑うとき（BUN ≧ 80 ～ 100 mg/dL）

解説

- 古典的な renal indication を RRT の開始基準としており, 尿量の低下や血清クレアチニン値の上昇自体で開始することはない.
- サイトカイン除去などを目的として浄化量を増量したり特殊な膜を用いたりするなどの, いわゆる non-renal indication による RRT は施行しない.
- IHD と CRRT のいずれを選択するか各セッションごとに検討する. 循環動態の不安定さが判断基準の 1 つとなるが, 多くの場合, IHD が可能である.

背景

(1) RRT の開始時期

- 急性腎傷害（acute kidney injury: AKI）の国際ガイドライン[1] では RRT の開始について「体液量, 電解質, 酸塩基平衡の致死的になりうる変化がある場合は速やかに RRT を開始する」と推奨されており, 当施設における RRT 開始基準もほぼ合致する. 緊急事態に至っていない場合, RRT の早期導入を支持するエビデンスは十分ではない.
- よくデザインされた 2 つのランダム化比較試験（RCT）[2,3] が最近報告されたが, 結果が相反し, RRT 導入時期が臨床アウトカムに影響を与えるのかどうか一定の結論は得られていない[4]. 現在, より大規模な 2 つの RCT が進行中であり, 結果が待たれる[4].
- 早期導入により恩恵を受ける患者群が存在する可能性はあるが, そういった患者がどの程度いるのか, 得られる効果はどの程度なのかは不明である. 早期導入の戦略をとることで, 本来, RRT が必要なかった患者に RRT を導入してしまうことは重大な問題であるが, そういった患者は少なくない[2].

11 ・ 腎 ・ 血液浄化

- 早期導入は，コストや RRT に伴う一般的な合併症の他に，抗菌薬の血中濃度低下という危険性を伴う.
- これらの理由から，当施設では RRT の早期導入は行っていない.

(2) non-renal indication

- 通常流量 CRRT と高流量 CRRT とを比較した RCT が複数報告されているが，生命予後，腎機能予後，循環動態に関して高流量 CRRT の有益性は確認されていない[5]. システマティックレビュー[6,7]でも，生命予後改善効果，腎機能予後改善効果は示されず，電解質異常[6,7]や抗菌薬濃度低下[7]の懸念が指摘されている.
- サイトカイン吸着能に優れるとされる PMMA 膜や AN69 ST 膜といった膜の有用性が一部の専門家により提唱され，普及している. また，浄化膜の孔径を大きくしサイトカインのクリアランス増加を得ようとする試みもある. サイトカイン濃度などの代用指標の改善を示した小規模研究も報告されている.
- しかし，電解質異常，薬物血中濃度，有用な蛋白質の除去など，懸念も多い. これらのプラクティスに関して生命予後などのハードアウトカムの評価がなされていない.
- 当施設では，サイトカイン除去を目的として，浄化量を多くしたり膜に工夫を凝らしたりするなどのプラクティスを支持する科学的根拠は十分ではないと考え，保険診療の範疇を超えた浄化量の増量は行わず，膜は安価で一般的なものを用いている.

(3) モダリティー

- IHD は理論上，低血圧イベントを起こしやすく，また，IHD 後の水分および溶質の血管内への急激な再分布も問題となるため，循環動態が不安定な場合は，CRRT が好まれる傾向にある. 国際ガイドライン[1]でも「血行動態が不安定な患者に対しては IHD より CRRT が望ましい」とされている.
- IHD は浄化量が圧倒的に多く，アシドーシスや高カリウム血症の是正が容易，溶質除去が速やか，抗凝固薬が減量できる，理学療法を行える時間がつくれる，医療従事者の仕事量が減らせる，などのメリットがある.
- 抗菌薬治療において，CRRT 下での薬物動態の予測は難しく，IHD の方が確実に抗菌薬の血中濃度が高い時間を作ることができる.
- IHD に比較して，CRRT の方が予後を改善するという科学的根拠は乏しい.

両者を比較した複数の RCT が報告されているが，そのほとんどで死亡率に差を認めていない．システマティックレビュー[8,9]でも，死亡率に差は認めておらず，生存者の透析依存率も差がない．

- 最近の大規模観察研究[10]によると，一定の体液量過多を有する場合は CRRT が有利だが，循環動態が安定している場合はむしろ CRRT が死亡および透析依存のリスクを上昇させる．

- 当施設では，IHD のメリットを重視し，臨床状況が許せば積極的に IHD を行っている．特に敗血症急性期では除水を要することが少ないこともあり，低血圧イベントに悩まされることはほとんどなく，むしろ，RRT の適応となった事象の急速な是正は有利と考える．

文献

1) Kidney Disease: Improving Global Outcomes (KDIGO) Acute Kidney Injury Work Group: KDIGO Clinical Practice Guideline for Acute Kidney Injury. Kidney Int. 2012: Suppl. 2: 1-138.
2) Gaudry S, Hajage D, Schortgen F, et al. Initiation strategies for renal-replacement therapy in the intensive care unit. N Engl J Med. 2016; 375: 122-33.
3) Zarbock A, Kellum JA, Schmidt C, et al. Effect of early vs delayed initiation of renal replacement therapy on mortality in critically ill patients with acute kidney injury: The ELAIN Randomized Clinical Trial. JAMA. 2016; 315: 2190-9.
4) Bagshaw SM, Lamontagne F, Joannidis M, et al. When to start renal replacement therapy in critically ill patients with acute kidney injury: comment on AKIKI and ELAIN. Crit Care. 2016; 20: 245.
5) Joannes-Boyau O, Honoré PM, Perez P, et al. High-volume versus standard-volume haemofiltration for septic shock patients with acute kidney injury (IVOIRE study) : a multicentre randomized controlled trial. Intensive Care Med. 2013; 39: 1535-46.
6) Fayad AI, Buamscha DG, Ciapponi A. Intensity of continuous renal replacement therapy for acute kidney injury. Cochrane Database Syst Rev. 2016; 10: CD010613.
7) Clark E, Molnar AO, Joannes-Boyau O, et al. High-volume hemofiltration for septic acute kidney injury: a systematic review and meta-analysis. Crit Care. 2014; 18: R7.
8) Bagshaw SM, Berthiaume LR, Delaney A, et al. Continuous versus intermittent renal replacement therapy for critically ill patients with acute kidney injury: a meta-analysis. Crit Care Med. 2008; 36: 610-7.
9) Rabindranath K, Adams J, Macleod AM, et al. Intermittent versus continuous renal replacement therapy for acute renal failure in adults. Cochrane Database Syst Rev. 2007; (3) :CD003773.
10) Truche AS, Darmon M, Bailly S, et al. Continuous renal replacement therapy versus intermittent hemodialysis in intensive care patients: impact on mortality and renal recovery. Intensive Care Med. 2016; 42: 1408-17.

〈笹野幹雄　関根広介　林 淑朗〉

コメント

　未分画ヘパリン（UFH: Unfractionated heparin）は，CRRT の抗凝固薬として世界中でもっとも多く使用されている薬剤である．UFH の投与量と APTT の延長には有意な相関がないため，UFH を使用する場合には APTT の測定が必要である．APTT は，抗 IIa 作用の影響を受けるが抗 Xa 作用の影響を受けにくい．UFH の抗 IIa 作用は抗 Xa 作用と比較して速やかに消失するため，ヘパリンの抗 Xa 作用が残存していても，APTT が正常範囲内であることがある．このとき，UFH を増量すると，出血を助長させる可能性があることを留意する．APTT はベッドサイドで測定できないため，簡便な活性化凝固時間（ACT: activated clotting time）を使用することもあるが，UFH の少量投与での ACT によるモニタリングの信頼度は低いので推奨されていない．

11. 腎・血液浄化

3. 抗凝固薬クエン酸による持続的腎代替療法

プロトコル ≫

（1）機器設定

血液流量 80 mL/min，透析液流量 700 mL/h とする．脱血側回路の患者接続部より 4％クエン酸ナトリウム液を 100 mL/h で投与する．目標除水速度にクエン酸投与分を追加して設定する．中心静脈ルートより 2％塩化カルシウム液を 10 mL/h で開始する．脱血不良や回路凝固などで血液循環が止まった場合は，ただちにクエン酸と塩化カルシウムの投与を停止する．

（2）自作の専用透析液

透析液は使用直前に 7％炭酸水素ナトリウム液を添加し，血液ガス分析装置にて組成の確認を行う（表1）．透析中にアルカローシスまたは高 Na 血症が進行した場合は，炭酸水素ナトリウムを半減した自作の専用 Low 透析液へ変更する（表2）．

表1　専用透析液

配合		組成	
生理食塩液	1,000 mL	Na^+	134.0 mmol/L
塩化カリウム	4 mL	K^+	3.0 mmol/L
硫酸マグネシウム	2 mL	Mg^{2+}	0.75 mmol/L
蒸留水	300 mL	Cl^-	118.3 mmol/L
炭酸水素ナトリウム	30 mL	SO_4^{2-}	0.75 mmol/L
総量	1,336 mL	HCO_3^-	18.7 mmol/L

表2　専用 Low 透析液

配合		組成	
生理食塩液	1,000 mL	Na^+	126.0 mmol/L
塩化カリウム	4 mL	K^+	3.0 mmol/L
硫酸マグネシウム	2 mL	Mg^{2+}	0.75 mmol/L
蒸留水	300 mL	Cl^-	119.6 mmol/L
炭酸水素ナトリウム	15 mL	SO_4^{2-}	0.75 mmol/L
総量	1,321 mL	HCO_3^-	9.5 mmol/L

(3) 治療中の Ca 管理

開始後 1 時間で透析回路返血側より採血し，回路内イオン化カルシウム濃度（iCa^{2+}）が 0.5 mmol/L 以下であることを確認する．1 日 1 回は同様の確認を行う．

開始後 1 時間で動脈血採血を行い，患者採血の iCa^{2+} により塩化カルシウム液投与速度を変更する．4 時間毎に動脈血 iCa^{2+} の評価を行う．ただし，投与速度を変更した場合は 1 時間後に再度 iCa^{2+} の評価を行う（表 3）．

表 3

iCa^{2+} [mmol/L]	< 0.8	0.8～0.9	0.9～1.0	1.0～1.1	1.1～1.2	1.2～1.3	1.3～1.4	> 1.4
投与速度 [mL/h]	医師へ報告	+ 4.0	+ 2.0	変更なし	− 2.0	− 4.0	− 6.0	医師へ報告

背景 クエン酸は，透析回路から脱血した血液に投与することで，血液凝固因子である Ca がキレートされ抗凝固作用を発揮する．肝臓で速やかに分解され重炭酸イオンとなり，抗凝固作用は回路内に限局されるため，出血のリスクのある患者にも安全に使用することができる．ヘパリンに比較して膜寿命の延長も示唆されていることから[1]，国際ガイドラインでは持続腎代替療法中の抗凝固薬の第 1 選択とされている[2]．重篤な肝不全症例ではクエン酸の代謝障害による低 Ca 血症を起こす可能性があるため，基本的には禁忌である[3]．

文献

1) Bai M, Zhou M, He L, et al. Citrate versus heparin anticoagulation for continuous renal replacement therapy: an updated meta-analysis of RCTs. Intensive Care Med. 2015; 41: 2098-110.

2) Kidney Disease: Improving Global Outcomes (KDIGO) Acute Kidney Injury Work Group. KDIGO Clinical Practice Guideline for Acute Kidney Injury. Kidney Int Suppl. 2012; 2: 1-138.

3) Zhang Z, Hongying N. Efficacy and safety of regional citrate anticoagulation in critically ill patients undergoing continuous renal replacement therapy. Intensive Care Med. 2012; 38: 20-8.

〈渡邊拓也　内野滋彦　瀧浪將典〉

11. 腎・血液浄化

4. PMX-DHP 適応チェックリスト

表1 PMX-DHP 適応を考える時のチェックリスト

☐ グラム陰性桿菌感染症に伴う敗血症（疑われる場合も含む）.
☐ 感染源コントロールをショックの認知から 3 時間以内に開始し，完了している.
☐ ショックの認知から 3 時間以内に EGDT*を開始している.
☐ カテコラミン抵抗性のショックが遷延している.
　（ノルアドレナリン＋アドレナリン >1.0 μg/kg/min）
☐ 体外循環に伴う出血，循環変動等のリスクが相対的に低い

* EGDT: early goal-directed therapy

解説 敗血症性ショックにおけるポリミキシン B 固定化線維カラムを用いたエンドトキシン吸着療法（PMX-DHP）の生命予後改善効果は示されていない．ただし，循環動態不安定なグラム陰性桿菌感染の敗血症（疑い）患者において，PMX-DHP を適切に使用することで，循環動態の早期安定は期待できる．

背景 グラム陰性桿菌感染の敗血症（疑い）に対する PMX-DHP について，大規模 RCT の結果は，その使用を支持するものではない．PMX-DHP を限定された対象に適切に使用することは，医療経済的観点からも重要である．1）感染源コントロールが行われている，2）その他の治療が適切に行われている，前提に加え，出血性合併症も考慮した上で適応を慎重に検討する．

参考文献

1) http://www.esicm.org/news-article/hot-topics-full-presentations（アクセス 2017 年 4 月 10 日）
2) Payen DM, Guilhot J, Launey Y, et al. Early use of polymyxin B hemoperfusion in patients with septic shock due to peritonitis: a multicenter randomized control trial. Intensive Care Med. 2015. 41: 975-84.
3) Cruz DN, Antonelli M, Fumagalli R, et al., Early use of polymyxin B hemoperfusion in abdominal septic shock The EUPHAS Randomized Controlled Trial. JAMA. 2009; 301: 2445-52.

〈矢野佳子　志馬伸朗〉

> **コメント**
>
> 　背景に示されたように，感染源のコントロールが適切に行われたうえで，敗血症性ショックに対する適切な治療に反応しない患者に適応することが妥当な使用法と思われる．患者によっては，表1のチェックリストの4番目のカテコラミン抵抗性のショックの条件に，1）バソプレシンの持続投与に反応しない，2）ステロイドの少量投与に反応しない，を加えてもよいかもしれない．

12. 栄養・消化器

1. ストレス潰瘍予防プロトコル（1）

図1 ストレス潰瘍予防策プロトコル

各1点
☐ ICU＞7日
☐ 人工呼吸＞48h
☐ 血小板数＜50,000/m³, PT-INR＞1.5, APTT＞2倍
☐ 上部消化管出血の既往
☐ 多発外傷，頭部/脊髄外傷，熱傷
☐ 敗血症性ショック
☐ ステロイド：＞250mgヒドロコルチゾン
☐ 血液浄化

−1点
☐ 経腸栄養

- 0点：予防投与なし
- 1点：スクラルファート
- 2点以上：PPI（iv or 経管）または H₂RB

APTT: 活性化部分トロンボプラスチン時間，PT-INR: プロトロンビン時間国際標準化，
PPI: プロトンポンプ阻害薬，H₂RB: ヒスタミン₂受容体拮抗薬

解説　集中治療患者において，ストレス潰瘍およびこれに関連した消化管出血は重要な合併症である．抗潰瘍策を予防的に適用することで消化性潰瘍のリスクを減じうる．プロトコルの適用により，より安全かつ有効な抗潰瘍薬使用に繋げる．

背景　プロトンポンプ阻害薬（PPI）やヒスタミン₂受容体拮抗薬（H₂RB）の消化管出血予防効果はスクラルファートに比べて高いが，院内肺炎や，*Clostridium difficile* 関連腸炎発生率を高める．PPIはH₂RBに比べ消化管出血予防効果に優れている可能性がある．PPIやH₂RB使用による生命予後改善効果は明確ではない．

　ストレス潰瘍による消化管出血のリスクは0.2〜0.3％である．低リスク患者では抗潰瘍薬使用に伴うリスクがベネフィットを上回る可能性があり，リスクを層別化したうえで適応および薬剤選択を考える．出血予防効果が副作用より高いと考えられる患者にはPPIまたはH₂RBを使用し，出血のリスクがあまり高くないと考えられる患者ではスクラルファートなどの胃粘膜保護薬を使用し，出血リスクがない患者では予防投与を行わない．

参考文献

1) Cook DJ, Fuller HD, Guyatt GH, et al. Risk factors for gastrointestinal bleeding in critically ill patients. Canadian Critical Care Trials Group. N Engl J Med.1994; 330: 377-81.
2) Herzig SJ, Vaughn BP, Howell MD, et al. Acid-suppressive medication use and the risk for nosocomial gastrointestinal tract bleeding. Arch Intern Med. 2011;171:991-7.
3) Schuster DP, Rowley H, Feinstein S, et al. Prospective evaluation of the risk of upper gastrointestinal bleeding after admission to a medical intensive care unit. Am J Med. 1984; 76: 623-30.
4) Mutlu GM, Mutlu EA, Factor P. GI complications in patients receiving mechanical ventilation. Chest. 2001; 119: 1222-41.
5) Herzig SJ, Howell MD, Ngo LH, et al. Acid-suppressive medication use and the risk for hospital-acquired pneumonia. JAMA. 2009; 301: 2120-8.
6) Janarthanan S, Ditah I, Adler DG, et al. Clostridium difficile-associated diarrhea and proton pump inhibitor therapy: a meta-analysis. Am J Gastroenterol. 2012; 107: 1001-10.
7) Kwok CS, Arthur AK, Anibueze CI, et al. Risk of Clostridium difficile infection with acid suppressing drugs and antibiotics: meta-analysis. Am J Gastroenterol. 2012; 107: 1011-9.
8) Krag M, Perner A, Wetterslev J, et al. Stress ulcer prophylaxis versus placebo or no prophylaxis in critically ill patients: A systematic review of randomised clinical trials with meta-analysis and trial sequential analysis. Intensive Care Med. 2014; 40: 11-22.
9) Pilkington KB, Wagstaff MJ, Greenwood JE. Prevention of gastrointestinal bleeding due to stress ulceration: a review of current literature. Anaesth Intensive Care. 2012; 40: 253-9.
10) Alhazzani W, Alenezi F, Jaeschke RZ, et al. Proton pump inhibitors versus histamine 2 receptor antagonists for stress ulcer prophylaxis in critically ill patients: a systematic review and meta-analysis. Crit Care Med. 2013; 41: 693-705.
11) Krag M, Pemer A, Wetterslev J, t al. Stress ulcer prophylaxis in the intensive care unit: is it indicated? A topical systematic review. Acta Anaesthesiol Scand. 2013 ; 57: 835-47.
12) Barkun AN, Bardou M, Pham CQ, et al. Proton pump inhibitors vs. histamine receptor antagonists for stress-related mucosal bleeding prophylaxis in critically ill patients: a meta-analysis. Am J Gastroenterol. 2012; 107: 507-20.

〈志馬伸朗〉

コメント

　薬剤によるストレス潰瘍予防策については，害と益のバランスを考慮した慎重な適応判断が必要であろう．また，粘膜保護薬と胃酸分泌抑制薬を上手く使い分ける．

12. 栄養・消化器

2. ストレス潰瘍予防プロトコル（2）

1）ストレス潰瘍予防開始基準

下記の major risk factor が 1 つ以上，もしくは minor risk factor が 2 つ以上の項目に該当する場合

表1　major risk factor
① 48 時間以上の人工呼吸管理
② 凝固障害
　　血小板＜ 50,000/μL
　　PT-INR ＞ 1.5
③ 過去 1 年間の消化管潰瘍・出血の既往
④ 外傷性脳損傷，脊髄損傷，熱傷（体表面積の 35％以上）

表2　minor risk factor
① 敗血症
② 1 週間以上の ICU 滞在
③ 6 日以上の消化管潜血
④ ステロイド使用
　　ハイドロコルチゾン 250 mg 相当以上

2）ストレス潰瘍予防薬選択基準

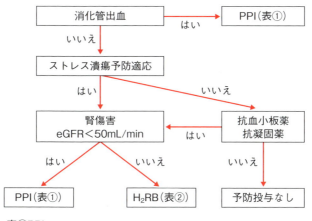

表①PPI

腸管吸収良好	ランソプラゾール 30mg×1 回/日内服
腸管吸収不良	オメプラゾール 20mg×2 回/日静注

表②H₂RB

腸管吸収良好	ファモチジン 20mg×2 回/日内服
腸管吸収不良	ファモチジン 20mg×2 回/日静注

図1　ストレス潰瘍予防薬選択基準
PPI: プロトンポンプ阻害薬，H₂RB: ヒスタミン₂受容体拮抗薬

目的 ICU入室患者の1.5〜8.5％に顕性の消化管出血が起こるとされており，全身状態が悪いICU入室患者において，消化管出血は致命的となりうる．ストレス潰瘍の危険因子をもつ患者に対して予防することで消化管出血を未然に防ぐことを目的とする．

このプロトコルのポイント

- major riskとminor riskを設けて，必要な患者に対してストレス潰瘍予防が行われ，不必要に開始されないように基準を設けた．
- 出血傾向のリスクとなる抗血小板薬や抗凝固薬を投与されている場合は，やや over indication となるが入院中はストレス潰瘍予防を考慮した．
- ストレス潰瘍予防薬の比較において，PPIとH$_2$RBでは予防効果に明らかな差は認められないと報告されていることから，代謝経路を考慮して腎傷害の有無で両者を使い分けた．腎傷害の定義に明らかな根拠はないが，様々な薬剤の用量調整が必要となり簡易的に測定可能な eGFR<50 mL/min を基準とした．

参考文献

1) Cook DJ. Risk factors for gastrointestinal bleeding in critically ill patients. Canadian Critical Care Trials Group. N Engl J Med. 1994; 330: 377-81.
2) Spirt MJ, Stanley S. Update on stress ulcer prophylaxis in critically ill patients. Crit Care Nurse. 2006; 26: 18-20, 22-8.
3) Barkun AN. Proton pump inhibitors vs. histamine 2 receptor antagonists for stress-related mucosal bleeding prophylaxis in critically ill patients: a meta-analysis. Am J Gastroenterol. 2012; 107: 507-20.
4) MacLaren R. Histamine-2 receptor antagonists vs proton pump inhibitors on gastro-intestinal tract hemorrhage and infectious complications in the intensive care unit. JAMA Intern Med. 2014; 174: 564-74.

〈山本浩大郎　安田英人〉

12. 栄養・消化器

3. 栄養プロトコル (1)

図1 集中治療患者に対する栄養プロトコル

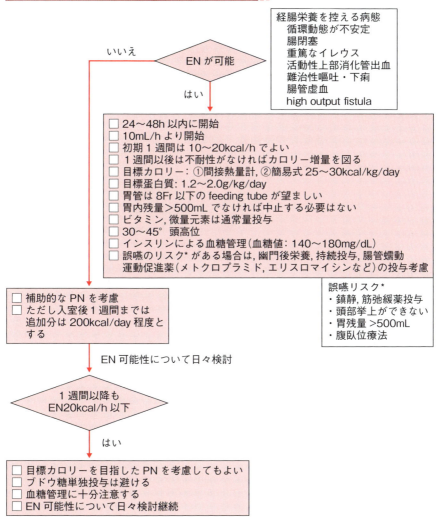

EN: enteral nutrition, PN: parenteral nutrition

解説 重症患者は，代謝反応や異化亢進状態が急速に進展し重度の栄養障害をきたし，感染性合併症や死亡率の増加，在院期間の延長など予後が悪化する．集中治療患者に対して適切なエネルギー必要量や栄養基質を早期に投与するためのプロトコルである．

背景 現在，集中治療患者における栄養療法において，①経腸栄養の早期開始による感染症合併率の低下，②経静脈栄養より経腸栄養を優先することによる感染症合併率の低下，③ full feeding を避けることによる腎代替療法導入率の低下，④適切な血糖管理による低血糖の回避，が証明されている．

本プロトコルは，1）実臨床に応用しやすい簡略な形式，2）比較的コンセンサスが得られている項目のみ掲載，を特徴としている．

参考文献

1) McClave SA, Martindale RG, Vanek VW, et al. A.S.P.E.N. Board of Directors, American College of Critical Care Medicine, Society of Critical Care Medicine. Guidelines for the provision and assessment of nutrition support therapy in the adult critically ill patient: Society of Critical Care Medicine (SCCM) and American Society for Parenteral and Enteral Nutrition (A.S.P.E.N.). JPEN J Parenter Enteral Nutr. 2009; 33: 277.

2) Casaer MP, Mesotten D, Hermans G, et al. Early versus late parenteral nutrition in critically ill adults. N Engl J Med. 2011; 365: 506.

3) Rice TW, Wheeler AP, Thompson BT, et al. Initial trophic vs full enteral feeding in patients with acute lung injury: the EDEN randomized trial. JAMA. 2012;307: 795-803.

4) Weijs PJ, Stapel SN, de Groot SD, et al. Optimal protein and energy nutrition decreases mortality in mechanically ventilated, critically ill patients: a prospective observational cohort study. JPEN J Parenter Enteral Nutr. 2012; 36: 60-8.

5) Larsson J, Lennmarken C, Martensson J, et al. Nitrogen requirements in severely injured patients. Br J Surg. 1990; 77: 413-6.

6) Early vs. Delayed Nutrient Intake. Canadian Clinical Practice Guideline [serial on the Internet] 2015 Jun [cited on march 2013] .

7) Doig GS, Heighes PT, Simpson F, et al. Early enteral nutrition reduces mortality in trauma patients requiring intensive care: A meta-analysis of randomised controlled trials. Injury. 2011; 42: 50-6.

8) Artinian V, Krayem H, DiGiovine B. Effects of early enteral feeding on the outcome of critically ill mechanically ventilated medical patients. Chest 2006; 129: 960-7.

9) Drakulovic MB, Torres A, Bauer TT, et al. Supine body position as a risk factor for nosocomial pneumonia in mechanically ventilated patients: a randomized trial. Lancet. 1999; 354: 1851-8.

10) Meissner W, Dohrn B, Reinhart K. Enteral naloxone reduces gastric tube reflux and frequency of pneumonia in critical care patients during opioid analgesia. Crit Care Med. 2003; 31: 776-80.

11) Heyland DK, Drover JW, MacDonald S, et al. Effect of postpyloric feeding on gastroesophageal regurgitation and pulmonary microaspiration: results of a randomized controlled trial. Crit Care Med. 2001;29:1495-501.

12) Finfer S, Chittock DR, Su SY, et al. Intensive versus conventional glucose control in critically ill patients. N Engl J Med. 2009; 360: 1283-97.
13) Macrae D, Grieve R, Allen E, et al. A randomized trial of hyperglycemic control in pediatric intensive care. N Engl J Med. 2014; 370: 107-18.

〈島谷竜俊　志馬伸朗〉

コメント

　重症患者に対し早期の経腸栄養を企図することは標準的な治療であるが，実践は難しい．不耐用性の評価，中止や再開の基準，目標などに重点をおき，現場で使いやすく合併症の少ないプロトコルの適用が望まれる．

　背景に記載されるように，ICU 入室後 1 週間において，経腸栄養投与量が 20 kcal/kg/ 日以下であってもその不足分を経静脈栄養で補わない栄養療法の有効性を示す無作為化比較試験が報告されている．しかし，不足分を補うことで筋肉量がより維持され，人工呼吸期間が減少することを報告した無作為化比較試験も報告されている．したがって，侵襲早期の経静脈栄養の投与の是非は未定である．本プロトコルに示されているように 1 週間以降は目標カロリーを達成できるよう投与するのが現在は推奨されている．

12・栄養・消化器

12. 栄養・消化器

4. 栄養プロトコル (2)

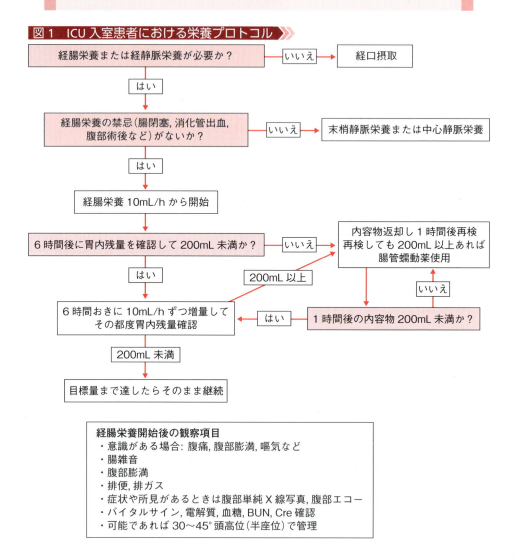

図1 ICU入室患者における栄養プロトコル

- 外傷,熱傷,敗血症,大手術後など過大な侵襲を受けた重症患者は代謝異化亢進状態により低栄養状態になりやすい.免疫力や創傷治癒力が低下するとICU滞在期間,入院期間の延長,感染症発症率,死亡率の増加など予後が悪化する[1]ため早期経腸栄養は重要である.

- このプロトコルは欧州静脈経腸栄養学会（ESPEN），米国静脈経腸栄養学会（ASPEN）および米国集中治療学会（SCCM），カナダ臨床研究グループ（CCPG）から発表されている栄養ガイドラインと日本版重症患者の栄養療法ガイドラインを参照して作成した.

- いずれのガイドラインも，可能であれば ICU 入室後 24 ～ 48 時間以内の経腸栄養開始を推奨しており，当診療科では 24 時間以内に経鼻胃管を留置し経腸栄養の開始に努めている.

- 推奨エネルギー量は間接熱量計の使用，予測式など複数の方法で求めることが可能であるが，当院では理想体重あたり 25 kcal/kg/day[2] として目標量を設定している.

- 初期投与量は 10 mL/h で開始として，胃内残量を確認しつつ増量する．胃内残量が，250 mL 程度までなら胃内へ戻しても破棄しても高血糖や下痢，胃内容物排泄遅延などの合併症は変わらない[3] と報告されており，また胃内残量は肺炎の発症率，胃排出能，逆流や誤嚥の発症率とあまり相関しないことも報告されているが，当院では誤嚥によるリスクを考えて 200 mL を 1 つの指標として栄養増量の基準としている．200 mL 以上の胃内残量がある場合は腸管蠕動促進薬（メトクロプラミド 10 mg 8 時間おき，エリスロマイシン 75 mg 8 時間おきの静注など）を使用し，経管栄養が中断されないように注意している.

- 窒素バランス改善のために喪失した蛋白量を考慮すると少なくとも 1.2 g/kg/day 以上の蛋白投与量が必要[4] であり，当診療科では特別な病態（高 K 血症，難治性下痢など）がなければ基本的に半消化態等張栄養剤のメイバランス HP1.0[®]（明治）を原液で経管投与している.

- 2016 年度 SCCM/ASPEN ガイドラインによると，平均血圧 50 mmHg 未満の状態，ノルアドレナリン，フェニレフリン，アドレナリン，ドパミンが開始ないし増量している場合は経腸栄養の開始は避けるべきであり，腹部膨満，胃残の増加，腸蠕動音の低下，代謝性アシドーシスの悪化などを腸管虚血の早期サインとして注意し，もし上記サインが認められた場合は増量を避けるべき，と記してあるが，少量の血管収縮薬が投与されていても安定していれば注意深く経腸栄養を開始する，とされている[5]．日本版重症患者の栄養療法ガイドライン[6] によると，カテコラミン使用中の症例への経腸栄養は推奨できるが，血圧が安定し輸液・輸血の大量投与が終了しておりなおか

つカテコラミン増量の必要がなくなったなど蘇生が終了していることが前提となっている．許容範囲は不明であるため注意深い観察が必要との記載もある．以上より当診療科では厳重な観察のもとで血管収縮薬を使用中でも経腸栄養を開始している．

文献

1) Ali NA, O'Brien JM Jr, Hoffman SP, et al. Acquired weakness, handgrip strength, and mortality in critically ill patients. Am J Respir Crit Care Med. 2008; 178:261-8.
2) Krishnan JA, Parce PB, Martinez A, et al. Caloric intake in medical ICU patients: consistency of care with guidelines and relationship to clinical outcomes. Chest. 2003; 124: 297-305.
3) Juve-Udina ME, Valls-Miro C, Carreno-Granero A, et al. To return or to discard? Randomised trial on gastric residual volume management. Intensive Crit Care Nurs. 2009; 25: 258-67.
4) Larsson J, Lennmarken C, Martensson J, et al. Nitrogen requirements in severity injured patients. Br J Surg. 1990; 77: 413-6.
5) McClave SA, Taylor BE, Martindale RG, et al. Guidelines for the Provision and Assessment of Nutrition Support Therapy in the Adult Critically Ill Patient: Society of Critical Care Medicine（SCCM）and American Society for Parenteral and Enteral Nutrition（A.S.P.E.N）. J Parenter Enteral Nutr. 2016: 40: 159-211.
6) 日本集中治療医学会重症患者の栄養管理ガイドライン作成委員会．日本版重症患者の栄養療法ガイドライン．

〈増渕高照　軽米寿之　笹野幹雄　林 淑朗〉

12. 栄養・消化器

5. 経腸栄養プロトコル（1）

基本的には人工呼吸管理中および重症患者は持続投与を選択する．

チューブ先端：胃でも小腸でも構わない．

開始速度：10 mL/h（最低速度：プロトコルに従って 5 mL/h の投与速度になったらいったん中止）

胃残渣量（gastric empty）チェック：4 時間毎（十二指腸チューブの場合を

①胃残渣量		
4 時間の投与量合計の	経腸栄養の速度	対応
1/4 以下	＋ 5 mL/h	経過観察
1/4 〜 1/2	同じ速度を維持	担当医に報告し，薬剤・経腸栄養製剤を考慮
1/2 以上	－ 5 mL/h	担当医に報告し，薬剤・経腸栄養製剤を考慮
②嘔吐		
1 回 /4 時間	＋ 5 mL/h	担当医に報告し，薬剤・経腸栄養製剤を考慮
2 回以上 /4 時間	経腸栄養を一時中止	担当医に報告し，薬剤・経腸栄養製剤を考慮
③下痢		
0 回 /4 時間	＋ 5 mL/h	経過観察
1 回 /4 時間	同じ速度を維持	経過観察
2 回以上 /4 時間	－ 5 mL/h	担当医に報告し，薬剤・経腸栄養製剤を考慮
④経腸栄養による腹痛		
なし	同じ速度を維持	経過観察
あり	担当医に報告	担当医は判断次第で減量もしくは薬剤投与を考慮
⑤腹部膨満		
経過記録に記載		排便コントロールを考慮
⑥腸蠕動音		
経過記録に記載		

＊Dr は上記プロトコルを運用する際には栄養指示簿に「プロトコル参照　目標スピード○○ mL/h」と記載する．
・中断の回数が多い時には Dr の指示のもと，プロトコル離脱を考慮する．
・医師の判断で上記基準通りに増減しない場合は 1 回のみは可だが，連続する 2 回であった場合はプロトコル離脱とする．
・医原性に下痢を誘発している場合（ラクツロース®投与など）はプロトコル離脱とする．
・複数の該当項目があった場合は悪い方を優先する．
・疼痛ありの定義：NRS ≧ 4，Musashino Faces pain rating scale（M-FRS）≧ 2（8-4 参照）
・下痢の定義：ブリストルスケール（図 1）で水様便もしくは泥状便とする．

JCOPY 498-06692

タイプ		形状
1		硬くてコロコロの兎糞状の（排便困難な）便
2		ソーセージ状であるが硬い便
3		表面にひび割れのあるソーセージ状の便
4		表面がなめらかで柔らかいソーセージ状，あるいは蛇のようなとぐろを巻く便
5		はっきりとしたしわのある柔らかい半分固形の（容易に排便できる）便
6		境界がほぐれて，ふにゃふにゃの不定形の小片便，泥状の便
7	まったくの水状態	水様で，固形物を含まない液体状の便

図1　便の種類（ブリストル便形状スケール）
(Longstreth GF, et al. Gastroenrology 2006. 130: 1480-91. 日本医学会雑誌．第137号)

含め，栄養チューブを吸引し残量をチェックする）

4時間毎に前頁の表に従って速度を調整する．吸引したものは破棄する．

プロトコルに従って一度投与中止となった後は4時間の胃残渣量が20 mL以下ならば10 mL/h投与再開とする．

（1）経腸栄養開始基準
①経口摂取不可能
②消化管に栄養投与禁忌がない
③積極的な輸液蘇生を行っていない（昇圧薬投与の有無は問わない）

（2）目標栄養投与量選択基準
下記の3パターンから選択
①15 kacal/kg/day：超急性期～急性期（呼吸不全や循環不全急性期）
②20 kcal/kg/day：急性期～亜急性期（呼吸不全や循環不全離脱期）
③25 kcal/kg/day：亜急性期～慢性期（呼吸不全や循環不全なし）

（3）目標蛋白質量
①1.2 g/kg/day（栄養投与量が20 kcal/kg/dayのとき）
②1.0 g/kg/day（栄養投与量が25 kcal/kg/dayのとき：慢性腎臓病がない場合）
③0.8 g/kg/day（栄養投与量が25 kcal/kg/dayのとき：慢性腎臓病がある場合）
④1.5 g/kg/day（RRT施行中）

不足分の蛋白質はマーズレンS®にて投与する．

（4）腸管蠕動低下時に使用する薬剤

①大建中湯®

②六君子湯®

③メトクロプラミド（プリンペラン®）

④パントテン酸（パントール®）

⑤エリスロマイシン

（5）経腸栄養剤選択のポイント

急性期：ペプタメン AF®，エレンタール®（重症急性膵炎，胃残量が多い・下痢が多い場合）

亜急性期：ペプタメン ST®，アイソカル®

慢性期：アイソカル®

糖尿病：ペプタメン®（AF or ST）

慢性呼吸不全：ペプタメン®（AF or ST）

（6）経小腸投与を考慮する場合

①重症急性膵炎

②栄養投与前に胃管からの排液が多い場合

③経胃投与にて胃残量が多い場合

目的 ▶▶ 重症患者に対する早期経腸栄養は感染合併を予防し，死亡率改善に寄与する．早期経腸栄養および侵襲度に合わせた目標栄養量達成を嘔吐や下痢などの合併症をきたすことなく安全に遂行するために，看護師主導で投与栄養量を調整可能なプロトコルを作成した．

対象 ▶▶ 経腸栄養試行患者

このプロトコルのポイント ▶▶

● 看護師主導で調整可能にするために，極力嘔吐をさせないように胃残渣量などを厳密に 4 時間毎に評価することで安全性を担保している．

● 侵襲度に応じた目標カロリーを設定し（わかりやすく 3 段階に設定），over-feeding を考慮した栄養投与を意識している（ただし投与蛋白量は高めに設定）．

● 胃残渣量や下痢を極力減少させるために，経腸栄養剤の種類は消化態栄養を基本として，それでも改善しない場合には成分栄養剤や腸蠕動薬などの使用を推奨している．

参考文献

1) Canadian Clinical Care Nutrition Clinical Practice Guidelines. http://www.critical-carenutrition.com/cpgs (Access at 1 October).

2) Taylor BE, McClave SA, Martindale RG, et al. Guidelines for the provision and assessment of nutrition support therapy in the adult critically ill patient: Society of Critical Care Medicine (SCCM) and American Society for Parenteral and Enteral Nutrition (A.S.P.E.N.). Crit Care Med. 2016; 44: 390-438.

3) Heyland DK, Murch L, Cahill N, et al. Enhanced protein-energy provision via the enteral route feeding protocol in critically ill patients: results of a cluster randomized trial. Crit Care Med. 2013; 41: 2743-53.

4) Casaer MP, Mesotten D, Hermans G, et al. Early versus late parenteral nutrition in critically ill adults. N Engl J Med. 2011; 365: 506-17.

5) National Heart, Lung, and Blood Institute Acute Respiratory Distress Syndrome (ARDS) Clinical Trials Network. Initial trophic vs full enteral feeding in patients with acute lung injury: the EDEN randomized trial. JAMA. 2012; 307: 795-803.

6) Xueping Li, Ma F, Jia K. Early enteral nutrition within 24 hours or between 24 and 72 hours for acute pancreatitis: evidence based on 12 RCTs. Med Sci Monit. 2014; 20: 2327-35.

7) Nicolo M, Heyland DK, Chittams J, et al. Clinical outcomes related to protein delivery in a critically ill population: A multicenter, multinational observation study. JPEN J Parenter Enteral Nutr. 2016; 40: 45-51.

8) Reignier J, Mercier E, Le Gouge A, et al. Effect of not monitoring residual gastric volume on risk of ventilator-associated pneumonia in adults receiving mechanical ventilation and early enteral feeding. JAMA. 2013; 309: 249-56.

〈山本浩大郎　安田英人〉

12. 栄養・消化器

6. 経腸栄養プロトコル（2）

図1 経腸栄養プロトコル

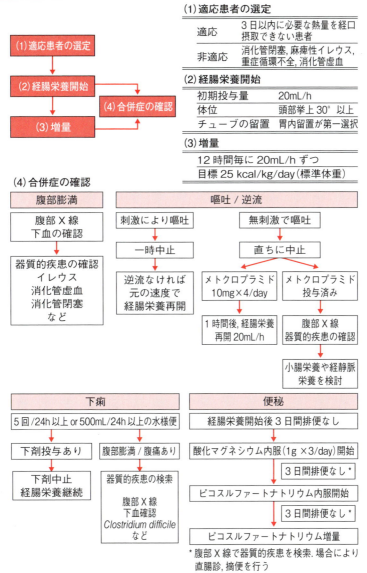

プロトコルのポイント ▶▶ 本プロトコルは簡潔な施行と有害事象への対応を意識して作成されている.

目標熱量は数多くの計算式が存在するが間接熱量測定法に対する感度・特異度はどれも大きな差がない[1]. 当 ICU では簡潔さも考慮し，ASPEN ガイドライン同様「25 kcal/kg/day」を採用している[2]. また肺炎リスクを軽減させるため緩徐な増量[3] と 30° 以上の頭部挙上[4] をルーティンとし，誤嚥リスクがある場合は十二指腸内留置[2] も考慮している. 胃内残渣量の定期的な計測は肺炎予防にならないとの報告もあり[5]，当 ICU では採用していない.

腸管不耐性は，蠕動運動消失のほか出血，腸管拡張，嘔吐，排液量過多，腹部 X 線の異常といった所見から総合的に判断されるものであり，蠕動運動のみで腸管不耐性を判断することはない[2]. 停滞リスク軽減のための腸管運動改善薬は，メトクロプラミドを採用している[2].

対象患者 ▶▶ 早期からの経腸栄養は死亡・感染リスクを減少させるため 24〜48 時間以内の開始が推奨されているが[2,6]，日付変更も踏まえ「3 日以内」とした. ASPEN ガイドラインでは「平均血圧 50 mmHg 未満で初期投与のカテコラミンを増量しなければ循環を維持できない患者」としているが[2]，重症循環不全についての定義は当 ICU では設けていない.

注）免疫学的栄養管理については触れられていないが，その効果については疑問が多く，当施設では考慮していない.

文献

1) Boullata J, Williams J, Cottrell F, et al. Accurate determination of energy needs in hospitalized patients. J Am Diet Assoc. 2007; 107: 393-401.
2) Taylor BE, McClave SA, Martindale RG, et al. Guidelines for the provision and assessment of nutrition support therapy in the adult critically ill patient: Society of Critical Care Medicine (SCCM) and American Society for Parenteral and Enteral Nutrition (A.S.P.E.N.). Crit Care Med. 2016; 44: 390-438.
3) Ibrahim EH, Mehringer L, Prentice D, et al. Early versus late enteral feeding of mechanically ventilated patients: results of a clinical trial. JPEN J Parenter Enteral Nutr. 2002; 26: 174-81.
4) Wang L, Li X, Yang Z, et al. Semi-recumbent position versus supine position for the prevention of ventilator-associated pneumonia in adults requiring mechanical ventilation. Cochrane Database Syst Rev. 2016; CD 009946.
5) Reignier J, Mercier E, LeGouge A, et al. Effect of not monitoring residual gastric volume on risk of ventilator-associated pneumonia in adults receiving mechanical ventilation and early enteral feeding: a randomized controlled trial. JAMA. 2013; 309: 249-56.

6) Doig GS, Heighes PT, Simpson F, et al. Early enteral nutrition, provided within 24 h of injury or intensive care unit admission, significantly reduces mortality in critically ill patients: a meta-analysis of randomised controlled trials. Intensive Care Med. 2009; 35: 2018-27.

〈福島東浩　内野滋彦　瀧浪將典〉

12. 栄養・消化器

7. 経腸栄養プロトコル（3）

栄養療法の原則

- 可能なかぎり常に経静脈栄養よりも経腸栄養を優先する．
- 循環動態が安定していれば，ICU入室後または侵襲後できるだけ早期（24～48時間以内）に経腸栄養の開始を行う．
- 循環動態が不安定な症例（ショック，高用量カテコラミン投与時など）では，経腸栄養の開始を留保する．
- 原因疾患により必要栄養量は異なるが，重症疾患の場合，総熱量25～30 kcal/kg，蛋白量1.2～2.0 g/kgを目標とする（体重は理想体重）．

経管栄養の実施

- 新規に経腸チューブを留置した時は，X線で先端位置を確認する．
- 経管栄養中は最低30°の頭位挙上を行う．
- さらに誤嚥のリスクが高い場合は，
  ①消化管蠕動促進薬の使用
  ②間欠投与であれば持続投与への変更
  ③チューブ先端を胃幽門側以遠へ進める
  を考慮する．
- 持続投与を行う場合は，10～30 mL/h程度の少量から開始し，目標カロリーに到達するまで漸増する．
- ルーチンの胃残渣量チェックは必要ない．
- 間欠投与と比較し，持続投与のほうが誤嚥や下痢が少ないとの報告がある．

参考文献

1) 日本呼吸療法医学会 栄養管理ガイドライン作成委員会．急性呼吸不全による人工呼吸患者の栄養管理ガイドライン2011年版．人工呼吸．2012: 29: 75-120.
2) The National Heart, Lung, and Blood Institute Acute Respiratory Distress Syndrome (ARDS) Clinical Trials Network. Initial trophic vs full enteral feeding in patients with acute lung injury The EDEN Randomized Trial. JAMA. 2012; 307: 795-803.
3) 日本静脈経腸栄養学会，編．静脈経腸栄養ガイドライン第3版．東京: 照林社; 2013.

〈松尾耕一 讃井將満〉

12. 栄養・消化器

8. 経腸栄養中断プロトコル

経腸栄養の中断 経管栄養は多くの場合に経静脈栄養よりも優先される．誤嚥，下痢や便秘などの症状が出現しても，消化管自体が使用できる場合には経腸栄養中止の条件とはならない．出現した消化器症状の原因を鑑別し，経腸栄養剤の種類・投与量・投与速度・投与経路の変更を行う．経腸栄養剤の投与速度や量が不適切な場合には，逆流・誤嚥を起こす前兆として腹部膨満や吃逆などの臨床徴候を注意深く観察する．経腸栄養の中断は，腸管不耐性症状（表1）と胃内残量（gastric residual volume: GRV）から総合的に判断する．誤嚥のリスクが高い患者（表2）では次頁の「誤嚥の高リスク患者に対する対応」に示した対応を行う．

表1　腸管の不耐性

- 嘔吐
- 不快感
- 腸管拡張
- 排液量過多
- 下痢
- 腸管運動減弱・排便減少
- 腹部X線所見の異常

表2　誤嚥の高リスク患者

- 気道確保が十分できない
- 70歳以上
- 経鼻胃管
- 人工呼吸器管理
- 意識レベル低下
- 仰臥位
- 神経障害
- 不十分な口腔ケア
- 胃食道逆流
- 経管栄養の間欠的投与
- 患者：看護師比が不適切
- ICU外への搬送

中断を考慮する病態

①腸管不耐性の症状が著しい場合

②腸管不耐性を示す徴候があり，GRV 200〜400 mL/4〜6時間の場合

③手術や検査，処置の前．通常の絶飲食プロトコルに従う（例：固形物6時間，飲水2時間）．ただし，気管挿管，気管切開中の患者では，気道の処置（気管切開術）・消化管の処置以外は，原則として中断する必要はない．

④循環動態が不安定な場合（高用量のカテコラミンや大量輸液が必要など）

腸管不耐性時の対応

①GRVが多い患者に対しては，消化管運動促進薬などを使用して経腸栄養を継続できる．消化管運動促進薬にはメトクロプラミドやエリスロマイシンなどがある．Treitz靭帯を越えて空腸内にカテーテルを留置して経腸栄養を行うことも考慮する．

②昇圧薬が投与されている場合でも，腸管蠕動不良に関する徴候（腹部膨満，胃液逆流，便秘，アシドーシスなど）に留意して経腸栄養を施行できる．循環動態が不安定な場合（平均動脈圧 <50 mmHg），昇圧薬増量中の場合には，腸管虚血のリスクがあるため循環動態が安定してから経腸栄養を開始する．

③下痢：*Clostridium difficile* などの感染性下痢，脂肪性下痢，経腸栄養剤に関連した浸透圧性の下痢を鑑別する．

④便秘：緩下薬や浣腸などで定期的な排便を促す．

誤嚥の高リスク患者（表2）に対する対応 ≫

①消化管運動促進薬を使用する．

②間欠投与から持続投与に変更する．

③幽門部以遠へチューブを留置する．

表3 　GRV の測定方法

① 30 mL 前後の空気を胃管に注入する．
② 50 mL のシリンジを使用して胃内容物を吸引する．
③ GRV が多い場合は，吸引した内容物を他の容器に移し測定を行う．
④ GRV < 200 mL の場合は，吸引した内容物を胃内に戻す．GRV ≧ 200 mL の場合は，200 mL のみ胃内に戻す．
⑤測定後，20 〜 30 mL の水で胃管をフラッシュする．

表4 　代表的な消化管運動促進薬の使用法

- メトクロプラミド（プリンペラン®）：10 mg 内服 3 〜 4 回 / 日，または 10 mg 静注 4 回 / 日まで．腎機能低下例（Ccr<50 mL/min）では半量程度に減量．錐体外路症状に注意
- エリスロマイシン（エリスロシン®）：40 〜 250 mg 経管投与 3 回 / 日，または 250 mg 点滴静注 3 〜 4 回 / 日．保険適用外使用

参考文献

1) 日本集中治療医学会重症患者の栄養管理ガイドライン作成委員会．日本版重症患者の栄養療法ガイドライン．日集中医誌．2016: 23; 185-281.
2) 日本静脈経腸栄養学会．静脈経腸栄養ガイドライン第 3 版．東京: 照林社; 2013.
3) Taylor BE, McClave SA, Martindale RG, et al. Guidelines for the Provision and Assessment of Nutrition Support Therapy in the Adult Critically Ill Patient; Society of Critical Care Medicine (SCCM) and American Society for Parenteral and Enteral Nutrition (A.S.P.E.N.). Crit Care Med. 2016; 44: 390-438.

〈松尾耕一　讃井將満〉

12. 栄養・消化器

9. 経口摂取開始プロトコル

図1 ICUでの経口摂取開始プロトコル

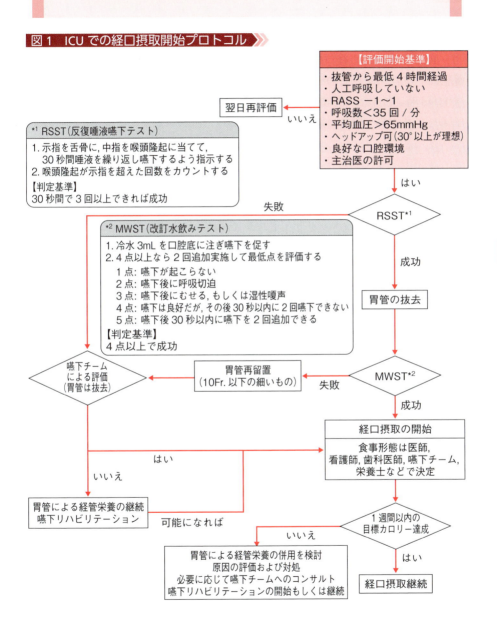

解説 ▶▶ 主に人工呼吸器から離脱し抜管した患者を対象に，簡便な嚥下評価を行って経口摂取再開を検討するプロトコルである．2つのスクリーニングテストを中心に，専門的な嚥下評価検査を行う嚥下チームを含めて多職種が関わり，ICU 在室中から経口摂取を開始することを目的としている．

背景 ▶▶ ICU 入室患者の嚥下障害はまだ十分に研究されていないが，ある報告では48時間以上人工呼吸を受けた心臓血管外科術後患者の半数に嚥下障害を認めた．また嚥下障害は誤嚥性肺炎に繋がり，脳卒中患者の予後悪化因子の1つである．

　ベッドサイドで行う嚥下評価において3オンス（約90 mL）の水飲み試験が一般的であるが，特異度は50％に満たないため十分な検査特性を備えているとはいえず，誤嚥の危険性もある．そのため，このプロトコルではRSSTとMWSTという2つのベッドサイドスクリーニングを組み合わせることで，より少ない誤嚥のリスクでより正確に嚥下障害を診断することを期待している．

　このプロトコルは耳鼻科と言語聴覚士からなる嚥下チームへの依存度が高いが，嚥下造影や嚥下内視鏡により詳細な評価が可能となる．また，多職種連携によりICU 退室後も経口摂取の状況を把握しリハビリテーションを継続することができる．

参考文献

1) Macht M, White SD, Moss M, et al. Swallowing dysfunction after critical illness. Chest. 2014; 146: 1681-9.
2) Barker J, Martino R, Reichardt B, et al. Incidence and impact of dysphagia in patients receiving prolonged endotracheal intubation after cardiac surgery. Can J Surg. 2009; 52: 119-24.
3) Suiter DM, Leder SB. Clinical utility of the 3-ounce water swallow test. Dysphagia. 2008; 23: 244-50.

〈太田浩平　志馬伸朗〉

12. 栄養・消化器

10. 血糖管理プロトコル（1）
（インスリン持続投与，皮下注）

表1 インスリン持続投与プロトコル

血糖（mg/dL）	インスリン持続静注投与量（mL/h）			再検査〜時間後
〜 59	中止＋ 50％ブドウ糖 20 mL iv，Dr.call			Dr に確認
60 〜 119	中止，Dr.call			
	前回の測定より 50 以上低下	それ以外	前回の測定より 50 以上の上昇	
120 〜 139	中止	中止	維持	4 h
140 〜 179	中止	維持	1 mL 増量	4 h
180 〜 219	維持	1 mL 増量	2 mL 増量	4 h
220 〜 259	維持	2 mL 増量	3 mL 増量	4 h
260 〜 299	1 mL 増量	2 mL 増量	3 mL 増量	4 h
300 〜 339	2 mL 増量	3 mL 増量	4 mL 増量	2 h
340 〜	3 mL 増量	3 mL 増量	4 mL 増量	2 h

- 血糖値のコントロール目標は 140 〜 180 mg/dL
- 原則は絶食中または持続経管栄養中に使用するマニュアル
- 組成：ヒューマリン R 50 単位＋生食 50 mL
- 術後患者で ICU 入室時にすでにインスリン持続静注が開始されている場合は入室時の注入量を維持した状態で血糖測定しマニュアルに従う
- インスリン開始および再開時は Dr call
- インスリン使用者：血糖＞ 180 mg/dL で 4 mL/h，＞ 250 mg/L で 6 mL/h から開始
- インスリン非使用者：血糖＞ 180 mg/dL で 2 mL/h，＞ 250 mg/dL で 4 mL/h から開始
- 血糖値の変動幅が大きく，次回測定が 4 時間後だと低血糖が心配な場合は 2 時間後に再検
- 食事開始時は医師に指示確認
- コントロール不良の場合は医師に相談

表2 インスリン皮下注（SC）マニュアル

血糖（mg/dL）	各食前	眠前・午前 3 時
〜 69	50％ブドウ糖 20 mL iv, Dr.call 2 時間後再検	50％ブドウ糖 20 mL iv, Dr.call 2 時間後再検
70 〜 139	なし	なし
140 〜 179	ヒューマリン R 2 単位 SC	なし
180 〜 219	ヒューマリン R 4 単位 SC	ヒューマリン R 2 単位 SC
220 〜 259	ヒューマリン R 6 単位 SC	ヒューマリン R 4 単位 SC
260 〜 299	ヒューマリン R 8 単位 SC	ヒューマリン R 6 単位 SC
300 〜 339	ヒューマリン R 10 単位 SC	ヒューマリン R 6 単位 SC
340 〜	ヒューマリン R 12 単位 SC Dr.call	ヒューマリン R 8 単位 SC Dr.call

- 血糖値のコントロール目標は 140 〜 180 mg/dL
- 原則は食事開始後または経管栄養分割投与時のマニュアル
- 血糖測定は，各食前・眠前・午前 3 時
- 午前 3 時に血糖測定するかは医師に確認
- コントロール不良の場合は医師に相談

〈松尾耕一　讃井將満〉

コメント

　適切な血糖値管理は患者転帰改善に寄与することが明白な介入でありながら，臨床現場では十分に実践されていない．とりわけ，重篤な合併症である低血糖を回避しながら，血糖値変動を最小限とする工夫が重要である．インスリンの投与のみならず，投与エネルギー量も合わせて調整する必要がある．

　重症患者における低血糖発生のタイミングとして注意が必要なものとして，CT 撮像や処置などにより経腸栄養を含めたカロリー投与が減少したときがあげられる．カロリー投与を減少あるいは中止する際には，インスリン投与を中止し，以降血糖値を測定してその推移を観察する必要がある．急性期患者で持続栄養を施行されている患者では，インスリン持続静脈投与の方が血糖変動や低血糖・高血糖の発生を制御できる．

12. 栄養・消化器

11. 血糖管理プロトコル（2）

表1　血糖管理プロトコル

目標値: 140 〜 180 mg/dL

血糖値が 180 mg/dL 以上になったら「開始時」の指示で開始し，以降は変化を計算

現在の血糖値 (mg/dL)	前回測定値からの変化（mg/dL）						
	80 以上低下	40 〜 79 低下	10 〜 39 低下	0 〜 9 低下 1 〜 9 増加	開始時 10 〜 39 増加	40 〜 79 増加	80 以上増加
49 以下	Off，50%ブドウ糖 20 mL + 5%ブドウ糖 50 mL 全開，1h 後						
50 〜 69	Off，1h 後						
70 〜 99	− 2.5 mL/h 1h 後	− 2.0 mL/h 1h 後	− 1.5 mL/h 1h 後	− 1.0 mL/h 1h 後	no change 1h 後	no change 1h 後	no change 1h 後
100 〜 119	− 2.0 mL/h 1h 後	− 1.5 mL/h 2h 後	− 1.0 mL/h 2h 後	− 0.5 mL/h 2h 後	no change 2h 後	no change 2h 後	no change 1h 後
120 〜 139	− 1.5 mL/h 1h 後	− 1.5 mL/h 2h 後	− 0.5 mL/h 4h 後	no change 4h 後	no change 4h 後	no change 2h 後	no change 1h 後
140 〜 179	− 1.5 mL/h 1h 後	− 1.0 mL/h 2h 後	no change 4h 後	no change 4h 後	no change 4h 後	no change 2h 後	+ 0.5 mL/h 1h 後 *
180 〜 199	− 1.0 mL/h 1h 後	no change 2h 後	no change 4h 後	no change 4h 後 #	+ 0.5 mL/h 4h 後	+ 0.5 mL/h 2h 後 *	+ 1.0 mL/h 1h 後 *
200 〜 239	no change 1h 後	no change 2h 後	no change 2h 後	+ 0.5 mL/h 2h 後	+ 0.5 mL/h 2h 後	+ 1.0 mL/h 2h 後 *	+ 1.0 mL/h 1h 後 *
240 〜 299	no change 1h 後	no change 1h 後	+ 0.5 mL/h 1h 後	+ 1.0 mL/h 1h 後	+ 1.0 mL/h 1h 後	+ 1.5 mL/h 1h 後	+ 1.5 mL/h 1h 後
300 以上	no change 1h 後	no change 1h 後	+ 0.5 mL/h 1h 後	+ 1.0 mL/h 1h 後	+ 1.5 mL/h 1h 後	+ 1.5 mL/h 1h 後	+ 2.0 mL/h 1h 後

♯ 3 回連続で 180 mg/dL 以上？
⇒＋ 0.5 mL/h としてもよい．次回測定は 4 h 後で可．

＊ 血糖値の低下によりインスリンが中止になっている状況？
⇒中止してからすぐに再上昇しており，さらに高血糖に進みそうな
　推移？
⇒中止直前の− 1 mL/h（最低 0.5 mL/h）での再開を考慮する．
　再開したら 1 h 後測定．

該当しなければ
通常指示を選択

- ヒューマリン R® 50 単位＋ 5％ブドウ糖 49.5 mL / 計 50 mL（1 単位 /mL）を使用．

目的 重症患者における血糖管理において，高血糖・低血糖はいずれも不良予後との関連が示されており[1-3]，高血糖の補正については 140 ～ 180 mg/dL 程度を目標とする管理が推奨されている[4-6]．本プロトコルは，インスリンの持続静注により ICU における高血糖を速やかに改善させる一方，低血糖を予防することによって簡便かつ安全な血糖管理を行うことを目的とする．

目標値 目標値は 140 ～ 180 mg/dL とする．ただし，糖尿病性ケトアシドーシスや高浸透圧高血糖症候群では目標値は異なり，本プロトコルの対象ではない．

対象 すべての成人 ICU 患者．ただし ICU に入室後 24 時間以内に病棟退室が見込める患者の場合は，スライディングスケールを用いた皮下注射での管理を考慮する．

プロトコルの説明

- 180 mg/dL 以上の血糖値に対して「開始時」の指示でインスリンを開始し，記載の時間で次の血糖値測定を行う．測定後は前回値からの変化を計算し，測定値とあわせて該当する指示に従って投与速度を調節し，次の測定時間を確認する．
- 特別指示
  - ＃180 mg/dL をわずかに超える血糖値が続くとき，適応を検討する．
  - ＊血糖値の低下によりインスリンを中止している状況の場合，急激な再上昇がみられて高血糖になる懸念があるとき，適応を検討する．
- プロトコルの指示に従うと低血糖や高血糖の懸念がある場合では，投与速度や次回測定時間を適宜検討してよい．

注意点

- 血糖値の測定は，血液ガス分析装置を用いることが望ましい[6-8]．
- 血糖値の確認以外の目的で行った血液ガス分析の結果に対しても，すべて本プロトコルの対象とする．
- 持続栄養を中止するときはインスリンも中止する．ただし，インスリンを 3 単位 /h 以上で投与していた場合は，中止により急激な高血糖の可能性があり，少量の投与継続を考慮する．

- 中止していた栄養を同量で再開する場合は，原則としてインスリンも中止直前の投与速度で再開し，2時間以内に血糖値を測定する．
- 病態が改善してインスリンの必要量が減り，栄養の摂取・投与状況がおおむね安定した場合は，即効型インスリンの皮下注射を用いたスライディングスケール（例：4時間毎，6時間毎，8時間毎，食前30分など）や定時投与への切り替えを行うが，調整が困難な場合は糖尿病専門医へのコンサルトを考慮する．

文献

1) Falciglia M, Freyberg RW, Almenoff PL, et al. Hyperglycemia-related mortality in critically ill patients varies with admission diagnosis. Crit Care Med. 2009; 37: 3001-9.
2) Siegelaar SE, Hemanides J, Oudemans-van Straaten HM, et al. Mean glucose during ICU admission is related to mortality by a U-shaped curve in surgical and medical patients: a retrospective cohort study. Crit Care. 2010 14; R224.
3) NICE-SUGAR Study Investigators. Hypoglycemia and risk of death in critically ill patients. N Engl J Med. 2012; 367: 1108-18.
4) NICE-SUGAR Study Investigators. Intensive versus conventional glucose control in critically ill patients. N Engl J Med. 2009; 360: 1283-97.
5) American Diabetes Association. Executive summary: Standards of medical care in diabetes--2014. Diabetes Care. 2014; 37 Suppl 1: S5-13.
6) Jacobi J, Bircher N, Krinsley J, et al. Guidelines for the use of an insulin infusion for the management of hyperglycemia in critically ill patients. Crit Care Med. 2012; 40: 3251-76.
7) Dellinger RP, Levy MM, Rhodes A, et al. Surviving sepsis campaign: international guidelines for management of severe sepsis and septic shock: 2012. Crit Care Med. 2013; 41: 580-637.
8) Oda S, Aibiki M, Ikeda T, et al. The Japanese Guidelines for the Management of Sepsis. J Intensive Care. 2014; 2: 55.

〈小林秀嗣　内野滋彦　瀧浪將典〉

12. 栄養・消化器

12. 血糖管理プロトコル（3）

表1　2時間毎評価の場合

測定血糖値	前回血糖値との差	次回速度
100 〜 139 mg/dL	前回より上昇	同量
	不変もしくは減少が 40 mg/dL 以下	→表①
	減少が 41 mg/dL 以上	→表②
140 〜 179 mg/dL	上昇が 40 mg/dL 以上	→表③
	不変もしくは上昇が 40 mg/dL 以下 減少が 40 mg/dL 以下	同量
	減少が 41 〜 79 mg/dL	→表①
	減少が 80 mg/dL 以上	→表②
180 〜 249 mg/dL	上昇が 80 mg/dL 以上	→表④
	不変もしくは上昇が 80 mg/dL 以下	→表③
	減少が 80 mg/dL 以下	同量
	減少が 81 〜 159 mg/dL	→表①
	減少が 160 mg/dL 以上	→表②
250 mg/dL 〜	不変もしくは血糖値上昇	→表④
	減少が 80 mg/dL 以下	→表③
	減少が 81 〜 160 mg/dL	同量
	減少が 161 〜 240 mg/dL	→表①
	減少が 241 mg/dL 以上	→表②

表2　4時間毎評価の場合

測定血糖値	前回血糖値との差	次回速度
100 〜 139 mg/dL	前回より上昇	同量
	不変もしくは減少が 80 mg/dL 以下	→表①
	減少が 81 mg/dL 以上	→表②
140 〜 179 mg/dL	上昇が 80 mg/dL 以上	→表③
	不変もしくは上昇が 80 mg/dL 以下 減少が 80 mg/dL 以下	同量
	減少が 81 〜 159 mg/dL	→表①
	減少が 160 mg/dL 以上	→表②
180 〜 249 mg/dL	上昇が 160 mg/dL 以上	→表④
	不変もしくは上昇が 160 mg/dL 以下	→表③
	減少が 160 mg/dL 以下	同量
	減少が 161 〜 319 mg/dL	→表①
	減少が 320 mg/dL 以上	→表②
250 mg/dL 〜	不変もしくは血糖値上昇	→表④
	減少が 160 mg/dL 以下	→表③
	減少が 161 〜 320 mg/dL	同量
	減少が 321 〜 480 mg/dL	→表①
	減少が 481 mg/dL 以上	→表②

表①

現在の速度（mL/h）	次の速度（mL/h）
＜ 3.0	⇨ 0.5 減らす
3.0 ～ 6.0	⇨ 1.0 減らす
6.5 ～ 9.5	⇨ 1.5 減らす
10 ～ 14.5	⇨ 2.0 減らす
15 ～ 19.5	⇨ 3.0 減らす
20 ～ 24.5	⇨ 4.0 減らす
＞ 25	⇨ 5.0 減らす

表②

現在の速度（mL/h）	次の速度（mL/h）
＜ 3.0	⇨ 1.0 減らす
3.0 ～ 6.0	⇨ 2.0 減らす
6.5 ～ 9.5	⇨ 3.0 減らす
10 ～ 14.5	⇨ 4.0 減らす
15 ～ 19.5	⇨ 6.0 減らす
20 ～ 24.5	⇨ 8.0 減らす
＞ 25	⇨ 10.0 減らす

表③

現在の速度（mL/h）	次の速度（mL/h）
＜ 3.0	⇨ 0.5 増やす
3.0 ～ 6.0	⇨ 1.0 増やす
6.5 ～ 9.5	⇨ 1.5 増やす
10 ～ 14.5	⇨ 2.0 増やす
15 ～ 19.5	⇨ 3.0 増やす
20 ～ 24.5	⇨ 4.0 増やす
＞ 25	⇨ 5.0 増やす

表④

現在の速度（mL/h）	次の速度（mL/h）
＜ 3.0	⇨ 1.0 増やす
3.0 ～ 6.0	⇨ 2.0 増やす
6.5 ～ 9.5	⇨ 3.0 増やす
10 ～ 14.5	⇨ 4.0 増やす
15 ～ 19.5	⇨ 6.0 増やす
20 ～ 24.5	⇨ 8.0 増やす
＞ 25	⇨ 10.0 増やす

・2 時間毎または 4 時間毎に血糖値をチェックし，それぞれのスケールで対応
・インスリン組成：ヒューマリン R 50 単位＋生食 50 mL
・低血糖（血糖値＜ 80 mg/dL）の場合，50％ブドウ糖液 40 mL を投与し，15 分後，30 分後，1 時間後にフォローアップし，上記目標値を維持できるまで繰り返し投与を行う．

1）血糖の目標値

140 ～ 180 mg/dL

2）ICU インスリンスライディングスケール

【組成】ヒューマリン R 50 単位＋生食 50 mL

【開始速度】

（血糖値 /100）mL/h で開始（端数は切り捨て）

【開始時の静注】

- 血糖値 181 ～ 299 mg/dL の場合　⇨　ボーラス静注なし
- 血糖値 300 mg/dL の場合　⇨　（血糖値 /100）単位ボーラス静注（端数は切り捨て）

目的 高血糖の遷延は，合併症や死亡率の増加と深く関係し，重症患者の予後に影響を与える．また厳密な血糖管理に伴う低血糖も重症患者の予後に影響を与える．適切な範囲内に血糖コントロールがなされるように看護師が調整できることを目的としている．

対象 全患者が対象であるが，特に厳密な血糖管理が必要だと思われる重症患者（敗血症性ショック，心肺停止蘇生後，重症急性膵炎など）

このプロトコルのポイント

- Yale 大学のプロトコルを参考に作成した．
- 2 時間バージョンと 4 時間バージョンを作成したが，これらを参考に 1 時間バージョンや 6 時間バージョンへの応用も可能である．
- 高血糖よりも低血糖になりにくいように心がけて作成した．
- 糖尿病性ケトアシドーシスや高浸透圧高血糖症候群の場合は，このプロトコルは使用せずにそれぞれの病態に応じて変更して対応する．

参考文献

1) The NICE-SUGAR Study Investigators. Intensive versus Conventional Glucose Control in Critically Ill Patients. N Engl J Med. 2009; 360: 1283-97.
2) Judith J, Bircher N, Krinsley J, et al. Guidelines for the use of insulin infusion for the management of hyperglycemia in critically ill patients. Crit Care Med. 2012; 40: 3251-76.
3) The NICE-SUGAR Study Investigators. Hypoglycemia and risk of death in critically ill patients. N Engl J Med. 2012; 367: 1108-18.
4) Stapleton RD. Glycemic control and intensive insulin therapy in critical illness. In: UpToDate, Post TW, editor, UpToDate, Waltham, MA. (Accessed on September 30, 2016.)
5) Shetty S, Inzucchi SE, Goldberg PA, et al. Adapting to the new consensus guidelines for managing hyperglycemia during critical illness: the updated Yale insulin infusion protocol. Endocr Pract. 2012; 18: 363-70.

〈髙橋 充　安田英人〉

コメント

　重症患者における低血糖発生のタイミングとして注意が必要なものとして，CT 撮像や処置などにより経腸栄養を含めたカロリー投与が減少したときがあげられる．カロリー投与を減少あるいは中止する際には，インスリン投与を中止し，以降血糖値を測定してその推移を観察する必要がある．

12. 栄養・消化器

13. 急性膵炎初期治療プロトコル

図1　急性膵炎初期治療プロトコル

予後因子と造影CT検査に基づき，軽症と重症を分類

	軽症膵炎	重症膵炎
輸液	晶質液の投与 維持量として60〜80 mL/hで継続，必要に応じてボーラス投与を追加する 目標：平均血圧＞65 mmHg，尿量＞0.5 mL/kg/h	
疼痛管理	早期からオピオイド（フェンタニルなど）を使用する フェンタニル＞1μg/kg/hで効果が乏しい腹痛が12時間以上継続　→動注療法を考慮	
栄養管理	腹痛改善後に経口摂取を開始	経鼻胃管＋経鼻十二指腸チューブ挿入し，早期より経空腸的持続経腸栄養開始[*1] → 25 kcal/kg/日まで増量[*2] →経胃栄養，経口摂取へと移行
フォローアップ	48時間後造影CT	7日後造影CT

[*1] 栄養剤：成分栄養剤を選択（エレンタール®など）
[*2] 増量の方法は12-5. 経腸栄養プロトコル（1）の稿を参照
　　　腸管蠕動が乏しい場合は，パントテン酸や漢方薬などの腸管蠕動促進薬の投与も行う．

- 仮性膵嚢胞，仮性動脈瘤などの合併症評価のために造影CTでフォローアップする．
- 予防的抗菌薬投与や蛋白分解酵素阻害薬の投与は，明確なエビデンスに乏しく行わない．

目的　重症急性膵炎の予後はいまだに不良であり，治療開始初期に適切な治療を行うことが重要である．かつ，必要な治療をできるだけシンプルに行い，誰もが標準的な治療を行うことで治療期間を短縮できるようにすることを目的とした．

対象　すべての急性膵炎患者

このプロトコルのポイント

- 当院での急性膵炎の治療は，これまでに報告されている研究を参考に，輸

液，疼痛管理，早期経腸栄養の 3 本柱で治療を行っている．

- コントロール不良の血管のスパスムによる疼痛を認める場合に，動注療法を考慮している．
- 早期に経腸栄養を開始することで，侵襲による腸管の免疫系のバリアの破綻に伴うバクテリアルトランスロケーションの予防を図っている．

参考文献

1) Working Goup IAP/APA Acute Pancreatitis Guidelines. IAP/APA evidence-based guidelines for the management of acute pancreatitis. Pancreatology. 2013; 13 (4 Suppl): e1-15.
2) Tenner S, Baillie J, DeWitt J, et al. American College of Gastroenterology guideline: management of acute pancreatitis. Am J Gastroenterol. 2003; 108: 1400-15.
3) Seta T, Nogu Y, Shimada T, et al. Treatment of acute pancreatitis with protease inhibitors: a meta-analysis. Eur J Gastroenterol Hepatol. 2004; 16: 1287-93.
4) McClave SA, Chang WK, Dhaliwal R, et al. Nutrition support in acute pancreatitis: a systematic review of the literature. JPEN J Parenter Enteral Nutr. 2006; 30: 143-56.
5) Marik PE, Zaloga GP. Meta-analysis of parenteral nutrition versus enteral nutrition in patients with acute pancreatitis. BMJ. 2004; 328: 1407.

〈髙橋 充　安田英人〉

12. 栄養・消化器

14. 先天性代謝疾患急性発作時初期治療

1）基本的治療

【絶食】

蛋白質の供給を抑える.

【輸液】

①糖濃度：最低 10％以上を基本とする.

脂肪酸代謝異常症が否定され，ミトコンドリア病が疑われる場合は低血糖にならない程度に糖濃度を抑える.

②投与エネルギー：60 kcal/kg/day 以上

高血糖時はインスリン持続静注を併用し血糖 200 mg/dL 以下を目標とする.

2）特異的治療

表1　高アンモニア血症の治療（下記 2 種は 1 ルートから投与可能）

	ローディング	維持量
安息香酸 Na（2.882 g/20 mL）	250 mg/kg/1 〜 2 h	250 〜 500 mg/kg/day
アルギ U®	250 mg/kg/1 〜 2 h	200 〜 600 mg/kg/day

表2　ミトコンドリアレスキュー

静注）

ビタミン B₁	アリナミン® 10 mg/2 mL/A	100 〜 200 mg/day（絶対量）
ビタミン B₂	ビスラーゼ® 10 mg/mL/A	100 〜 200 mg/day（絶対量）
ビタミン B₁₂	フレスミン S® 1 mg/mL/A	1 〜 2 mg/day（絶対量）
ビタミン C	ビタシミン® 100 mg/mL/A	100 mg/kg/day
ビオチン	ビオチン® 1 mg/2 mL/A	5 〜 20 mg/day（絶対量）
エルカルニチン	エルカルチン FF® 1000 mg/5 mL/A	200 〜 300 mg/kg/day

＊24 時間持続投与（上記 6 種を混注して，1 ルートから投与可能）

＊浸透圧 4 Osmol/L 以上のため，単独での末梢ライン投与不可

＊ビタミン B₁₂ 製剤のうちメチルコバラミンはメチルマロン酸血症に対して効果がないので使用しない.

目的 ▶▶ 先天性代謝疾患の中には重篤な代謝性アシドーシス，高乳酸血症，高アンモニア血症をきたし，それに続いて，意識障害，呼吸障害，心不全，肝機能障害など多臓器不全に陥り，無治療の場合，重篤な障害を残すものがある. 先天性代謝性疾患の臨床症状は非特異的であり，臨床症状のみで診断すること

は困難なため，診断に先行し，代謝性アシドーシス，高乳酸血症，高アンモニア血症に対する治療を迅速に進める．

対象 先天性代謝性疾患の急性発作が疑われる患者である．症状としては新生児で not doing well（何だか調子が悪そう），傾眠，哺乳不良，嘔吐，呼吸障害，筋緊張低下，痙攣などがある．乳児期以降では，嘔吐・発熱・絶食に伴い，急激な全身状態悪化および意識障害を呈することがある．著明な代謝性アシドーシス，高乳酸血症や高アンモニア血症の評価を行う．

このプロトコルのポイント 高アンモニア血症の頂値および持続時間のいずれも，神経学的予後に大きく影響する[1]．治療の効果判定を速やかに行い，効果に乏しいと判断したときは，新生児・乳児での透析が可能な小児専門施設への搬送を速やかに考慮する．

文献
1) Bachmann C. Outcome and survival of 88 patients with urea cycle disorders: a retrospective evaluation. Eur J Pediatr. 2003; 162: 410-6.

〈渡邉太郎〉

12. 栄養・消化器

15. 小児の急性肝不全に対する人工肝補助療法

1）CHDF（持続血液濾過透析）

- 適応: 急性肝不全のうち，（1）肝性脳症Ⅱ度以上，（2）急激かつ重度の凝固異常を伴う．
- 条件: 原則 24 時間持続で行う．

    QB（血液流量） : 開始 5 mL/kg/min，最大量 8 mL/kg/min

    QD（透析液流量）: 開始 QB と同量，最大量 QB の 2 倍

    コントロール目標 NH$_3$ 100 〜 150 μg/dL

    QF（濾過流量） : 開始 60 〜 80 mL/kg/h，最大量 120 mL/kg/h（QB の 1/3）

    コントロール目標 脳波所見（持続脳波でモニタリング）

- 抗凝固: メシル酸ナファモスタット（肝不全による凝固能異常があるため）

    開始 0.5 mg/kg/h

    ACT 目標 膜直後で 200 〜 250 秒（HRFTCA 510 使用）

2）PE（血漿交換）

- 適応: ① PT-INR > 2.0

    ② CHDF 継続にて肝不全の病態の改善がないとき

- 条件: 血漿量の 1.5 〜 2.0 倍の新鮮凍結血漿を 4 〜 6 時間かけて置換

$$血漿量 = 体重（kg）\times \frac{100 - Ht（\%）}{100} \times 80$$

    原則として CHDF と併用し，CHDF 回路の脱血側に直並列で PE の回路を接続

    PE 回路の QB は，CHDF 回路の QB より少なく，血漿の交換速度の 4 倍以上

- 抗凝固: メシル酸ナファモスタット 0.5 mg/kg/h で固定（原則 ACT 測定なし）

目的 ▶▶ アンモニアをはじめとする肝性脳症の誘因となる物質の除去，および凝固能の是正

対象 急性肝不全のうち，（1）昏睡型，（2）急激かつ重度の凝固異常を伴うもの．

このプロトコルのポイント 急性肝不全は，内科的治療に奏効し治癒する症例もあるが，奏効しなければ肝移植が必要となる．脳死肝臓ドナーの発生が期待しにくい本邦において，人工肝補助療法は，脳死および生体肝移植まで，または自然治癒までの橋渡しとして重要な対症療法である．人工肝補助療法は，肝性脳症による中枢神経障害を防ぎ，肝腎症候群に伴う腎障害による水分電解質異常の是正をしている．

〈渡邉太郎〉

コメント

　急性肝不全に対する人工肝補助療法については，救命的補助手段であるが，その有用性やモダリティの内容について，十分な臨床試験の結果には基づいていないことも留意する必要がある．

13. 血液・凝固

1. ICU における輸血管理

1) 血液製剤の種類
a) 全血製剤：血液製剤をすべて含んだもの
b) 成分輸血製剤：①赤血球製剤（赤血球濃厚液：RCC-LR），②血漿製剤（新鮮凍結血漿：FFP-LR），③血小板製剤（濃厚血小板：PC-LR）
c) 血漿分画製剤：アルブミン製剤，免疫グロブリン製剤，凝固因子製剤など

2) 輸血の閾値
①赤血球製剤

活動性の出血	> 8 g/dL
活動性の心筋虚血（急性冠症候群，急性心筋梗塞）	> 8 g/dL
心血管イベントリスクのある非心臓手術後，心臓手術後，急性心不全	8 g/dL
活動性の出血のない重症患者・消化管出血患者	7 g/dL

②血漿製剤：以下の場合に投与を考慮
　ⓐ凝固因子の補充
　　・出血，観血的処置，大量輸血などで PT-INR 2.0 以上，APTT 2 倍以上，フィブリノゲン値 100 ～ 150 mg/dL 以下
　　・DIC や L- アスパラギナーゼ投与時で，低フィブリノゲン血症（100 mg/dL 未満）がある場合
　　・肝障害により複数の凝固因子活性が低下し出血傾向にある場合
　ⓑ凝固阻害因子や線溶因子の補充：プロテイン C・プロテイン S 欠乏による血栓症，プラスミンインヒビター欠乏による出血
　ⓒ血漿因子の補充：血栓性血小板減少性紫斑病（TTP）などにおける血漿補充，血漿交換

③濃厚血小板製剤
　ⓐ重篤な活動性出血：5 万 / μL 以上
　ⓑ止血困難部の観血的処置，手術：7 ～ 10 万 / μL
　ⓒ敗血症時：明らかな出血がなくても 1 万 / μL 以上，出血のリスクがあれば 2 万 / μL 以上，観血的処置や手術時は 5 万 / μL 以上

3) 適正投与量，予測値

①赤血球製剤

予測上昇 Hb 値（g/dL）＝投与 Hb 量（g）÷循環血液量（dL）

＊循環血液量：70 mL/kg

例：50 kg の成人に Hb14 〜 15 g/dL の赤血球製剤を 2 単位輸血すると Hb 値は 1.6 〜 1.7 上昇．

②血漿製剤

生理的な止血効果を得るための凝固因子の最少血中活性値は，正常の 20 〜 30％．凝固因子の血中レベルを 20 〜 30％上昇させるには 8 〜 12 mL/kg の FFP が必要．

③濃厚血小板製剤

予測血小板増加数(/μL)＝輸血血小板総数÷(循環血液量（mL）× 10^3)× 2/3

＊PC10 単位の血小板数：2.0 × 10^{11} 個以上

4) 輸血の取り扱いおよび保管

実際に使用するまでは輸血部から持ち出さないことを原則とし，持ち出した後はできるだけ早く使用する．持ち出した後に 30 分以上使用しない場合，赤血球および全血は 2 〜 6℃で保管する．新鮮凍結血漿は− 20℃以下で輸血用血液専用の保冷庫で保管し，30 〜 37℃の恒温槽で解凍後，3 時間以内に使用する．血小板濃厚液もできるだけ速やかに輸血するのが原則だが，保管する場合は室温（20 〜 24℃）で水平振盪しながら保存する．

5) 輸血の手順

①同意書の取得

②輸血のオーダー

③交差適合試験（クロスマッチ）用の採血

④クロスマッチ

⑤輸血部での払い出し時，輸血部スタッフとダブルチェック

⑥輸血実施時には，ベットサイドでバーコードリーダーを用いた電子認証システム（electronic identification system: EIS）を用いて医師および看護師，または看護師同士でダブルチェック

・ベッドサイドの PC で輸血認証画面を開く
・投与する患者の名前，生年月日を患者リストバンドを目で見ながら声を出し確認
・輸血製剤および輸血伝票を目で見ながら声を出してダブルチェック
・輸血認証画面にチェックする医療者の ID を入力
・輸血製剤のバーコードをバーコードリーダーで認証
・投与患者のリストバンドバーコードをバーコードリーダーで認証
・輸血認証画面で，投与される患者と投与すべき輸血製剤が正しいことを確認（「○」や「OK」など）
・ただちに輸血製剤の投与を開始する．
・成人の場合，輸血開始から 10 〜 15 分は 1 mL/min で，その後は 5 mL/min までの速度で輸血を行う．

6）輸血の副作用・観察項目

　輸血開始後 5 分間は急性反応確認のためベットサイドで患者を観察．輸血による副作用を疑う症状を認めた場合，ただちに輸血を中止し医師に連絡する．

①輸血中から認められる主な副作用：血圧低下，呼吸困難，発熱，悪寒，戦慄，瘙痒感，発赤，蕁麻疹，嘔気，胸痛，腹痛，動悸など
②溶血性副作用：ABO 不適合輸血など
③非溶血性副作用：アナフィラキシー，輸血関連急性肺傷害（transfusion related acute lung injury: TRALI），輸血関連循環過負荷（transfusion associated circulatory overload: TACO），輸血後 GVHD（graft-versus-host disease）
④感染症：HBV，HCV，HIV，CMV など

参考文献
1)　厚生労働省医薬食品局血液対策課．血液製剤の使用指針（改訂版）．
2)　Dellinger RP, Levy MM, Rhodes A, et al. Surviving sepsis campaign: international guidelines for management of severe sepsis and septic shock: 2012. Crit Care Med. 2013; 41: 580-637.
3)　Ohsaka A, Kato H, Kino S, et al. Recommendations for the electronic pre-transfusion check at the bedside. Blood Transfus. 2016; 14: 419-24.

〈松尾耕一　讃井將満〉

13. 血液・凝固

2. 輸血製剤投与プロトコル

1) 赤血球輸血（RBC）

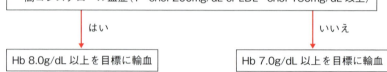

図1　赤血球輸血フローチャート
OMI: 陳旧性心筋梗塞，TIA: 一過性脳虚血発作，T-chol: 総コレステロール，
LDL-chol: 低比重リポ蛋白質コレステロール

2) 血小板輸血（Plt）

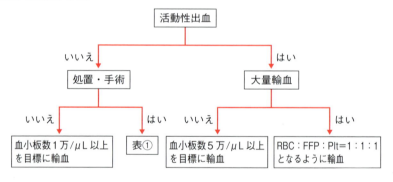

表①

処置・手術	血小板数目標
CV挿入	2万/μL
腰椎穿刺	5万/μL
頭蓋内以外の手術	5万/μL
頭蓋内手術	7〜10万/μL

図2　血小板輸血フローチャート

3）新鮮凍結血漿輸血（FFP）

- 使用開始基準
  - ・大量出血
  - ・観血的処置を行う場合
- 目標
  - ・PT-INR 2.0 未満
  - ・APTT 基準の上限の 2 倍以下
  - ・フィブリノーゲン 150 mg/dL 以上
- 使用すべきでない状況
  - ・循環血漿量減少の改善と補充
  - ・蛋白質資源としての栄養補給
  - ・創傷治癒の促進

目的　血液製剤には感染症やアレルギー反応など看過できない副作用が起こるリスクがあり，また，数も限られ，コストもかかる貴重な資源でもある．目標を設定することで不必要な使用を防ぐことを目的としている．

対象　全救急患者

このプロトコルのポイント

- Hb：これまでに報告されている臨床研究を参考に，心疾患リスクの有無で目標設定を変えている．
- Plt：出血の有無で大別し，予防投与に関しては，The American Association of Blood Banks（AABB）が発表した血小板輸血ガイドラインや日本赤十字社の血液製剤の使用指針を参照し，必要最小限となるように設定した．AABB によるガイドラインは自然出血に対する輸血閾値，中心静脈カテーテル挿入に対する予防投与，腰椎穿刺に対する予防投与などに関してシステマティックレビューを含めた多数の論文を吟味し，作成されている．
- FFP：これまでに FFP 投与基準を比較した論文は皆無であり，日本赤十字社の血液製剤の使用指針を参照している．

参考文献

1) 日本赤十字社. 血液製剤の使用指針.
2) Kaufman RM. Platelet transfusion: a clinical practice guideline from the AABB. Ann Intern Med. 2015; 162: 205-13.
3) Hébert PC, Wells G, Blajchman MA, et al. A multicenter, randomized, controlled clinical trial of transfusion requirements in critical care. Transfusion Requirements in Critical Care Investigators, Canadian Critical Care Trials Group. N Engl J Med. 1999; 340: 409-17.
4) Carson JL, Terrin ML, Noveck H, et al. Liberal or restrictive transfusion in high-risk patients after hip surgery. N Engl J Med. 2011; 365: 2453-62.
5) Holst LB, Haase N, Wetterslev J, et al. Lower versus higher hemoglobin threshold for transfusion in septic shock. N Engl J Med. 2014; 371: 1381-91.
6) Murphy GJ, Pike K, Rogers CA, et al. Liberal or restrictive transfusion after cardiac surgery. N Engl J Med. 2015; 372: 997-1008.
7) Kaufman RM, Djulbegovic B, Gemsheimer T, et al. Platelet transfusion: a clinical practice guideline from the AABB. Ann Intern Med. 2015; 162: 205-13.

〈山本浩大郎　安田英人〉

13. 血液・凝固

3. 大量輸血プロトコル（成人）

図1 救急外来：緊急輸血フローチャート

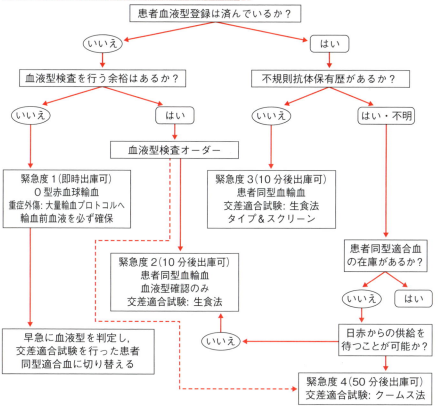

表1 大量輸血プロトコルオーダー表

オーダー	赤血球輸血	新鮮凍結血漿	血小板
1st（緊急度Ⅰ）	O型 10U	AB型 10U	
2nd（緊急度Ⅱ）	適合血型 10U	適合血型 10U	適合血型 20U
3rd	適合血型 10U	適合血型 10U	
4th	適合血型 10U	適合血型 10U	適合血型 20U

目的 >>

　大量輸血プロトコルは，採血データなどを待たずに定型的な輸血比率と量を止血術中に使用していくことである．

　次のようなケースに対して迅速かつ適切な比率で血液製剤を提供すること．

- 少なくとも来院後2時間以内に赤血球輸血（PRBC）10単位以上を使用するような進行性の失血が予想される場合
- 1500 mL以上の失血により低血圧が遷延する場合

〈オーダー基準〉

- 救急搬送の段階で出血性ショックが疑われる場合
- 来院後，明らかな出血性ショックを呈している場合
- 損傷臓器から大量出血が予想される場合（FAST陽性，骨盤骨折，両側大腿骨骨折など）

方針 >> 　ERチームリーダー医師により宣言され，オーダーが実施される．大量輸血プロトコルは患者搬送前の段階は，オーダーまでに留める．実際に輸血を開始するかは，搬送中情報や患者来院後に決定する．

　プロトコル実施に当たっては，次の確認を行わねばならない．

- □　患者氏名
- □　性別
- □　年齢
- □　病院ID
- □　患者血液型：輸血前に検体採取

手順 >>

①プロトコルの宣言により，電子カルテで表1に沿って緊急度Ⅰ，緊急度Ⅱのオーダーを行う．初回オーダーは，RBC10単位（O型），FFP10単位（AB型）である．それと同時に，患者適合血をクロスマッチなしで各10単位ずつオーダーしておく．血小板は，止血術開始時にオーダーする．

②救急外来看護師は，オーダーを受けて緊急度1輸血を輸血部へ取りに行き，救急外来の保存庫に配置する．

③患者が救急外来へ搬入された段階で，ただちに血液型採血を行う．

④血液型採血を確認後，上述の適応に則り輸血を開始する．同時に止血術を手

配する.
⑤輸血はレベル1™を用いて行い，急速かつ加温した血液を提供する．レベル1™の操作は，慣れたシニアレジデント以上が行う．
⑥ERリーダー医師は，常に輸血オーダーが足りているか判断し，次のオーダーを行うか決定する．なお，蘇生可能な患者の場合，救急外来で2ndオーダーを超えることは少ない．

プロトコルの終了 プロトコルを発動したら，明らかな止血が得られるまで輸血を続ける．輸血製剤破棄は可能な限り回避するよう努める．止血が得られ，血行動態が安定すればプロトコルは終了となる．初回オーダーでは，赤血球輸血が優先せざるを得ないが，新鮮凍結血漿が準備でき次第使用し，1：1を達成する．プロトコル終了後の輸血は，採血などの情報をもとに緊急輸血フローチャートに準じて実施する．

〈齋藤伸行〉

大量輸血プロトコルに関しては4-2，4-3を参照のこと．

13. 血液・凝固

4. 静脈血栓塞栓症予防

表1 ICUにおける静脈血栓塞栓症予防

患者のリスクや状態	予防法
静脈血栓塞栓症の既往（最高リスク群）	抗凝固療法＋機械的予防の併用
抗凝固薬の全身投与（クエン酸は対象外）	追加予防は必要なし
短期術後症例	弾性ストッキング
出血リスクあり ・手術直後 ・活動性出血の疑い ・3カ月以内の重篤な出血 ・血小板数　5万以下 ・PT-INR 1.5以上 ・aPTT 50秒以上 ・ヘパリン禁忌（HIT含む）	間欠的空気圧迫法 出血リスクの評価は毎日行う 弾性ストッキング/空気圧迫法の禁忌 ・閉塞性動脈硬化症 ・下腿潰瘍（皮膚損傷） 状態に応じて，適切な予防法を実践する
上記以外	ヘパリンカルシウム皮下注 5,000単位を1日2回投与 （aPTT延長例は減量・中止）

*各診療科のプロトコルがある場合はそれに従う.

解説 アメリカ胸部医学会（ACCP）のガイドライン第9版では，出血リスクのない重症患者に対して未分画ヘパリンもしくは低分子ヘパリンでの静脈血栓塞栓症（VTE）予防が推奨されている[1]. 低分子ヘパリンは未分画ヘパリンに比して肺血栓塞栓症の予防効果が高いが[2]，本邦では一部の手術後以外のVTE予防での保険適応がないため未分画ヘパリンの皮下注射を基本とした. 出血リスクを有するICU患者を対象とした研究では弾性ストッキング単独と間欠的空気圧迫法との併用で予防効果に差がないが[3]，脳卒中患者を対象とした研究では間欠的空気圧迫法のみ予防効果が示されている[4,5]. ACCPのガイドラインでも機械的予防として間欠的空気圧迫法を推奨する項目が複数存在するため[1]，出血リスクがある場合の予防法を間欠的空気圧迫法に統一した.

　短期間の在室および早期の離床が見込まれる手術後患者は，装用したまま離床が可能な弾性ストッキングでの予防を基本とした.

　VTEの既往を有する患者は，日本循環器学会のガイドラインでは最高リスク群に分類され，抗凝固療法と機械的予防の併用が推奨される[6]. 本プロトコルでの対応はこれに準じている.

背景 VTEは，入院患者にしばしば発生する致死的な合併症である．ICU患者は長期臥床や重症感染症，大手術などVTEの危険因子をもつ一方で，出血のリスクも抱えることが多く，予防法の選択は慎重に行う．本プロトコルはすべての成人ICU患者を対象に，患者がもつリスクや状態に応じた最適なVTE予防策を講じると同時に，出血の危険性の増大を最小限に抑えることを目的とした．

文献

1) Guyatt GH, Akl EA, Crowther M, et al. Antithrombotic therapy and prevention of thrombosis, 9th ed: American College of Chest Physicians Evidence-Based Clinical Practice Guidelines. Chest. 2012; 141 (2 Suppl): 7 S-47S.
2) Cook D, Meade M, Guyatt G, et al. Dalteparin versus unfractionated heparin in critically ill patients, N Engl J Med. 2011; 364: 1305-14.
3) Vignin P, Dequin PF, Renault A, et al. Intermittent pneumatic compression to prevent venous thromboembolism in patients with high risk of bleeding hospitalized in intensive care units: the CIREA1 randomized trial. Intensive Care Med. 2013; 39: 872-80.
4) Dennis M, Sandercoock PA, Reid J, et al. Effectiveness of thigh-length graduated compression stockings to reduce the risk of deep vein thrombosis after stroke (CLOTS trial 1): a multicentre, randomised controlled trial. Lancet. 2009; 373: 1958-65.
5) Dennis M, Sandercoock PA, Reid J, et al. Effectiveness of intermittent pneumatic compression in reduction of risk of deep vein thrombosis in patients who have had a stroke (CLOTS 3): a multicentre randomised controlled trial. Lancet 2013; 382: 516-24.
6) 肺血栓塞栓症／深部静脈血栓症予防ガイドライン．2009．

〈金子貴久　内野滋彦　瀧浪將典〉

　解説に記載されているように，DVT予防における薬物療法には未分画ヘパリン投与のほかに，低分子ヘパリン投与や抗Xa阻害薬投与の選択肢もある．適応や出血のリスクを勘案して選択する必要がある．

14. 薬剤

1. 持続投与する薬剤の希釈法

表1　希釈率を統一して体重毎に投与量を変える方法

	一般名	組成	作り方（商品名で記載）
循環作動薬	ドパミン	150 mg/50 mL	キット製剤　イノバン 0.3%シリンジ
	ドブタミン	150 mg/50 mL	キット製剤　ドブポン 0.3%シリンジ
	ノルアドレナリン	3 mg/50 mL	ノルアドレナリン（1mg/1mL）3A ＋生食 47mL
		15 mg/50 mL	ノルアドレナリン（1mg/1mL）15A ＋生食 35mL
	アドレナリン	3 mg/50 mL	ボスミン（1mg/1mL）3A ＋生食 47mL
		15 mg/50 mL	ボスミン（1mg/1mL）15A ＋生食 35mL
	バゾプレシン	20 単位 /20 mL	ピトレシン（20 単位 /1mL）1A ＋ 5%ブドウ糖液 19mL
	ミルリノン	30 mg/50 mL	ミルリーラ（10 mg/10 mL）3A ＋ 5%ブドウ糖液 20mL
	オルプリノン	15 mg/50 mL	コアテック（5 mg/5 mL）3A ＋ 5%ブドウ糖液 35mL
血管拡張薬 降圧薬	ジルチアゼム	150 mg/50 mL	ヘルベッサー（50 mg/V）3V ＋生食 50 mL
	ニカルジピン	50 mg/50 mL	原液　ペルジピン（25 mg/25 mL）2A
	ニトログリセリン	25 mg/50 mL	キット製剤　ニトログリセリンシリンジ
	ニコランジル	48 mg/48 mL	シグマート（12 mg/V）4V ＋生食 48 mL
	カルペリチド	3000μg/50 mL	ハンプ（1000μg/V）3V ＋ 5%ブドウ糖液 50 mL
	ランジオロール	150 mg/50 mL	オノアクト（50 mg/V）3V ＋生食 50 mL
鎮静薬	ミダゾラム	50 mg/50 mL	ミダゾラム（10 mg/2 mL）5A ＋生食 40 mL
		250 mg/50 mL	原液　ミダゾラム（10 mg/2 mL）25 A
	プロポフォール	1000 mg/100 mL	原液　プロポフォール（1000 mg/100 mL）
	デクスメデトミジン	200μg/50 mL	プレセデックス（200μg/2 mL）1A ＋生食 48 mL
	チアミラール	2500 mg/50 mL	イソゾール（500 mg/V）5V ＋生食 50 mL
	ケタミン	500 mg/50 mL	原液　ケタラール（50 mg/5 mL）10A
鎮痛薬	フェンタニル	2.5 mg/50 mL	原液　フェンタニル（0.5 mg/10 mL）5A
	モルヒネ	20 mg/20 mL	モルヒネ（10 mg/1 mL）2 A ＋生食 18 mL
筋弛緩薬	ロクロニウム	500 mg/50 mL	原液　エスラックス（50 mg/5 mL）10 A
抗凝固薬	ヘパリン	1 万単位 /50 mL	ヘパリン Na（5000 単位 /5 mL）2 A ＋生食 40 mL
抗不整脈薬	アミオダロン	750 mg/515 mL	アンカロン（150 mg/3 mL）5A ＋ 5%ブドウ糖液 500 mL
	ニフェカラント	50 mg/50 mL	シンビット（50 mg/V）1V ＋生食 50 mL
利尿薬	フロセミド	100 mg/50 mL	ラシックス（20 mg/2 mL）5A ＋生食 40 mL
血糖降下薬	速効型インスリン	50 単位 /50 mL	ヒューマリン R（1000 単位 /10 mL）0.5 mL ＋生食 49.5 mL

投与量の目安	この希釈での投与速度 (mL/h)[体重 50 kg 換算]*²	備考
1 〜 20 µg/kg/min	1 〜 20	
1 〜 20 µg/kg/min	1 〜 20	
0.02 〜 0.4 µg/kg/min	1 〜 20	
0.02 〜 0.4 µg/kg/min	0.2 〜 4	高濃度（5 倍量）
0.02 〜 0.4 µg/kg/min	1 〜 20	
0.02 〜 0.4 µg/kg/min	0.2 〜 4	高濃度（5 倍量）
敗血症性ショック: 0.5 〜 1.8U/h	0.5 〜 1.8	
中枢性尿崩症: 2.5U/h 〜	2.5 〜	
0.1 〜 0.7 µg/kg/min	0.5 〜 3.5	腎機能低下時は減量
0.1 〜 0.4 µg/kg/min	1 〜 4	腎機能低下時は減量
1 〜 15 µg/kg/min	1 〜 15	
1 〜 15 mg/h	1 〜 15	
降圧: 0.17 〜 5 µg/kg/min	1 〜 30	
心不全・狭心症:0.17 〜 2 µg/kg/min	1 〜 12	
心不全: 0.05 〜 0.2 mg/kg/h	2.5 〜 10	
狭心症: 2 〜 6 mg/h	2 〜 6	
0.02 〜 0.2 µg/kg/min	1 〜 10	
1 〜 10 µg/kg/min	1 〜 10	
0.02 〜 0.18 mg/kg/h	1 〜 9	
0.02 〜 0.18 mg/kg/h	0.2 〜 1.8	高用量
0.3 〜 3 mg/kg/h	1.5 〜 15	16 歳未満には使用しない. プロポフォール注入症候群に注意
0.2 〜 0.7 µg/kg/h	2.5 〜 9	
1 〜 4 mg/kg/h	1 〜 4	
0.05 〜 0.4 mg/kg/h	0.25 〜 2	
0.4 〜 2 µg/kg/h	0.4 〜 2	
1 〜 10 mg/h	1 〜 10	
0.4 〜 0.8 mg/kg/h	2 〜 4	
400 〜 900 単位 /h で開始し調節*¹	2 〜 4.5	DVT/PE 治療時: 4000 単位静注して開始
300 mg を 6 時間かけてローディング → 25 mg/h で維持	33 mL/h で 6 時間 → 17 mL/h で維持	loading: 125 mg（2.5 mL）を 5%ブドウ 糖液 100 mL に加えて 600 mL/h（10 分） で投与
15 mg を 5 分以上でローディング → 0.4 mg/kg/h	15 mL を 5 分以上で静注→ 20	
5 〜 40 mg/h	2.5 〜 20	
0.5 〜 1 U/h で開始し調節	0.5 〜 1	

*¹aPTT による未分画ヘパリンの投与設計例

aPTT（秒）	持続投与量	追加処置
＜ 1.2 ×正常値	1mL/h ↑	4000 単位静注
1.2 〜 1.5 ×正常値	0.5mL/h ↑	2000 単位静注
1.5 〜 2.3 ×正常値	変更なし	なし
2.3 〜 3.0 ×正常値	0.5mL/h ↓	なし
＞ 3.0 ×正常値	0.8mL/h ↓	1 時間中断

変更 6 時間後に再検

*² 体重が 10 kg であればこの 1/5 量を
投与する. 体重が 5 kg であればこの
1/10 量を投与する.
DVT: 深部静脈血栓症
PE: 肺塞栓症

〈太田浩平　志馬伸朗〉

14. 薬剤

2. 循環作動薬・鎮痛鎮静薬希釈法

1) 循環作動薬希釈方法（体重に応じて希釈率を変える方法）

目的 ▶▶ 投与されている循環作動薬の投与量が一目でわかるように希釈する．多くの薬剤は γ（μg/kg/min）を単位に調整するため，体重に応じて希釈率を変える．

対象 ▶▶ 成人集中治療患者

ポイント ▶▶ 多くの薬剤は γ（μg/kg/min）を単位に調整するため，体重に応じて希釈率を変える．

表1 循環作動薬の希釈法

投与薬剤	投与量とγの関係	希釈法
ノルアドレナリン	1 mL/hr = 0.02 γ	ノルアドレナリン2 mgを生理食塩水で希釈し，総量を1667/体重（mL）とする． 例：50 kg → 33 mL. 66 kg → 25 mL
アドレナリン	1 mL/hr = 0.02 γ	アドレナリン2 mgを生理食塩水で希釈し，総量を1667/体重（mL）とする． 例：50 kg → 33 mL. 66 kg → 25 mL
ドパミン	1 mL/hr = 2 γ	ドパミン200 mgを生理食塩水で希釈し，総量を1667/体重（mL）とする． 例：50 kg → 33 mL. 66 kg → 25 mL
ドブタミン	1 mL/hr = 2 γ	ドブタミン200 mgを生理食塩水で希釈し，総量を1667/体重（mL）とする． 例：50 kg → 33 mL. 66 kg → 25 mL
ミルリノン	1 mL/hr = 0.2 γ	ミルリノン20 mgを生理食塩水で希釈し，総量を1667/体重（mL）とする． 例：50 kg → 33 mL. 66 kg → 25 mL
ハンプ	1 mL/hr = 0.05 γ	ハンプ5 mgを蒸留水で希釈し，総量を1667/体重（mL）とする． 例：50 kg → 33 mL. 66 kg → 25 mL
ジルチアゼム	1 mL/hr = 2 γ	ジルチアゼム200 mgを生理食塩水で希釈し，総量を1667/体重（mL）とする． 例：50 kg → 33 mL. 66 kg → 25 mL
ランジオロール	1 mL/hr = 2 γ	ランジオロール200 mgを生理食塩水で希釈し，総量を1667/体重（mL）とする． 例：50 kg → 33 mL. 66 kg → 25 mL
ニトログリセリン （0.5 mg/mL）	0.5 γ =体重* 0.06 mL/h	原液（0.5 mg/mL）
ニカルジピン （1 mg/mL）	1 γ =体重* 0.06 mL/h	原液（1 mg/mL）

2) 鎮静薬希釈方法

目的 投与されている鎮静薬の投与量が一目でわかるように希釈する.

対象 成人集中治療患者

ポイント 原液投与や投与量がわかりやすい希釈を行う.

表 2 鎮静薬の希釈法

投与薬剤	濃度	希釈法
プロポフォール	10 mg/mL	原液
ミダゾラム	1 mg/mL	ミダゾラム 50 mg を生理食塩水で希釈し, 総量を 50 mL とする.
フェンタニル	50 μg/mL	原液
塩酸モルヒネ	1 mg/mL	モルヒネ 50 mg を生理食塩水で希釈し, 総量を 50 mL とする.
デキスメデトミジン	4 μg/mL (0.4 γ＝体重* 0.1mL/hr)	デキスメデトミジン 200 μg を生理食塩水で希釈し, 総量を 50 mL とする.

〈江木盛時〉

14. 薬剤

3. 循環作動薬・鎮痛鎮静薬希釈方法（小児）

表1　集中治療室における各種薬液溶解方法

心血管作動薬

	溶質 (mL/kg)	溶質	溶媒	総量（mL）	1 mL/h のときの 投与量
ドパミン (20 mg/mL)	0.6	(12 mg/kg)	5%糖	40	5 μg/kg/min
ドブタミン (20 mg/mL)	0.6	(12 mg/kg)	5%糖	40	5 μg/kg/min
アドレナリン (1 mg/mL)	0.12	(0.12 mg/kg)	5%糖	40	0.05 μg/kg/min
ノルアドレナリン (1 mg/mL)	0.12	(0.12 mg/kg)	5%糖	40	0.05 μg/kg/min
ミルリノン (1 mg/mL)	1.2	(1.2 mg/kg)	5%糖	40	0.5 μg/kg/min

鎮静・鎮痛・筋弛緩薬

	溶質 (mL/kg)	溶質	溶媒	総量（mL）	1 mL/h のときの 投与量
塩酸モルヒネ (10 mg/mL)	0.08	(0.8 mg/kg)	5%糖	40	20 μg/kg/h
フェンタニル (50 μg/mL)	0.8	(40 μg/kg)	5%糖	40	1 μg/kg/h
ミダゾラム (5 mg/mL)	0.8	(4 mg/kg)	5%糖	40	0.1 mg/kg/h
デクスメデトミジン (100 μg/mL)	0.2	(20 μg/kg)	5%糖	40	0.5 μg/kg/h
ベクロニウム	—	4 mg/kg	5%糖	40	0.1 mg/kg/h
チアミラール	—	80 mg/kg	0.9%食塩水	40	2 mg/kg/h

圧モニタリングライン

	溶質	溶媒	総量（mL）	1 mL/hr のとき の投与量
ヘパリン (1000 μ/mL)	0.16 mL (= 160 units)	0.9%食塩水	40	4 units/h

＊2 mL（2000 units）を 500 mL に溶解すると上記と同じ 4 units/h
＊溶質が微量なときには，10%以内の誤差は許容する
＊チアミラールは 5%糖との混合により白濁沈殿の報告あり

282　　JCOPY　498-06692

解説 心血管作動薬，鎮静・鎮痛・筋弛緩薬など，集中治療室で使用頻度の高い薬剤の調整方法．体重 10 kg の症例のドパミンを作成する場合，ドパミン 6 mL［0.6 mL/kg × 10 kg］と 5％糖液 34 mL を混合して，合計 40 mL の持続薬剤を作成する．1 mL/h で投与した場合に 5 γ（μg/kg/min）となる．鎮静・鎮痛・筋弛緩薬も同様の作成方法であり，通常 1 mL/h で開始し適宜増減する．低体重の小児で輸液量の制限を行いたい場合，倍量組成（2 倍濃度）にすることもあるが，必ず倍量組成であることがわかるようにしておく．当施設では図 1 のようなラベルを貼ることで，視覚的に投与量が認識できるようにしている．

エビデンス 小児では体重毎に薬剤量が異なるため，薬剤処方時や希釈時のエラーが成人と比較して多く，有害事象が起こりやすい[1]．集中治療室での薬剤投与に関するエラーは，生命に直結する場合がある．これらの理由から，小児集中治療においては，薬剤によるエラーを防ぐための対策立案が必要不可欠である．

当科で用いている方法は "Rule of 6"[2] を改良した希釈法である．"Rule of 6" とは「体重 × 6［mg］を 100 mL に溶解すると，1 mL/h = 1 γ（μg/kg/min）となる」という暗記法で，緊急時などに瞬時計算が可能であり，覚えておくと便利である．このように頻用薬剤の希釈方法を統一化し，「1 mL/h = ○γ，1 mL/h = ○ mg/kg/h」の共通言語をユニット全体で共有することで，視覚的，直感的に投与速度変更に伴うエラー防止が可能となる．また，ベッドサイドで体重当たりの投与量が瞬時に判断できるため，指示簿での投与量を確認するという不要な手間を省略できる．

ただし，処方時の計算ミスや希釈時の調剤ミスが起こる可能性はある[3]．当

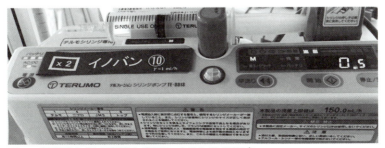

図 1　薬剤投与量の認識を容易にするための工夫

科ではこれらの薬剤処方をセット化（コンピュータへの事前登録）し，コメント欄に希釈方法を記載しておくことで，医師，薬剤師，看護師の3ステップで検算可能なシステムとしている．また薬剤調剤時にはダブルチェックを行い，希釈に伴うエラーを防止している．

上記方法とは別に，溶解方法を一定にして体重毎で速度を変更する方法（標準濃度法）もある．希釈方法を直接比較した研究ではないが，"Rule of 6" 法から標準濃度法への変更を含む投薬プロセス全体の見直しにより，薬剤投与までの必要なステップが減り，インシデントも軽減でき，看護師の満足度も高くなったとの報告がある[3]．薬剤準備におけるエラーや負担は標準濃度法の方が少なくなるのは当然であるが，"Rule of 6" 法のメリットである薬剤投与後のインシデントや患者転帰をアウトカムにした研究はなく，現時点でどちらの希釈方法が優れているかは不明である．投与後の速度設定や速度変更は，視覚的に "Rule of 6" 法の方がわかりやすい．また，標準濃度法を上手く活用するためには，コンピュータによる計算アルゴリズムや特殊なポンプの導入が必要[4]となり，かなりの労力と費用が必要であるため，小児専門施設でない場合の導入のメリットは少ない．

各施設に適した方法を選択すればよいと思われるが，いずれの方法でもユニット内で溶解方法を画一化しておくことで，処方医の計算に伴うストレスやエラーを軽減できるはずである．

文献

1) Kaushal R, Bates DW, Landrigen C, et al. Medication errors and adverse drug events in pediatric inpatients. JAMA. 2001; 285; 2114-20.
2) McLeroy P. The rule of six: calculating intravenous infusions in a pediatric crisis situation. Hosp Pharm. 1994; 29: 939-40, 943.
3) Apkon M, Lwonard J, Probst L, et al. Design of a safer approach to intravenous drug infusions: failure mode effects analysis. Qual Saf Health Care. 2004; 13; 265-71.
4) Hiimas E, Sowan A, Gaffoor et al. Implementation and evaluation of a comprehensive system to deliver pediatric continuous infusion medications with standardized concentrations. Am J Health Syst Pharm. 2010; 1 67: 58-69.

〈青木一憲　黒澤寛史〉

索 引

あ行

アドレナリン	9, 13, 132
アナフィラキシー	9, 13
アミオダロン	133
アレルゲン	10, 14
胃残渣量	241
意識障害	3
移乗	33
胃洗浄	66
胃腸炎	17
一回換気量	94
胃内残量	246, 249
医療安全	49
医療機器関連圧迫創傷	37
インスリン	253, 255
インスリンスライディングスケール	
	259
院内感染症	205
院内搬送	97
ウィーニング	103
栄養	235, 238
栄養管理	261
栄養投与量	242
塩化カルシウム	228
嚥下	251
嚥下評価	252
嘔吐	241
横紋筋融解症	64

か行

外傷性てんかん	68
外傷部位による出血量の推定	63
改訂水飲みテスト	251
喀血	7
活性炭	66
カフ付きチューブ	74
カフリーク量	119
カフリークテスト	109, 115
カルペリチド	133
間欠的血液透析	223
肝性脳症	265
関節可動域訓練	35
気管支喘息	92
気管支肺胞洗浄	89
気管切開	77
気管挿管	70, 73
希釈法	280
気道管理困難	56
気道熱傷	80
吸気性喘鳴	19
急性肝不全	265, 266
急性膵炎	261
クエン酸ナトリウム液	227
クラッシュ症候群	64
グラム陰性桿菌感染症	229
クループ	19
クレアチニンクリアランス	211
クロニジン	161, 173
経験的抗菌薬	204
経口摂取	251
経静脈栄養	248, 249
経腸栄養	235, 241, 245, 248, 249
経皮的気管切開法	77

索 引　285

外科的気管切開法	77
血液培養	215
結核	82
血管作動薬	132, 191
血管内治療	178
血漿交換	265
血小板輸血	270
血漿分画製剤	267
血糖管理	253, 255, 258
血糖値	259
解熱処置	42, 44
下痢	207, 241
犬吠様咳嗽	19
減量計画	173
高アンモニア血症	263
抗凝固薬	219, 227
抗凝固療法	276
抗菌薬	204, 211
投与期間	205
高乳酸血症	263
呼吸窮迫	124
呼吸不全	92, 124
鑑別診断	90

さ行

再挿管	110
酸素供給	191
酸素需要供給バランス	191
酸素投与	191
酸素ボンベ	33
持続血液濾過透析	265
持続的腎代替療法	220, 223, 227
市中発症感染症	204
自発呼吸トライアル	99
脂肪酸代謝異常症	263
重症肺炎	85
手術	56

術前訪問	52
循環作動薬	280, 282
消化管除染	66
上気道狭窄	115
上気道閉塞	19
小児集中治療室	161
静脈血栓塞栓症	276
初期輸液	17
褥瘡	37
ショック	31
ジルチアゼム	132
人工肝補助療法	265, 266
人工呼吸器関連肺炎	86, 98
人工呼吸器初期設定	94
人工呼吸器離脱	101, 103, 113
新鮮凍結血漿	267
輸血	271
腎代替療法	219, 222
心肺蘇生	149, 152
深部静脈血栓症	140, 141, 143
心房細動	135
ステロイド予防投与	101
ストレス潰瘍予防	231, 233
スパイナルドレナージ	180, 183
成分輸血製剤	267
脊髄虚血	180, 183
赤血球濃厚液	267
赤血球輸血	270
接触感染予防策	209
全血製剤	267
先天性代謝疾患	263
せん妄	166, 169
早期経腸栄養	238
早期リハビリテーション	35
相対的副腎不全	196

た行

体位呼吸療法	35
体温	42
体外循環	149, 152
代謝性アシドーシス	263
大発作	92
大量喀血	8
大量輸血	61, 63, 273
蛋白質量	242
チェックリスト	57, 97
腸管蠕動	243
腸管不耐性	246, 249
腸洗浄	66
鎮静	154, 156, 160, 184
鎮痛	154, 156, 160, 163, 184
鎮痛鎮静薬	280, 282
対麻痺	181
低 Ca 血症	217
低 K 血症	217
低 Mg 血症	217
低 P 血症	217
低血糖	17, 260
低体温療法	46
デクスメデトミジン	162, 167
デブリードマン	200
電子認証システム	268
疼痛管理	261
頭部外傷	68
ドパミン	132
ドブタミン	132
トリアージシステム	2
ドレーン	39

な行

ニカルジピン	132
ニコランジル	133

ニトログリセリン	133
ニトロプルシド	133
乳酸値クリアランス	191
熱傷	200
濃厚血小板	267
脳卒中	176
ノルアドレナリン	132

は行

肺エコー	29
肺炎	85
敗血症	187, 191, 195
敗血症性ショック	187
肺塞栓	141
バイタルサイン	50
肺分離	7
バソプレシン	132
抜管	117
抜管前ステロイド投与	119
発熱	42
バンコマイシン	201, 209
搬送用人工呼吸器	97
反復唾液嚥下テスト	251
ヒスタミン$_2$受容体拮抗薬	231, 233
非薬物療法	167
ヒューマリン	259
標準濃度法	284
標準予防策	209
フェノバルビタール	162
フェンタニル	161
ブリストル便形状スケール	242
プロカルシトニン	87
プロトンポンプ阻害薬	231, 233
プロポフォール	166
分布容積	211
ヘパリン	141, 228
ベンゾジアゼピン	172

抱水クロラール	162	冷却ブランケット	46
発作性頻脈性心房細動	135	レベチラセタム	68

ま行

麻酔	56
麻薬	172
ミダゾラム	161, 166
ミトコンドリア病	263
ミトコンドリアレスキュー	263
ミニトラキオトミー	75
ミニトラック	75
ミルリノン	133
ムピロシン	128
メシル酸ナファモスタット	265
メチルマロン酸血症	263
メディサーム®	46
メトロニダゾール	209
申し送り	57
目標体温管理	46, 152
モルヒネ	161

や行

薬剤の希釈法	278
薬物療法	167
輸液	191, 261
輸液反応性	195
輸血関連急性肺傷害	269
輸血関連循環過負荷	269
輸血後 GVHD	269
予測体重	94
予防的抗菌薬投与	127, 200

ら行

ランジオロール	133
離脱症状	161, 173
リハビリテーション	35

欧文

AABB	271
ABC（Assessment of Blood Consumption）	61
ABCDEF バンドル	170
Aldrete score	185
ARC（augmented renal clearance）	211
Arctic sun®	46
B line	29
BAL	89
Bleeding risk score	140
BLUE protocol	30
BPS（bahavioral pain scale）	156
Ca	228
CAM-ICU	166, 169
Ccr（creatinine clearance）	211
CHDF	265
Clostridium difficile	207
CRRT（continuous renal replacement therapy）	220, 223
CT-ASPECTS	178
CVCI	71
difficult airway management	56
DVT	140, 143
E-CPR	149, 152
EGDT	193
EIS（electronic identification system）	268
FALLS protocol	32
FAST	176
fluid challenge	195
GCS（Glasgow Coma Scale）	3

GDH（glutamate dehydrogenase）
208
GRV（gastric residual volume）　249
Gustilo 分類　　　　　　　202
HFNC　　　　92, 101, 121, 123
ICDSC（intensive care delirium
screening checklist）　166, 169
ICU ラウンド　　　　　　22
IHD（intermittent hemodialysis）223
IVR（interventional radiography）59
JTAS　　　　　　　　　2
LEMON　　　　　　　71
lung sliding　　　　　　29
MDRPU（medical device related
pressure ulcer）　　　37
MET（medical emergency team）49
MOANS　　　　　　　71
modified Rankin Scale　　177
MRI　　　　　　　　177
MRSA　　　　　　　127
MWST　　　　　　　251
NOMI（non-occlusive mesenteric
ischemia）　　　136, 138
NPPV　　　92, 101, 115, 121
NRS（numerical rating scale）
156, 164
PAD　　　　　　158, 163
Padua risk score　　　140
PBW　　　　　　　　94
PCT　　　　　　　86, 87
PE　　　　　　　　265

PMX-DHP　　　　　　229
quick SOFA　　　　　187
RASS（Richmond agitation-sedation
scale）　　99, 113, 156, 165
risk factor　　　　　233
RRS（rapid response system）　49
RRT（renal replacement therapy）
222
RSBI　　　　　　　103
RSST　　　　　　　251
rt-PA 療法　　　　　178
Rule of 6　　　　　283
RUSH protocol　　　　32
SAT（spontaneous awakening trial）
103, 113, 154
SBT（spontanenous breathing trial）
99, 101, 103, 113, 117, 154
SSCG（Surviving Sepsis Campaign
Guidelines）　　　196
TACO（transfusion associated
circulatory overload）　269
TRALI（transfusion related acute
lung injury）　　　269
TTM（targeted temperature
management）　　46, 152
V-A ECMO　　　125, 150
VAP　　　　　　　86, 98
Vd（volume of distribution）　211
V-V ECMO　　　　　125
WAT-1（withdrawal assessment tool
version 1）　　　174

索　引　289

ER・ICU 100 のスタンダード　　　Ⓒ

発　行	2017 年 10 月 10 日　1 版 1 刷
	2018 年 1 月 10 日　1 版 2 刷
編著者	志 馬 伸 朗
発行者	株式会社　中 外 医 学 社
	代表取締役　青 木　　滋
	〒 162-0805　東京都新宿区矢来町 62
	電　話　　（03）3268-2701（代）
	振替口座　00190-1-98814 番

印刷・製本/横山印刷㈱　　　　　〈TO・YT〉
ISBN978-4-498-06692-2　　　　Printed in Japan

JCOPY　＜（社）出版者著作権管理機構 委託出版物＞

本書の無断複写は著作権法上での例外を除き禁じられています．
複写される場合は，そのつど事前に，（社）出版者著作権管理機構
（電話 03-3513-6969, FAX 03-3513-6979, e-mail: info@jcopy.
or.jp）の許諾を得てください．